Li Hechun
Mario Schöniger · Christa Zumfelde-Hüneburg

Wuxing Yangsheng Gong

Übungen zur Lebenspflege nach den Fünf Wandlungsphasen · von Li Hechun

Übersetzungen: Marlies Bartl, Wang Min

Fotos: Mario Schöniger

Bearbeitung der Fotos: Alfred Weglehner

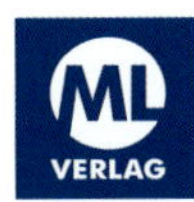

Die Autoren

Lǐ Héchūn 李合春, Daoist und Abt des Zhìzhēn Guàn 至真观 (Kloster der höchsten Wahrhaftigkeit) in Chéngdū, ist Leiter der Akademie Chóng Xuán Shū Yuàn 重玄书院 (Akademie des Doppelten Mysteriums) in Chéngdū. Er wurde 1978 in Shāngluò/Shǎanxī geboren und wuchs in einer Atmosphäre auf, die von traditioneller daoistischer Kultur geprägt war. Seine Ausbildung hat er bei verschiedenen Meistern erhalten. Ordiniert wurde er im Qīngyáng Gōng 青羊宫 (Tempel zur Blaugrünen Ziege) in Chéngdū. Er ist Autor vieler Veröffentlichungen über daoistische Kultur und daoistische Rituale.

Mario Schöniger ist Facharzt für Allgemeinmedizin mit den Schwerpunkten Diabetologie, Phlebologie, Chirotherapie und Akupunktur. Er ist seit 1980 in eigener Praxis niedergelassen. Seine Taijiquan- und Qigong- Ausbildung hat er bei verschiedenen Lehrern erhalten. Er unterrichtet beides seit vielen Jahren. Seit 1999 ist er Mitglied in der Medizinischen Gesellschaft für Qigong Yangsheng e.V.

Christa Zumfelde-Hüneburg, Dr. med., ist Fachärztin für Anästhesiologie. Von 1986 bis 2019 waren Spezielle Schmerztherapie, Naturheilverfahren und Chinesische Medizin ihre Arbeitsschwerpunkte in eigener Praxis. Seit 1987 beschäftigt sie sich intensiv mit Qigong Yangsheng und ist seit 1991 Dozentin der Medizinischen Gesellschaft für Qigong Yangsheng e.V. Sie ist Autorin und Mitherausgeberin einiger Bücher über Qigong und hat Arbeiten in verschiedenen Zeitschriften für Chinesische Medizin veröffentlicht.

1. Auflage 2022

Druck: Generál Nyomda Kft., H-6727 Szeged

Titelbild: kalligrafiert von Qiū Liù Yán 邱六言 im Jahr des Rindes

www.ml-buchverlag.de

ISBN (Buch): 978-3-96474-498-2
ISBN (E-Book/PDF): 978-3-96474-499-9

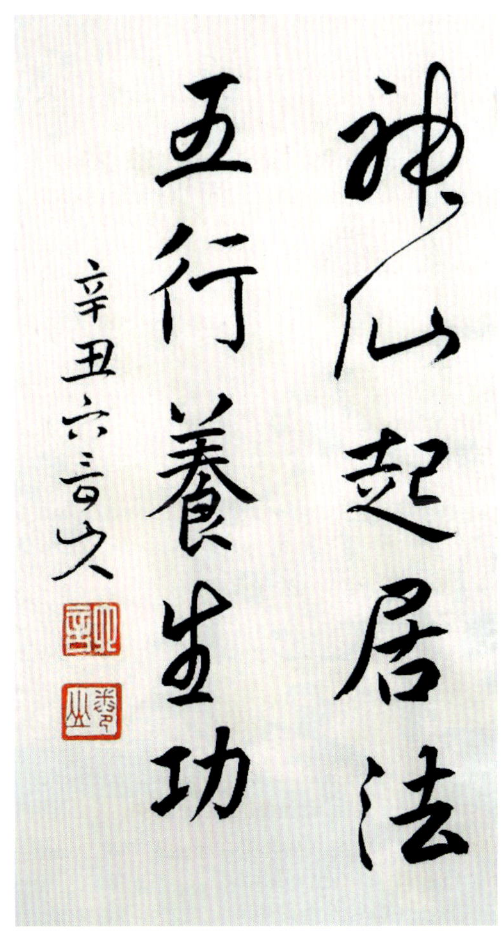

kalligrafiert von Qiū Liù Yán 邱六言 im Jahr des Rindes

links: wŭ xíng yăng shēng gōng 五行养生功 (Übungen zur Lebenspflege entsprechend den Fünf Wandlungsphasen)
rechts: shén xiān qĭ jū fă 神仙起居法 (Methode des alltäglichen Lebens von Unsterblichen)

Inhalt

Vorwort Lǐ Héchūn

Vorwort zur deutschen Ausgabe der „Übungen zur Lebenspflege entsprechend den Fünf Wandlungsphasen“ (Wǔxíng yǎngshēng gōng 五行养生功)

Der Weg der Unsterblichen schätzt das Leben hoch, seine Hilfe für die Menschen ist unermesslich. Von den vielen kostbaren daoistischen Schriften zur Kultivierung empfehle ich vor allem „Des Gelben Kaisers Klassiker des verborgenen Talismans“ (*Huángdì yīnfújīng* 黄帝阴符经)[1]. Seine Sprache ist einfach und er behandelt die Kultivierung von Körper und Geist, ausgehend von den drei Aspekten des Dào 道, der Methoden (*fǎ* 法) und der Künste, um so langes Leben zu erreichen. Der „Klassiker des verborgenen Talismans“ war eine Leitlinie für frühere Heilige, er erforscht das Mysteriöse (*xuán* 玄) und sucht den Weg der Unsterblichkeit, er besitzt die wunderbare Eigenschaft, durch klassische Schriften Weisheit erlangen zu können. Zu Beginn bringt die Schrift die These vom „Dào des Himmels“ (*tiāndào* 天道) vor, die lebenslange Sehnsucht unzähliger Daoisten und früherer Weiser. Sie verwendeten ihr ganzes Leben darauf, diesen „Weg des Himmels“, der durch Worte nicht zu beschreiben ist, zu erfassen. Sie waren der Ansicht, wenn man nur den „Weg des Himmels“ begreifen könnte, folgte alles seinem natürlichen Lauf. Wie kann man nun den „Weg des Himmels“ erfassen? Der „Klassiker des verborgenen Talismans“ gibt dafür eine konkrete Methode vor, nämlich das „Betrachten“ (*guàn* 观). Das sogenannte „Betrachten des himmlischen Dàos“ ist das Beobachten und Verstehen der Prinzipien, die den Abläufen in der Welt zugrunde liegen. So wie es im *Xìcí* 系辞-Kommentar zum „Klassiker der Wandlungen“ (*Yìjīng* 易经) heißt: „Schaut man nach oben, so sieht man die Himmelsbilder (*xiàng* 象) am Himmel, blickt man nach unten, sieht man die Gesetzmäßigkeiten auf der Erde.“[2] Durch das „Betrachten“ entfaltet sich also leise das Verständnis für das himmlische Dào. Nur durch die Methode des „Betrachtens“ können wir das große Dào verstehen und diese wirkungsvolle Methode wird im „Klassiker des verborgenen Talismans“ vorgestellt. So wie Xū Yuányī 胥元一 im „Methoden des Herzens zum Klas-

1 „Der Klassiker des verborgenen Talimans des Gelben Kaisers“, auch bekannt als „Klassiker des verborgenen Talimans“ (*Yīnfújīng* 阴符经), ist ein schon lange überlieferter wichtiger Klassiker, vergleichbar mit Lǎozis 老子 „Klassiker vom Dào und seiner Wirkkraft“ und Zhuāngzis 庄子 „Klassiker des Südlichen Blütenlands“. Im Laufe der Zeit gab es unter den Gelehrten viele verschiedene Ansichten, was Autor, Ausgaben und Datierung betrifft, und bis heute gibt es keine einheitliche Meinung. Laut unvollständigen Zählungen gab es von der Táng 唐-Dynastie bis zum Ende der Qīng 清-Dynastie über 170 Kommentare zum „Klassiker des verborgenen Talimans“ und eine große Zahl von ihnen wurde in den Daoistischen Kanon (*Zhèngtǒng dàozàng* 正统道藏) aufgenommen. Heutzutage gibt es zwei verbreitete Ausgaben des „Klassiker des verborgenen Talimans“, eines ist die Ausgabe von Chǔ Suìliáng 褚遂良 aus der Táng-Zeit mit über 400 Zeichen, zu finden im *Dàozàng* 道藏, Wénwù chūbǎnshè 文物出版社, Shànghǎi shūdiàn 上海书店, Tiānjīn gǔjí chūbǎnshè 天津古籍出版社 1988, Band 1, S. 821. Die andere ist die tangzeitliche Ausgabe von Lǐ Quán 李筌 kommentiert, die Anzahl der Zeichen ist relativ gering, es sind nur über 300, siehe *Huángdì yīnfújīng shū* 黄帝阴符经疏, *Dàozàng* 道藏, Band 2, S. 737–746.

2 Liú Dàjūn 刘大钧: *Yìchuán quányì* 易传全译, Chéngdū 成都: Bāshǔ shūshè 巴蜀书社 2005, S. 163.

siker des verborgenen Talismans“ (*Huángdì yīnfújīng xīnfǎ* 黄帝阴符经心法) ausführt: „Will man den Weg des ‚Verborgenen Talismans‘ gehen, muss man seine Übung mit dem ‚Betrachten‘ beginnen, nichts anderes wird Verständnis bringen.“ Xū Yuányī betont die Wichtigkeit des „Betrachtens“ und ist der Ansicht, man solle den Blick in Stille nach Innen auf sich selbst richten. Nur wenn man sich selbst klar und deutlich sieht, kann man es „Selbst-Betrachtung“ (*zìguàn* 自观) nennen. In diesem Zustand des „Sich-selbst-Betrachtens“ ist man in der Lage bewusst zu begreifen und man kann es „Selbst-Betrachtung, bei der man sich selbst erkennt“ nennen.

Im „Klassiker des verborgenen Talismans“ heißt es: „Betrachte den Weg des Himmels und setze die Abläufe des Himmels um, das ist schon alles.“[3] „Betrachten“ bedeutet also nicht nur den Weg des Himmels zu beobachten, sondern auch zu betrachten, ob das eigene Verhalten mit den Abläufen des Himmels im Einklang steht, ob man es schafft, „die Abläufe des Himmels umzusetzen“. Erst wenn unser Verhalten im Einklang mit dem Dào des Himmels steht, können wir uns selbst stärken und zusammen mit den vier Jahreszeiten und allen Dingen leben und gedeihen. Der *Xìcí*-Kommentar zum „Klassiker der Wandlungen“ sagt: „Sie betrachteten die Formationen der Vögel und wilden Tiere und die unterschiedlichen Brauchbarkeiten der Erde, in der Nähe untersuchten sie sich selbst, in der Ferne die Dinge im Allgemeinen. So erschufen sie die Acht Trigramme (*bāguà* 八卦), um die Eigenschaften der geistesklaren Wirkkraft *dé* 德 aufzuzeigen und die Zustände aller Dinge zu kategorisieren.“[4] Durch die Praxis und Erforschung des Lebens, indem sie die Gesetzmäßigkeiten des himmlischen Dàos beobachteten und die Gesetze der Natur analysierten, suchten unsere Vorfahren den besten Weg, um auf der Welt harmonisch zusammenzuleben. Im Laufe dieses Prozesses entwickelten sie allmählich ein umfassendes und vollständiges System von Theorien, das Yīn 阴 und Yáng 阳, die Fünf Wandlungsphasen und die Acht Trigramme zum Ausgangspunkt hat, es fand eine Entwicklung statt von der Betrachtung der Himmelsbilder hin zu den Ideen zur Erklärung des himmlischen Dàos.

So spricht der „Klassiker des verborgenen Talismans“ davon: „Der Himmel hat fünf Diebe, sieht man sie, so gedeiht alles. Die fünf Diebe sind im Herzen, sie vollziehen ihre Bahn in der Natur, die Welt liegt in der eigenen Hand, alle Dinge existieren im eigenen Körper.“[5] Was hier „fünf Diebe“ genannt wird, sind die Fünf Wandlungsphasen. Chén Yàfū 沈亚夫 erläutert in seinen Anmerkungen zum „Klassiker des verborgenen Talismans“: „Der Himmel hat fünf Diebe, das sind die Fünf Wandlungsphasen. Die Sonne ist das Feuer; das Feuer entsteht aus dem Holz, das Holz überwindet die Erde. Der Mond ist das Wasser; das Wasser entsteht aus dem Metall, das Metall überwindet das Holz. Sieht man die Fünf Wandlungsphasen sich gegenseitig berauben und hervorbringen, so [sieht man], dass dies die winterliche Kälte und die sommerliche Hitze entstehen lässt.“[6] Solche Erklärungen unterstützen das Verständnis der

3 *Huángdì yīnfújīng* 黄帝阴符经, *Dàozàng* 道藏, Band 1, S. 821.
4 Liú Dàjūn 刘大钧: *Yìchuán quányì* 易传全译, S. 163.
5 *Huángdì yīnfújīng* 黄帝阴符经, *Dàozàng* 道藏, Band 1, S. 821.
6 Chén Yàfū 沈亚夫: *Huángdì yīnfújīng zhù* 黄帝阴符经注, *Dàozàng* 道藏, Band 2, S. 777.

individuellen Kultivierung, der Kreislauf der Fünf Wandlungsphasen in der Natur ist darüber hinaus jedoch auch wichtig, um die Beziehung zwischen Mensch und Natur im Gesamten zu verstehen.

Einer der berühmtesten Vertreter der Unsterblichkeitslehre und Lebenspflege, der „Arzneikönig“ Sūn Sīmiǎo 孙思邈, führt in einem Gespräch mit dem bekannten tangzeitlichen Literaten Lú Zhàolín 卢照邻 aus: „Ich habe gehört, wer gut darin ist über den Himmel zu sprechen, muss seine Aussagen im menschlichen Bereich belegen und wer gut darin ist über den Menschen zu sprechen, muss sie im himmlischen Bereich begründen. Der Himmel hat die vier Jahreszeiten und Fünf Wandlungsphasen, Kälte im Winter und Hitze im Sommer wechseln sich ab. Wenn dieser Zyklus in Harmonie ist, regnet es, wenn er ärgerlich ist, dann gibt es Wind, wenn er kondensiert, gibt es Frost und Schnee und wenn er sich ausdehnt, entsteht ein Regenbogen. Dies sind die Konstanten von Himmel und Erde. Der Mensch hat die vier Extremitäten und Fünf Funktionskreise, er wechselt zwischen Wachsein und Schlaf, durch die Atmung wird Qì 气 aufgenommen und abgegeben. Gelangt das Qì überall gleichmäßig hin, besteht Kommen und Gehen, ist es fließend, bilden sich nährendes und abwehrendes Qì. Es zeigt sich in der Gesichtsfarbe und tritt als Stimme hervor. Das sind die Konstanten des Menschen. Yáng benutzt die Essenz *jīng* 精, Yīn benutzt die Form. Das haben Himmel und Mensch gemeinsam. Kommt es dazu, dass [das Qì] verloren geht, dann entsteht bei Verdampfen Hitze, bei Behinderung Kälte, bei Zusammenballung entstehen Geschwüre, beim Sinken Abszesse, wenn es schnell rast, entstehen Keuchen und Atemnot, ist es erschöpft, entstehen Versengen und Austrocknung. Die Symptome zeigen sich im Gesicht und die Veränderungen wandern im Körper. Überträgt man dies auf Himmel und Erde, so ist es dort ebenso.“[7] Durch das Betrachten des himmlischen Dàos können wir den Willen des Himmels bemerken und entsprechend dem Dào, so wie es der Himmel gezeigt hat, leben. Bemerken wir die Abläufe des Himmels, dann sind unser Yīn und Yáng harmonisch und Mensch und Himmel sind in Übereinstimmung verbunden. Erst wenn wir das große Dào klar verstanden haben, können wir uns mit Leichtigkeit im großen, formlosen Dào bewegen.

Die Fünf Wandlungsphasen können sich gegenseitig hervorbringen und fördern, können sich aber auch gegenseitig überwinden und bezähmen. Sie durchdringen Mensch und Natur als eine innere Struktur und sind eine wichtige Brücke für die Einheit von Himmel und Mensch. Im Himmel sind die Fünf Wandlungsphasen Wind, Wolken, Donner, Regen und Blitz. Als Himmelsbilder (*xiàng* 象) sind es die Fünf himmlischen Konstellationen (*xīng* 星), Holz, Feuer, Erde, Metall und Wasser. Im Menschen sind es die Fünf Funktionskreise, Leber, Herz, Milz, Lunge und Niere. Auf der Erde sind es die fünf Himmelsrichtungen, Osten, Süden, Mitte, Westen und Norden. Bei den Tönen sind es die fünf Töne, *jiǎo* 角, *zhēng* 徵, *gōng* 宫, *shāng* 商 und *yǔ* 羽. Bei den Dingen sind es die fünf Farben, blau, rot, gelb, weiß und schwarz. Bei den Nahrungsmitteln sind es die fünf Geschmacksrichtungen, sauer, bitter, süß, scharf und salzig. Bei den Bergen sind es die Fünf heiligen Berge, der östliche heilige Berg Tàishān

7 Zhāng Tiānyǔ 张天雨: *Xuánpǐn lù* 玄品录, *Dàozàng* 道藏, Band 18, S. 126.

泰山, der westliche heilige Berg Huàshān 华山, der mittlere heilige Berg Sōngshān 嵩山, der südliche heilige Berg Héngshān 衡山 und der nördliche heilige Berg Héngshān 恒山. Durch den Prozess der gegenseitigen Hervorbringung und Überwindung der Fünf Wandlungsphasen bilden Mensch und Natur, Mensch und Umwelt, Mensch und Kosmos die Einheit von Himmel und Mensch (*tiānrén héyī* 天人合一). So erst kommt es zu der Aussage, dass „der Kosmos in den Händen liegt, sich alle Dinge im eigenen Körper befinden"[8] und der Daoismus zu der Ansicht, das individuelle Leben jedes Menschen als kleinen Kosmos zu betrachten und dazu, dass zwischen den einzelnen Individuen und zwischen Individuum und Gesamtheit eine sich wechselseitig beeinflussende Beziehung entsteht. Durch das Hervorbringen und Überwinden der Fünf Wandlungsphasen entsteht ebenfalls eine wichtige Kraft, die das gegenseitige Gleichgewicht der Dinge und ihre harmonische Existenz erhält. Bei den Fünf Wandlungsphasen gibt es Räuber wie die „Fünf Diebe", es gibt Qì, das folgt und das gegenläufig ist, und das umgekehrt fließt. Nähern sich die Kultivierenden dem Zentrum des Dào, so kann sich das Qì der Fünf Wandlungsphasen umkehren und ihnen zunutze sein. Egal ob es sich um das Nähren und Erhalten oder das Auslöschen der Dinge handelt, beides resultiert aus der konkreten Anwendung des Qì der Fünf Wandlungsphasen. Das Qì der Fünf Wandlungsphasen ist das Qì von Yīn und Yáng. Zerstreut sich das Qì von Yīn und Yáng, dann transformiert es sich zu den Fünf himmlischen Konstellationen (*wǔxīng* 五星); zerstreut sich das Qì der Fünf himmlischen Konstellationen, dann transformiert es sich zu den Fünf Wandlungsphasen (*wǔxíng* 五行); zerstreut sich das Qì der Fünf Wandlungsphasen, dann transformiert es sich zu den zehntausend Dingen; sammelt sich das Qì der zehntausend Dinge, dann bildet es die fünf Geschmacksrichtungen, das Qì der fünf Geschmacksrichtungen transformiert sich zum Wahren Einen (*zhēnyī* 真一), zerstreut sich das Wahre Eine, verändert es sich und nährt die fünf Keime (*wǔyá* 五芽), entstehen die fünf Keime, sind die Fünf Wandlungsphasen bereit, sind die Fünf Wandlungsphasen bereit, so sind die Fünf Funktionskreise vollständig. Erkennt man diesen Zusammenhang der Fünf Wandlungsphasen, so kann man die Informationen über die Abläufe in der Welt verstehen, indem man die Veränderungen der Fünf Qì in der Welt beurteilt. Organisiert man sein eigenes Leben im Einklang mit den Veränderungen der Fünf Wandlungsphasen, dann wird gedeihen, was dem Lauf folgt. Wenn man also die Fünf Wandlungsphasen auf der Erde beobachtet und sein Verhalten danach ausrichtet, werden Körper und Geist ruhig und friedlich, die Dinge werden gelingen und das Land wird gedeihen. Verhält man sich so, dass das Qì der Fünf Wandlungsphasen durcheinander ist, dann sind sie „Diebe" und die fünf Diebe wohnen im Herzen. Chén Yàfū sagt dazu: „Das Herz ist der Anführer der fünf Diebe. Deswegen ordne alle Dinge, so wie du es bei den fünf himmlischen Konstellationen beobachtest und innen und außen werden sich gegenseitig vollenden und die Abläufe des Himmels werden schon umgesetzt sein."[9] Schafft man es, dass das Herz nicht von Wünschen angeführt wird und man ein wahrhaftes Herz bewahrt, kann man die Fünf Wandlungen aller Dinge im Kosmos beobachten und verstehen, lässt man jedoch eine unkontrollierte Entwicklung der „fünf Diebe" zu, dann kommt der Geist in Unordnung, die Wünsche werden üppig wachsen

8 *Huángdì yīnfújīng* 黄帝阴符经, *Dàozàng* 道藏, Band 1, S. 821.

9 Chén Yàfū 沈亚夫: *Huángdì yīnfújīng zhù* 黄帝阴符经注, *Dàozàng* 道藏, Band 2, S. 777.

und den Geist überdecken, sodass man seinen klaren Verstand verliert und mit der Welt, der Natur und dem Kosmos nicht mehr effektiv kommunizieren kann; im Gegenteil, die Fünf Wandlungsphasen werden einem selbst schaden, weswegen sie im „Klassiker des verborgenen Talismans" als die „fünf Diebe" bezeichnet werden. Die Fünf Wandlungsphasen entstehen aus Yīn und Yáng, wer also den Weg der Fünf Wandlungsphasen versteht, der versteht das Prinzip der Veränderung von Yīn und Yáng. So heißt es im „Buch der Transformationen" (*Huàshū* 化书) im Kapitel „Bewegung und Ruhe" (*Dòngjīng* 动 静): „Daher weiß der gewöhnliche Mensch, dass man Yīn und Yáng herbeirufen kann, dass man die Fünf Wandlungsphasen dienen lassen kann, dass man Himmel und Erde analysieren kann und dass man Sonne und Mond für sich selbst arbeiten lassen kann."[10] Die Fünf Wandlungsphasen sind nicht nur mit Himmel und Erde verbunden, im Inneren sind sie im menschlichen Körper gespeichert, außen formen sie sich als die Fünf heiligen Berge, sie verwandeln sich in Geräusche in Form der Fünf Töne und bei den zwischenmenschlichen Beziehungen sind es die Fünf Kardinaltugenden (*wǔcháng* 五常). Das „Buch der Transformationen" sagt im Kapitel „Fünf Wandlungsphasen" (*Wǔxíng* 五行): „Dào und Wirkkraft *dé* sind Himmel und Erde. Die Fünf Kardinaltugenden, das sind die Fünf Wandlungsphasen."[11] Menschlichkeit (*rén* 仁) repräsentiert das Entstehen, deswegen passt sie zum Holz. Rechtschaffenheit (*yì* 义) bedeutet, in der Not zu helfen, deswegen passt sie zum Metall. Sittlichkeit (*lǐ* 礼) bedeutet zu verstehen, deswegen passt sie zum Feuer. Weisheit (*zhì* 智) bedeutet, sich nach den Verhältnissen zu richten, deswegen passt sie zum Wasser. Aufrichtigkeit (*xìn* 信) bedeutet, ehrlich zu sein, deswegen passt sie zur Erde. Ist die Menschlichkeit nicht ausreichend, dann kann man sie durch Rechtschaffenheit ergänzen, das heißt mit Metall das Holz überwinden. Ist die Rechtschaffenheit nicht ausreichend, kann man sie mit Sittlichkeit ergänzen, das heißt mit Feuer das Metall überwinden. Ist die Sittlichkeit nicht ausreichend, kann man sie mit Weisheit ergänzen, das heißt mit Wasser das Feuer überwinden. Ist die Weisheit nicht ausreichend, kann man sie mit Aufrichtigkeit ergänzen, das heißt mit Erde das Wasser überwinden. Alle Dinge auf der Welt nehmen ihren Anfang durch das gegenseitige Hervorbringen der Fünf Wandlungsphasen und enden durch ihr gegenseitiges Überwinden. Man kann also sagen, dass der Prozess des Hervorbringens und Überwindens alle Dinge in der Welt transformiert.

So heißt es weiter im „Klassiker des verborgenen Talisman": „Der Weise weiß, dass man dem Weg der Natur nicht zuwider handeln kann, deswegen hält er sich an ihn."[12] Seit alters her erkannten und begriffen die Gelehrten des Dào, dass man diesem „Weg Dào" nicht entgegentreten kann und richteten so ihr Verhalten nach ihm aus. Unter den klassischen Schriften, die über Yīn und Yáng, die Acht Trigramme und die Entwicklung aller Dinge im Kosmos sprechen, ist der *Xìcí*-Kommentar zum „Buch der Wandlungen" sehr ausführlich. Dort heißt es: „Deswegen hat die Wandlung ihren extremen Punkt (*tàijí* 太极), aus dem die beiden grundlegenden Formen (*yì* 仪) entstehen. Aus den beiden grundlegenden Formen entstehen die vier Him-

10 Tán Qiào 谭峭: *Huàshū* 化书, *Dàozàng* 道藏, Band 36, S. 302.
11 Tán Qiào 谭峭: *Huàshū* 化书, *Dàozàng* 道藏, Band 36, S. 305.
12 *Huángdì yīnfújīng* 黄帝阴符经, *Dàozàng* 道藏, Band 1, S. 821.

melsbilder, aus den vier Himmelsbildern entstehen die Acht Trigramme, die Acht Trigramme legen Glück und Unglück fest, Glück und Unglück bringen die großen Angelegenheiten [des Lebens] hervor. Deswegen nimmt sich nichts die vier Himmelsbilder mehr zum Vorbild als Himmel und Erde, nichts verändert und durchdringt die Dinge mehr als die vier Jahreszeiten, nichts zeigt die Himmelsbilder klarer als Sonne und Mond und unter den Erhabenen ist keiner größer als die Reichen und Edlen. Um die Dinge für die praktische Anwendung vorzubereiten und Mittel bereitzustellen, die dem Reich von Nutzen sind, ist niemand besser als die Heiligen."[13] Die Heiligen betrachteten die Himmelsbilder und verstanden das Dào, sie lasen die klassischen Schriften und nährten ihre Herzen. Indem die Heiligen alle Dinge auf der Welt untersuchten, verstanden sie, dass man dem Weg der Natur nicht zuwiderhandeln kann. Sie gingen einen Schritt weiter und machten den Weg der Natur anwendbar für die menschlichen Angelegenheiten und rieten den Menschen, nicht zu wenig und nicht zu viel zu tun. Wenn wir die Wahrheiten im „Klassiker des verborgenen Talismans" lesen und ein Verständnis im Herzen entwickeln, sie verbinden mit allen Aspekten unseres Lebens und die Prinzipien des Dào selbst praktizieren, werden wir unser Wissen vom Dào im Leben und im Alltag vertiefen können.

Der Weg der Natur folgt den Veränderungen und es entsteht Leben, er folgt den Wandlungen und es entsteht Sterben. Der gewöhnliche Mensch kennt diesen Weg nicht, nur die Heiligen wissen, dass man sich ihm nicht entgegensetzen kann. Yīn und Yáng und die Acht Trigramme sind das Geheimnis, das die Heiligen durch Beobachtung der Welt und des eigenen Körpers entdeckt haben. Die Acht Trigramme gehen zyklisch hin und her und symbolisieren die normale Bewegung des Dào von Himmel und Erde. Von der Selbstbeobachtung zur Beobachtung des Kosmos, von der Einsicht in die eigenen Worte und Taten bis zur Einsicht in den Fluss der großen Veränderungen des Kosmos, werden wir uns mit der Zeit ganz von selbst dem richtigen Weg annähern und schließlich werden kleine Schritte tausend Meilen ergeben und wir werden das große Dào in unserem gesamten Leben praktizieren.

Aus Sicht des Daoismus ist die Grundlage für langes Leben die beständige Verbesserung der Lebensqualität, weswegen zahlreiche Qìgōng 气功- und Dǎoyǐn 导引-Techniken entwickelt wurden. Zu allen Zeiten bereicherten und perfektionierten hohe Daoisten die Künste des Dǎoyǐn und brachten so unterschiedliche Kultivierungsmethoden hervor, wie das Spiel der Fünf Tiere, die Acht Brokate oder die Qìgōng-Dǎoyǐn-Methode in 24 Formen. Diese hohen Daoisten brachten ihr medizinisches Wissen und ihre eigene Kultivierungserfahrung ein und entwickelten Methoden, die bestimmte Zielsetzungen hatten. Die Methoden stehen alle im Zusammenhang mit dem historischen Hintergrund ihrer Erfinder und haben so auch entsprechende historische Besonderheiten. Die Zeit entwickelt sich weiter und die Ernährungsgewohnheiten und Lebensumstände der Menschen haben sich grundlegend verändert. Vor allem seit wir ins 21. Jahrhundert, dem Zeitalter des Internet, eingetreten sind, führt unsere Lebensweise zum Auftreten von Berufs- und Zivilisationskrankheiten, die sich vom Leben in früheren Zeiten

13 Liú Dàjūn 刘大钧: *Yìchuán quányì* 易传全译, S. 161.

völlig unterscheiden. Kurzsichtigkeit, Erkrankungen der Halswirbelsäule, Bandscheibenvorfälle im Lendenwirbelbereich und Schultersteife sind Volkskrankeiten, und durch chronische Überernährung entstandene Herzerkrankungen, Bluthochdruck, Diabetes, koronare Herzerkrankung und Krebs treten sehr häufig auf. Darüber hinaus führen hoher Druck in der Arbeitswelt und ein schneller Lebensrhythmus zur Verbreitung eines suboptimalen Gesundheitszustands und zu häufigem Auftreten von Depression und anderen psychischen Erkrankungen. Im Hinblick auf diese Erkrankungen unserer Zeit nahm ich traditionelle Übungsmethoden und verband sie mit eigenen Kultivierungserfahrungen, verschmolz die Vorzüge einzelner Schulen und entwickelte so die Methode der „Übungen zur Lebenspflege entsprechend den Fünf Wandlungsphasen". Das wichtigste Merkmal dieser Methode ist, dass sie sehr zeitgemäß und zielgerichtet ist und so sehr schnelle Übungswirkung zeigt.

Im Daoismus ist die Beziehung zwischen dem Dào der Menschen und dem Dào des Himmels, also die Beziehung zwischen Natur und menschlicher Gesellschaft, ein Lebensweg, durch den die Lebensqualität verbessert wird. Das harmonische Zusammenleben von Mensch und Natur ist nicht nur notwendig für das Überleben der menschlichen Gesellschaft, sondern ebenso durch die natürlichen Bewegungsmuster des himmlischen Dào (d.h. also die objektive Führungsrolle der Naturgesetze) bestimmt. Der Mensch ist also das Produkt von Himmel und Erde, von Yīn und Yáng, er sollte Himmel und Erde zum Vorbild nehmen, ihre Gesetze begreifen und umsetzen, dies ist der Kern der „Übungen zur Lebenspflege entsprechend den Fünf Wandlungsphasen". Diese Übungen betonen die wechselseitige Beeinflussung der verschiedenen Individuen, spiegeln die Liebe und starke Sehnsucht des Daoismus nach einem natürlichen Lebenszustand wieder und verkörpern die Wertschätzung der Anhänger des Daoismus gegenüber den objektiven Entwicklungsgesetzen. Durch das Praktizieren der „Übungen zur Lebenspflege entsprechend den Fünf Wandlungsphasen" kann man die innere Weisheit und die im Leben verborgenen Potentiale kontinuierlich anregen, man richtet die Aufmerksamkeit darauf, in der sich dauernd verändernden Welt nach dem Leben zu streben und wird motiviert, die harmonische Entwicklung der menschlichen Gesellschaft voranzubringen.

Im Zeitalter rasanter Entwicklung moderner Hochtechnologie plündert der Mensch die Natur hemmungslos aus und die menschliche Zivilisation steht vor einer noch nie dagewesenen Krise. Ob das alte östliche Wissen vom großen Dào als Vorreiter der Zeit unsere geistige Welt neu klären kann? Es lässt uns in der schlichten natürlichen Welt das wahre Selbst wiederfinden und dies wird viele weise Menschen zum Nachdenken und Erwachen bringen. Das große Dào, das voll von grenzenlosem und wundersamen Wissen ist, nährt jedes Leben auf der Welt wie eine süße Quelle, es wird der brachliegenden geistigen Welt der Menschen in Zukunft wichtige geistige Nahrung liefern und eine wichtige Quelle für die menschliche Zivilisation sein.

Anlässlich der Veröffentlichung der „Übungen zur Lebenspflege entsprechend den Fünf Wandlungsphasen" möchte ich die Gelegenheit nutzen und allen Lernenden und Kultivierenden Gesundheit, Glück und unbegrenzten Segen wünschen. Mögen die „Übungen zur Lebenspflege entsprechend den Fünf Wandlungsphasen“ weitergegeben werden und noch größere Verbreitung finden und mögen noch mehr Menschen darin Weisheit und ein gesundes Leben finden. Ich danke der Medizinischen Gesellschaft für Qigong Yangsheng von ganzem Herzen für ihren großen Einsatz für die Veröffentlichung dieses Buches! Vielen Dank an den Vorstand der Gesellschaft Frau Dr. Gisela Hildenbrand, an Frau Dr. Christa Zumfelde-Hüneburg, an Mario Schöniger, an Frau Marlies Bartl und an Prof. Wang Min, durch deren stillen und unermüdlichen Einsatz unermesslicher Verdienst erreicht werden konnte. Große Tugend bewegt die Dinge, das himmlische Dào belohnt die Mühen, ich wünsche Ihnen ein glückliches Leben, Gesundheit und Ruhe, erfreuen Sie sich am Frieden!

Lǐ Héchūn 李合春, Chóngxuán重玄-Akademie, Chéngdū 成都, im 20. Abschnitt xiǎoxuě 小雪 (beginnt am 22.11.) der 24 Jahresabschnitte des Jahres *xīnchǒu* 辛丑 (2021).

Vorwort Mario Schöniger und Christa Zumfelde-Hüneburg

Eine erste Begegnung mit Abt Lǐ Héchūn 李合春 fand im Herbst 2014 im Qīngyáng Gōng 青羊宫 (Tempel zur Blaugrünen Ziege) in Chéngdū statt. Es war auf einer von der Medizinischen Gesellschaft für Qigong Yangsheng e.V. durchgeführten Studienreise durch China. Nach einer Führung durch die Tempelanlage hatte Abt Lǐ Héchūn in einem wunderschönen Versammlungsraum einen Vortrag über daoistische Lebensweisheiten und die Kultur Chinas gehalten.

Beeindruckend waren die tiefgründigen Betrachtungen, die Bescheidenheit und Natürlichkeit, die Abt Lǐ Héchūn ausstrahlte. Schnell wurde der Wunsch laut, dass sich weitere Begegnungen in China aber auch in Deutschland anschließen sollten.

In den darauffolgenden Jahren war unsere Reisegruppe jeweils für einen ganzen Tag in den Tempel Zhìzhēn Guàn 至真观 （Kloster der höchsten Wahrhaftigkeit) in Chéngdū auf dem Phönixberg eingeladen, wo Lǐ Héchūn als Abt die Restaurierung der Tempelanlage koordiniert und ein daoistisches Zentrum, die Akademie Chóng Xuán Shū Yuàn 重玄书院 (Akademie des Doppelten Mysteriums) in Kooperation mit der TCM-Universität Chéngdū aufbaut.

Die Besuche im Kloster der höchsten Wahrhaftigkeit waren jeweils geprägt von einer tiefen und herzlichen Gastfreundschaft. Abt Lǐ Héchūn ludt einige daoistische Mönche und Nonnen sowie auch Gelehrte ein, die mit Kalligrafie, Schreiben von Talismanen, Spielen der Flöte und der *Gǔqín* (siebensaitige Zither) beeindruckten. Auch das Vorführen von *tàijíquán* sowie Teezeremonie wurden dargeboten. Gemeinsames Praktizieren einiger uns bis dahin noch unbekannter Qìgōng-Übungen in der großen Parkanlage auf dem Phönixberg rundeten den Tag ab.

Abt Lǐ Héchūn hat einen bleibenden Eindruck bei allen hinterlassen, so dass der Wunsch und das Interesse groß waren, ihn im Rahmen des Kulturaustausches mit der Medizinischen Gesellschaft für Qigong Yangsheng nach Bonn einzuladen. Erstmals gelang dies im Herbst 2016. In zwei Dreitages-Seminaren hat er hier die Übungen des Wǔxíng Yǎngshēng Gōng, Übungen zur Lebenspflege entsprechend den Fünf Wandlungsphasen, vorgestellt. Alle Teilnehmerinnen und Teilnehmer waren von der Darlegung seiner daoistischen Lebensführung, von seiner persönlichen Ausstrahlung, seinen Fähigkeiten, die Übungen zu präsentieren und zu unterrichten und nicht zuletzt von seinen Künsten der Kalligrafie, des Spielens der *Gǔqín* und seinen Kenntnissen über Teezubereitung und Teezeremonie beeindruckt.

Von 2016 bis 2019 war Abt Lǐ Héchūn jedes Jahr im Herbst für mehrere Wochen in Deutschland, um in Bonn und auch in München die Übungen des Wǔxíng Yǎngshēng Gōng zu unterrichten. Die Methode umfasst drei Sequenzen, wovon er bisher zwei unterrichtet hat. Die dritte

Übungssequenz „Meditation im Gehen und Stehen" war für das Jahr 2020 geplant, musste jedoch wegen der Corona-Pandemie verschoben werden und kann daher in dieser Auflage nicht beschrieben werden.

Nachdem viele Teilnehmerinnen und Teilnehmer den Wunsch geäußert hatten, die Übungen in Schrift und Bild vor sich zu haben, haben wir uns zum Schreiben des vorliegenden Buches entschlossen.

Das Buch ist als Übungsbuch konzipiert. Die bildliche Darstellung und Beschreibung der Übungsabläufe bilden dabei die Schwerpunkte. Das reiche und detaillierte Bildmaterial, in dem die Bewegungsabläufe der Übungen ausführlich dokumentiert sind, entstand in den Jahren 2016 bis 2019 während der Seminare. Die Bilder wurden technisch bearbeitet; es handelt sich nicht um Studioaufnahmen, so dass besonders die Lebendigkeit und Spontaneität zum Ausdruck kommen.

Der Text zu den Grundlagen sowie auch die Übungsbeschreibungen sind aus Mitschriften aus den verschiedenen Seminaren entstanden. Kleine Ergänzungen und Varianten, die bei den Online-Seminaren 2021 und 2022 deutlich wurden, konnten mit aufgenommen werden.

Besonders die Beschreibungen der komplexen Bewegungsmuster in der 2. Sequenz waren für uns eine große Herausforderung.

Dem Übungsteil vorangestellt sind ein Vorwort von Abt Lǐ Héchūn sowie autobiographische Anmerkungen, die seinen daoistischen Lebensweg und für ihn wichtige Meister beschreiben, vertieft durch zahlreiche daoistische Zitate. Seinem Wunsch entsprechend ist der chinesische Originaltext in das Buch aufgenommen und im Kapitel 9 zu finden.

Wegen der engen Beziehungen der Übungen zur Chinesischen Medizin werden deren wesentliche Konzepte in den Kapiteln 2 und 3 erläutert und die entsprechenden Leitbahnen und Akupunkturpunkte im Kapitel 8 dargestellt.

Die chinesischen Fachbegriffe sind in *pinyin* Umschrift beigefügt. Im Glossar finden sich die dazugehörigen chinesischen Schriftzeichen als Kurzzeichen.

Das Buch kann der Inspiration und Einführung in die Übungen des Wǔxíng Yǎngshēng Gōng dienen, aber auch zur Begleitung und Vertiefung der eigenen Übungspraxis.

Die Bereitschaft von Abt Lǐ Héchūn, in dieser schwierigen Zeit der Pandemie auch online per Zoom zu unterrichten, erfüllt uns mit großer Dankbarkeit. So konnten wir die Übungen vertiefen, kleinste Details beobachten und die Beschreibungen in diesem Buch ergänzen.

Besonderer Dank geht an die Sinologin Marlies Bartl, die mit ihren profunden Kenntnissen der daoistischen Philosophie den sehr komplexen und schwierigen Text über den daoistischen Lebensweg von Abt Lǐ Héchūn übersetzt hat, ebenso sein Vorwort.

Ohne die Vermittlung zwischen den beiden Kulturen durch Prof. Wáng Mín 王民, der über viele Jahre die Studienreisen der Medizinischen Gesellschaft für Qigong Yangsheng begleitet hat, wäre diese intensive Beziehung zu Abt Lǐ Héchūn nicht zustande gekommen. Wáng Mín konnte die kulturellen Unterschiede mit seinem Einfühlungsvermögen und seiner Sprachgewandtheit mühelos überbrücken. Während der Seminare mit Lǐ Héchūn hat Wáng Mín nicht nur die Übungen und deren theoretischen Grundlagen übersetzt, sondern auch Einführungen in das Spielen der *Gǔqín*, in Kalligrafie und Teezeremonie. Auf Grundlage der Mitschriften ist dieses Buch entstanden. Dank auch für das Korrekturlesen, besonders bezüglich der chinesischen Zeichen und der *pinyin* Umschrift.

Die Bilder (aufgenommen von Mario Schöniger) wurden von Alfred Weglehner (awegi-lichtbilder) mit großer Sachkenntnis, professionell und engagiert bearbeitet. Ihm sei herzlich gedankt.

Besonderer Dank gilt Priv. Doz. Dr. Gisela Hildenbrand, die sich ausführlich mit den Übungsbeschreibungen befasst und wertvolle Hinweise gegeben hat.

Dr. Birgit Eberbach-Born danken wir für das Korrekturlesen, besonders bezüglich der textlichen Stimmigkeit, Grammatik und Rechtschreibung.

Der Medizinischen Gesellschaft für Qigong Yangsheng e.V. danken wir für die großzügige Unterstützung bei der Finanzierung der Übersetzungskosten.

Dank an den ML Verlag, besonders an Frau Ramona Kretschmann und Frau Claudia Schmidt, bei der Erstellung des Buches.

Die Autoren, Februar 2022

Kapitel 1

Autobiographische Anmerkungen Lǐ Héchūn

Der Traum von der Rückkehr zu den Südlichen Bergen (Nánshān 南山)

Autobiographische Anmerkungen des Autors Lǐ Héchūn zur deutschen Ausgabe des *Wǔxíng yǎngshēng gōng* 五行养生功 („Übungen zur Lebenspflege entsprechend den Fünf Wandlungsphasen")

Ihr Leute! Wer ist noch nie gestorben? Wo findet sich das lange Leben?
Was nicht stirbt, ist das der gewöhnliche Leib?
Was lange lebt, es ist nicht der Staub der Welt.
Wo ist der Ahnherr Péng 彭 bis heute? Yán Huì 颜回 lebt seit zehntausend Zeitaltern.
Was nicht stirbt, ist mein Wahrer Leib (*fǎshēn* 法身);
Was lange lebt, ist mein Ursprungs-Qì (*yuánqì* 元气).

Wáng Chángyuè 王常月: „Herz-Methode der Drachentor-Schule" (*Lóngmén xīnfǎ* 龙门心法)

Die Menschen auf der Welt stellen fest, dass das Leben nur so dahineilt und es schwer ist, Beständigkeit zu finden. Das Leben mit seinen vielen Veränderungen ist im Handumdrehen verstrichen und erscheint wie leichtes Geplauder. Deshalb sagen die Daoisten, das menschliche Leben sei mal Leben, mal Sterben, mal Sterben, mal Leben; Sterben und Leben wechseln einander ab, nichts hat Beständigkeit. So gibt der altehrwürdige Abt Wáng Chángyuè 王常月 seufzend von sich: „Wo ist der Ahnherr Péng bis heute? Yán Huì lebt seit zehntausend Zeitaltern." Der Wahre Leib stirbt nicht, es ist also nicht der gewöhnliche Leib. Das Ursprungs-Qì besteht lange, also nicht der Staub der Welt, die irdische Substanz. Lǐ Bái 李白 sagt im „Vorwort zum Bankett im Pfirsich-Pflaumengarten in einer Frühlingsnacht" (*Chūnyè yàn táolǐyuán xù* 春夜宴桃李园序): „Himmel und Erde sind die Herberge für die zehntausend Dinge. Die Zeit ist der reisende Gast durch hunderte von Zeitaltern. Das Leben ist flüchtig wie ein Traum, wie lange wird die Freude andauern? Die Menschen des Altertums nahmen Kerzen und streiften damit in der Nacht umher, das war tatsächlich vernünftig."[1] Die Menschen in alten Zeiten waren der Ansicht, die Zeit sei kurz und flüchtig, das Leben wie eine oberflächliche und un-

1 Lǐ Bái 李白: Lǐ Tàibái jízhù 李太白集注, Táiběi 台北: Táiwān shāngwù yìnshūguǎn yǐngyìnwén yuāngé "Sì kù quánshū" běn 台湾商务印书馆影印文渊阁《四库全书》本, Band 1067, S. 493.

stete Illusion; deswegen suchten sie in tiefer Nacht mit Kerzen in der Hand nach der Wahrheit des Lebens.

Im „Wahren Klassiker des Dào und der Wirkkraft" (*Dàodé zhēnjīng* 道德真经) heißt es: „Die zehntausend Dinge haben das Yīn 阴 im Rücken und umarmen das Yáng 阳, die strömenden Qì bilden eine Harmonie."[2] Der Mensch erhält die beiden Qì von Yīn und Yáng, kommen sie zusammen, dann entsteht Form, trennen sie sich, dann ist es Qì. „Was nicht stirbt, ist mein Wahrer Leib (*fǎshēn* 法身); was lange lebt, ist mein Ursprungs-Qì." Nur wer das wirkkräftige Qì (*língqì* 灵气) von Himmel und Erde aufnimmt, die Essenz von Sonne und Mond versammelt und um die schöpferische Kraft der Natur ringt, kann so alt wie Himmel und Erde werden und strahlen wie Sonne und Mond. So sagt Lǎozi 老子 auch: „Das nicht verlieren, wodurch man ist, bedeutet lange zu währen; sterben und nicht vergehen, bedeutet langes Leben."[3] Die Meister, die Wahrhaftigkeit kultivieren, müssen das üppige ordnende Qì (*zhèngqì* 正气) beständig nähren, sie müssen die Wesensnatur (*xìng* 性) und das Leben (*mìng* 命) gleichermaßen kultivieren, so können sie die Essenz bewahren und Veränderung erfahren und mit den Gesetzen des Dào 道 im Einklang sein. Man nennt es auch: „Tiefe Wurzeln und stabile Blütenkelche, der Weg des langen Lebens ohne dass Sehkraft und Hörvermögen nachlassen."[4]

Der Wandlungs-Mechanismus (*huàjī* 化机) des Dào 道 trägt den Ursprung aller Dinge auf der Welt in sich, alles, auf das man im Leben trifft, ist im Verborgenen durch unzählige Fügungen bestimmt und jeder Augenblick des Aufeinandertreffens stellt die bestmögliche Manifestation des universellen Dào dar. Nur wenn man die Gesetzmäßigkeiten des himmlischen Dào und der menschlichen Kultur richtig versteht, erkennt man die philosophischen Prinzipien des Lebens und kann mit gelassener Haltung Mensch sein, kann den Dingen mit großzügigem Herzen begegnen, kann mit einer Haltung wie Wolken und Wasser den Gegebenheiten ruhig folgen und die Fügungen des menschlichen Lebens klar sehen.

Die Gesetzmäßigkeiten (*fǎ* 法) treten nicht isoliert auf, sie entstehen entsprechend den Umständen; das Dào agiert nicht im Leeren, es trifft auf Begebenheiten und reagiert darauf. Seit 2004 erhalte ich regelmäßig Einladungen für Vorträge in verschiedene europäische Länder. Bei den Vorträgen über chinesische Kultur und daoistische Kultivierung treffen die von mir vorgetragenen Gedanken aus dem *Yīnfújīng* 阴符经 („Klassiker des verborgenen Talismans") und dem *Qīngjìngjīng* 清静经 („Klassiker der Klarheit und Leere") bei den Zuhörern oft auf große Zustimmung. Aufgrund dieser Erfahrungen verband ich traditionelle Methoden mit Einsichten aus der eigenen Kultivierung, verschmolz die Vorzüge der verschiedenen Schulen und entwickelte so die Methode des *Wǔxíng yǎngshēng gōng* 五行养生功 („Übungen zur Lebenspflege entsprechend den Fünf Wandlungsphasen"), um damit das Befinden und die

2 Dàodé zhēnjīng道德真经, Dàozàng 道藏, Wénwù chūbǎnshè, Shànghǎi shūdiàn, Tiānjīn gǔjí chūbǎn shè 1988 文物出版社, 上海书店, 天津古籍出版社 1988, (im Folgenden nur noch Dàozàng genannt), Band 11, S. 478. [Lǎozi 42]

3 Dàodé zhēnjīng, Dàozàng, Band 11, S. 479. [Lǎozi 33]

4 Dàodé zhēnjīng, Dàozàng, Band 11, S. 479. [Lǎozi 33]

Lebensqualität der Menschen zu verbessern, in der Hoffnung ein langes und gesundes Leben erreichen zu können.

Die Wirkung der Klassiker hat unvorstellbar große Kraft und wenn man sie regelmäßig laut liest, eröffnen sie Weisheit und Wissen, so als ob man durch dünne Wolken den hellen Mond erblickte, ein gutes Zaumzeug den Weg ebnete oder die Wellen im großen Ozean sich glätteten. In Anbetracht dessen schreibe ich einige Worte, um dies in Erinnerung zu rufen:

Der Ursprung im Dào
Die absichtslose Begegnung
zum absichtlichen Vorgehen machen.
Man weiß nicht, wo die vorherbestimmten Fügungen sind,
wie kann man den Mechanismus des Schicksals verstehen?
Die Welt ist wie ziehende Wolken und fliegende Schwingen,
das Leben geht unbeständig auf und ab wie ein großer Traum.
Die Menschen bezeichnen das als die zehntausend Wandlungen des Kosmos,
dies alles ist in einem Gedanken enthalten.

Vieles, auf das man im Leben trifft, geschieht unbeabsichtigt. Egal ob Ruhm und Reichtum, Ärger, Trauer oder Freude, Gutes und Schlechtes, richtig und falsch, schön und hässlich, gut und schlecht, bei allem ist es so! Nachdem sich dem Menschen eine glückliche Fügung geboten hat, sieht er sich oft vielen Illusionen ausgesetzt und erwartet eine wunderbare Zukunft. Für fromme Überzeugungen ändert man ständig sein Schicksal und wirkt so auf das Leben ein, weiß aber nicht, dass man durch das Schicksal die Fesseln auf sich nimmt, so wie es die Leute früher in diesem Spruch schrieben: „Das Leben geht unbeständig auf und ab wie in einem Traum, wer wäre nicht daran gebunden? Nur wer überall Ruhe finden kann, der ist zuhause.“ Das Leben ist wie ziehende Wolken, im Nu ist es verstrichen, es kommt daher und treibt dahin. Verweilt man in diesem Leben als Gast auf der Erde, so kann die Welt als wunderbaren Ort betrachten, wer sich frei und ungezwungen zwischen Himmel und Erde bewegt.

Das Dào durchdringt Himmel und Erde und tritt dabei nach außen in Erscheinung, die Berge sind im neblig Verschwommenen. Von den chinesischen Zhōngnán 终南 -Bergen in die europäischen Alpen, den Weg gegangen, obwohl sie durch Tausende von Flüssen und Bergen voneinander getrennt sind, durchdringt sie das Dào, verbindet sie die Wirkkraft des Dào (*dé* 德). Während ich in verschiedenen europäischen Ländern war, um Vorträge zu halten, wanderte ich oft in den Bergen und in der Natur. Den tiefsten Eindruck hinterließen bei mir die örtlichen Gegebenheiten und Bräuche der Schweiz. Jedes Mal wenn mein Flugzeug über der Schweiz, diesem freundlichen und ruhigen Land, zum Landeanflug sank, fiel mir als Erstes das Bild aus Lǎozis 老子 „Klassiker des Dáo und seiner Wirkkraft“ (*Dàodé jīng* 道德经) ein: „Ein kleines Land mit wenig Bewohnern: auch wenn es verschiedene Geräte gibt, so lasse man sie nicht gebrauchen. Man lasse das Volk den Tod ernst nehmen und nicht in die Ferne reisen.

Auch wenn es Schiffe und Wagen gäbe, würde keiner darin fahren. Auch wenn es Panzer und Waffen gäbe, würde sie keiner zur Schau stellen. Man lasse das Volk wieder Stricke knoten und sie [anstelle der Schrift] gebrauchen. Man mache seine Speisen süß, seine Kleidung schön, seine Wohnungen friedlich und seine Sitten fröhlich. Benachbarte Länder mögen in Sichtweite liegen, sodass man den Ruf ihrer Hähne und Hunde hört und doch sollen die Leute, wenn sie im höchsten Alter sterben, nicht hin und her gereist sein."[5] Die chinesische Zhōu 周-Dynastie, in der Lǎozi lebte, war ein Zeitalter, in dem sich viele Weise hervortaten. Niemand nahm, wenn er etwas auf der Straße fand, in der Nacht sperrte man seine Türen nicht ab, wenn die Sonne aufging, begann man seine Arbeit und wenn die Sonne unterging, ruhte man sich aus. Das tägliche Leben war regelmäßig, Essen und Trinken maßvoll, die Luft war klar und frisch, das Volk friedlich und ruhig. In der Schweiz angekommen, fühlte ich mich vertraut und warm, ein poetischer Aufenthalt auf der Erde, das ist der Traum aller Menschen.

Mit wahrem Herzen, Klarheit und Ruhe, das Dào als Leitschnur,
so wie der glänzende Mond mitten am Himmel.

Die herumirrenden Wolken sauber beiseite gefegt, sodass kein Punkt mehr verschleiert ist,
[das Herz], ein strahlend volles Rund in der großen Leere.[6]

Am 12. August 2007 durchbrach der erste Streifen Morgenröte vor Tagesanbruch die schwarze Dunkelheit, ein aus dem Weltall kommendes, wunderbares Vibrieren hallte durch mein Herz wie der Klang des Himmels, drang an einen tiefen Ort der Seele vor und aktivierte jede einzelne Zelle meines Körpers. Ich atmete die frische Luft und erwachte aus einem schönen Traum, es fühlte sich so durchlässig an wie das völlig freie Zirkulieren des kleinen Himmelskreislaufes. In Guido Steigers Zuhause, einem alten Holzhaus am Stadtrand von Zürich, lag ich in einem großen, angenehm weichen Bett und erinnerte mich vage an das Gefühl der letzten Nacht, frei von Sorgen und Ängsten zu sein: unter dem Schutz der wunderschönen Mond-Göttin, vom unbegrenzten Sternenhimmel fest umhüllt, so als ob Himmel und Mensch eins wären. Dann überfluteten mich die schönen und freundlichen Sonnenstrahlen und ich genoss die Stille des Gartens und seine zahlreichen Früchte. In den Alpen blühen im Herbst immer noch überall herrliche Blumen und die duftende Luft ist wunderbar. Ich betrachtete den von üppigen Früchten vollen Garten und mein ganzer Körper und Geist fühlten sich berauscht in dieser bezaubernden Herbstszene. Im Traumzustand, als ob ganze Generationen vergangen wären, sah ich mich wie durch einen Zeittunnel zurück ins antike China der Zhōu 周-Zeit versetzt. Dort lebte der von mir hoch geschätzte Weise Jiāngziyá 姜子牙, der in den heiligen Kūnlún 昆仑-Bergen dem Himmlischen Ehrwürdigen des Uranfangs (Yuánshǐ tiānzūn 元始天尊) folgte und die daoistischen Lehren kultivierte. Später erhielt er die Unterweisung seines ehrwürdigen Lehrers und begab sich in die Zhōngnán-Berge, wo er den Göttern befahl, die

5 Dàodé zhēnjīng, Dàozàng, Band 11, S. 481. [Lǎozi 80]
6 Língbǎo wǔjīng tígāng 灵宝五经提纲, Dàozàng, Band 9, S. 859.

Zhōu zu unterstützen und den letzten Herrscher der vorangegangenen Shāng商-Dynastie zu entmachten und dem Himmelssohn der Zhōu dabei half, ein glänzendes Zeitalter zu schaffen.

Seit alten Zeiten steht die Suche nach dem glücklichen und ungezwungenen Zustand der Unsterblichen (*shénxiān* 神仙) an erster Stelle, wenn es um die Sehnsucht nach einem erfüllten und guten Leben geht. Dieses Geheimnis des Weges der Unsterblichen zu erforschen, wurde zum tiefen Wunsch meiner Bestrebungen. Der „Südliche Berge" (Nánshān 南山) genannte Ort (später wurden sie auch Zhōngnán-Berge genannt), an dem ich geboren wurde, ist nicht nur ein heiliger Ort, der seit der Zhōu-Dynastie von den historischen Kaisern und Unsterblichen verehrt wurde, sondern auch ein Ort, an dem das Dào des Himmels (*tiāndào* 天道) in der irdischen Welt auf perfekte Weise sichtbar wird. Die Vorstellung von der Einheit von Himmel und Mensch und dem Dào, das die Natur zum Gesetz hat, schafft die enge Beziehung zwischen Dào des Himmels und Dào des Menschen (*réndào* 人道). Die antike chinesische Astronomie unterteilt den Himmel in drei wichtige Bereiche: die Stadt des purpurnen Feinen (Zǐwēiyuán 紫薇垣), die Stadt des höchsten Feinen (Tàiwēiyuán 太微垣) und die himmlische Stadt (Tiānshìyuán 天市垣). Die Stadt des purpurnen Feinen ist das Zentrum des Himmels, dort wohnt der Himmelskaiser. Der Kaiser der Menschenwelt wohnt in der Purpurnen Verbotenen Stadt (Zǐjìnchéng 紫禁城), er erhält seine Macht durch den Himmel und nimmt als Repräsentant des Himmels Einfluss auf das Volk. Berge, Seen und Flüsse der menschlichen Welt setzen das aus der himmlischen Halle (*tiāntíng* 天庭) stammende Qì des Uranfangs fort. Die Zhōngnán-Berge der Unsterblichen erheben sich dem Gelände folgend, brechen mit dem Staub der Welt und entrücken dem Irdischen. Sie genießen die feine Essenz von Sonne und Mond und sammeln das wirkkräftige Qì (*língqì* 灵气) von Himmel und Erde. Ihre Gipfel erhalten das purpurn feine Qì des Großen Wagens am Mittleren Himmel (*zhōngtiān běidǒu* 中天北斗), in ihrer Mitte liegt der Ahnherr aller Berge, das heilige Kūnlún-Gebirge, an ihrem Fuße setzt sich die Wirkkraft des Dào, *dé*, im Langen Fluss und im Gelben Fluss fort. Ein Paradies der Eremiten, eine Metropole der Unsterblichen, ein wahrhaft gesegneter Ort, an dem sich die Winde sammeln und der das Wasser speichert!

Die Berge sind Drachen, das Wasser sind Adern, man sagt die Drachen kommen heran und die Adern ziehen fort. Die Berge sind der Ursprung der Adern, die Adern folgen der Gestalt der Berge. Genauso wie sich Drachen in die Luft erheben und wieder sinken, steigen und sinken die Bergketten. Der Drache erhebt sich bis in die Wolken und Nebelschwaden, der Kopf ist sichtbar, aber nicht der Schwanz, die Formation der Berge erstreckt sich ohne Unterbrechung, schlängelt sich ohne Unterlass dahin. Alle Dinge entstehen aus Umwandlung von Qì, deswegen nennt man die Drachenadern auch Qì-Adern. Das achthundert *lǐ* 里 große Gebiet von Qín 秦 und Chuān 川, die zehntausend *lǐ* der Zhōngnán-Berge durchdringen die Schöpfung der Natur, und stehen in Harmonie mit der großen Wirkkraft von Yīn und Yáng und befeuchten und nähren alle Lebewesen. Egal ob in Zeiten von schimmernden Speeren und gepanzerten Pferden oder in Zeiten des Lebens in Rausch und Traum, die großen Wahrhaftigen kultivierten sich stets in der wunderbaren Landschaft dieser unsterblichen Berge, an diesen glückbringenden Orten der Höhlenhimmel (*dòngtiān fúdì* 洞天福地). Manche sagen, das Zeichen *dòng* 洞 („Höhle") aus den „Höhlenhimmeln *dòngtiān*" bedeutet *tōng* 通 („Verbindung"). „Höhlenhimmel" bezeichnet also eine Verbindung zwischen Himmel und Erde. Kultiviert man sich an glückbringenden Orten, die mit dem Qì des Himmels in Verbindung stehen, so ist es natürlich einfacher bei der Kultivierung erfolgreich zu sein. Glückbringende Orte der Höhlenhimmel, die verborgen wirkkräftige Schöpfung, die östliche Kultur verbindet das Dào mit dem Wahrhaften. Das „Qì", von dem der Daoismus spricht, existiert ohne äußere Form oder Gestalt, es durchdringt alle Dinge und Wesen und nährt die Wurzeln und Adern der chinesischen Kultur. „Qì" und „Dào" existieren zusammen. Egal ob die Kultur der Griffbrettzither Qín 琴, des Schach, der Kalligrafie, der Malerei, der Dichtkunst, des Weins, der Kampfkunst oder des Tees, sie alle entstehen durch Qì, verlieren sie das Qì, gehen sie zugrunde. „Die zehntausend Dinge haben das Yīn im Rücken und umarmen das Yáng, die strömenden Qì bilden eine Harmonie." Ist der Himmel klar und die Erde ruhig, dann bringen die zehntausend Dinge sich gegenseitig hervor. Das Qì der Natur, das den Bereich zwischen Himmel und Erde anfüllt, brachte nicht nur die Heldentaten der vielen Genien in den unsterblichen Bergen Chinas hervor, sondern nährte auch die fleißigen und einfachen Leute.

Meine liebe Mutter erhielt das Qì der Südlichen Berge, erfuhr Freud und Leid der Welt und zog mich auf diesem Flecken blauer Berge und grüner Gewässer groß. Das Gebiet südlich der Shāng 商-Berge – Süd-Shāng (Shāngnán 商南) genannt – wurde im Jahr 500 n. Chr. ein Verwaltungsbezirk und hat bis heute eine über 1500 Jahre alte Geschichte. Es finden sich dort zahlreiche Überreste der Yǎngsháo 仰韶- und Lóngshān 龙山-Kulturen und eine weite Verbreitung eingewanderter Kulturen. Die Shāng-Berge sind eine Hauptkette des Zhōngnán-Gebirges, sie gehört im Daoismus zu den Höhlenhimmeln und glückbringenden Orten, an denen im Frühling hundert Blumen blühen, im Herbst der Mond scheint, im Sommer kühler Wind weht und im Winter Schnee liegt. Man kann sagen, dass es ein besonderer Ort ist, der besondere Menschen hervorbringt und die Wiege vieler historischer Weiser und Eremiten ist, die das Wahrhafte kultivierten und das Dào verstanden. Der berühmte Einsiedler Shāngshān sìhào zhōnglùlǐ 商山四皓中角里 aus der späten Qín 秦-Zeit stammt von dort. Shāngnán ist der Anfang der Qínlǐng 秦岭-Bergkette, die in der chinesischen Geografie die Trennlinie zwischen Norden und Süden darstellt. Auf der rückwärtigen Seite unseres Heimatortes liegt der westliche heilige Berg Huàshān 华山, ein Ausläufer der Qínlǐng-Berge, im Süden die Bergkette mit den Wǔdāng-Bergen der Höchsten Harmonie (Tàihé Wǔdāngshān 太和武当山), östlich besteht eine Verbindung zur alten Hauptstadt Luòyáng 洛阳. Das Zeichen „huá 华" („blühend, prächtig, das Beste") aus dem Begriff „Zhōnghuá 中华" („China") stammt vom Huàshān 华山, weswegen diese Berge gewöhnlich auch als „Ursprung Chinas" bezeichnet werden, sie sind ein Symbol für den Geist des chinesischen Volkes.

Wie allgemein bekannt, sind die fünf heiligen Berge der östliche heilige Berg Tàishān 泰山, der westliche heilige Berg Huàshān 华山, der südliche heilige Berg Héngshān 衡山, der nördliche heilige Berg Héngshān 恒山 und der mittlere heilige Berg Sōngshān 嵩山. Traditionell sind die fünf heiligen Berge im chinesischen Volk die am höchsten geschätzten Berge. Der westliche heilige Berg Huàshān wird im Daoismus als der vierte Höhlenhimmel aufgeführt, von jeher finden sich dort Genien und Wahrhaftige ein, es gibt zahlreiche hohe Daoisten und die daoistischen Tempel stehen dort dicht wie ein Wald.

Nach Auffassung der Gläubigen sind die Wǔdāng-Berge heilige Berge, in denen das üppige Qì der Unsterblichkeit schon lange währt, der daoistische Ahnherr, der Wahre Krieger (Zhēnwǔ dàdì 真武大帝), kultivierte sich hier und wurde hier zu einem Unsterblichen. Lässt man den Blick über die Wǔdāng-Berge schweifen, sieht man 72 Gipfel sich dem höchsten Hauptgipfel zuneigen und 24 Bergflüsse dahinfließen. Vom Abhang des Kronprinzen (Tàizǐpō 太子坡), dem „ersten Schritt in den umwölkten Felsen" bis zum Tempel des Purpurnen Wolkenhimmels (Zǐxiāogōng 紫霄宫), der „Klaren Hauptstadt jenseits der Wolken", an all diesen paradiesischen Orten hielt sich der Wahre Krieger auf, zahlreich sind die heiligen Orte. In der Míng 明-Dynastie begannen die Kaiser mit einer umfangreichen Renovierung der Tempel in den Wǔdāng-Bergen und verliehen ihnen den Titel „Berge der Höchsten Harmonie" (Dàyuè tàihé shān 大岳太和山). Von mysteriösen Gipfeln, die die Welt regierten, bis hin zu Tempeln der kaiserlichen Familie wurden die Wǔdāng-Berge zu wichtigen daoistischen Bergen und beeinflussten so die moderne Entwicklung des Daoismus.

Umgekehrt verkörperte die am Rande der Qínlǐng-Berge liegende, prosperierende und laute, zur Táng 唐-Zeit in voller Blüte stehende Stadt Chángān 长安 (heute Xī'ān 西安) die in der chinesischen Geschichte glänzendste Zeit des Wohlstands. Heutzutage ist die Kultur des Gebietes Shāngnán vielfältig, Altes existiert neben Neuem, sie ist reich und voller Vitalität und das Gebiet stellt einen Knotenpunkt der acht Landkreise in den drei Gebieten Qín 秦, Chǔ 楚 und Yù 豫 dar.

Alles Dasein im Kosmos, so ist der Kreislauf des himmlischen Dào, verwandelt sich aufgrund von Zeit und Raum am Ende zu Nicht-Sein. Seit drei Generationen wurde in der Familie meiner Mutter die Kunst der Medizin an die weiblichen Nachfahren weitergegeben, sie unterstützten dadurch die Menschen und vollbrachten Gutes, ihre guten Taten fanden großes Ansehen im Ort. Meine Mutter trug mich zehn Monate im Leib und nährte mich drei Jahre an der Brust, sie nahm viel Mühsal auf sich, um den Stamm der Familie Lǐ 李 fortzusetzen. Die Güte meiner Mutter ist unvergesslich, ihre Fürsorge für mich als Kind und dass ich mein Leben der Kultivierung widme, das alles verdanke ich der großen Liebe meiner Mutter.

Ich erinnere mich an jenen bitterkalten Wintertag 1985, als ich am frühen Morgen aufstand und mich neben meinen Vater ins Bett legte und ganz vertraut mit ihm redete, ich redete und redete, er schlief noch. Nachdem ich mein von der Mutter sorgsam zubereitetes Frühstück gegessen hatte, brachte mich mein großer Bruder zur Schule. Der Unterricht war noch nicht zu Ende, als mein Bruder plötzlich in der Schule auftauchte, um mich abzuholen. Ich war sehr überrascht als mein Bruder mit zitternder Stimme sagte: „Wir gehen heim! Der Vater ist gegangen..."

Nach Hause zurückgekehrt, sah ich meinen friedlich schlafenden Vater. Egal wie laut ich rief, wie heiser und erschöpft ich wurde, er wachte nicht mehr auf…Seit jener Zeit ist die Erinnerung an mein Leben deutlicher. Durch den vorzeitigen Tod meines Vaters übernahmen mein Bruder und seine Frau schon früh die schwere Bürde der Familie. Bei uns zuhause sagt man: „Als älterer Bruder ist man wie der Vater, als Schwägerin wie die Mutter.“ Unter der strengen Führung meines Bruders und seiner Frau wurde in meiner Kindheit keine Zeit verschwendet und wie andere Kinder auch führte ich ein geordnetes Leben und lernte fleißig.

Nachdem wir diesen kalten Winter überstanden hatten und alle Dinge wieder zum Leben erwachten, kamen die Frühlingstage voller Lebenskraft. An einem sonnigen Mittag mit sanfter Brise, kam ich fröhlich von der Schule zurück. Am Essenstisch entdeckte ich plötzlich einen ungewöhnlichen Gast. Schlank und groß trug er ein langes, azurblaues Gewand, auf dem Kopf einen vollen Dutt; in seinem schmalen Gesicht lagen zwei durchdringende und weise Augen, die alles Weltliche zu durchblicken schienen. Die Augenbrauen schwangen sich intelligent auf der weiten Stirn, so als ob dort unerschöpfliches Wissen verborgen sei. Sein unbekümmerter Bart ließ ihn derart ungezwungen und anmutig erscheinen, als ob er aus einer anderen Welt käme. In mir entstand ganz von selbst ein Gefühl der Bewunderung und des Respekts. Von der Mutter erfuhr ich, dass er ein Mönch war, der sich in den Huà-Bergen der daoistischen Kultivierung widmete und auf seiner Wanderschaft hierher gekommen war.

Auf Empfehlung der Familie hin, wurde er offiziell mein Meister. Jeden Tag ging ich wie die anderen Kinder in die Schule. Der Unterschied war aber, dass ich morgens und abends mit meinem Meister Kampfkünste trainierte und seinen vielen ungewöhnlichen Geschichten und sagenhaften Erlebnissen lauschte. Ich kannte mich damals mit Kampfkunst und Fausttechniken überhaupt nicht aus, hatte überhaupt keine Vorstellung davon, aber seine phantastischen Erlebnisberichte und lebendigen Geschichten zogen mein junges Ich magisch an. Zu jener Zeit waren Fernseher in China noch nicht sehr verbreitet, eine Reihe von Fernsehserien über Kampfkunsthelden, wie *Zhāng Sānfēng* 张三丰 oder *Wǔdāng* 武当, erregten jedoch Aufsehen im ganzen Land. Unzählige junge Leute im sich gerade öffnenden China waren wie besessen vom Trend, Kampfkünste zu trainieren und nach dem Ideal des Kampfkunsthelden zu streben. Mein ahnungsloses und unwissendes Ich schwamm auch auf dieser Welle mit und malte sich den Traum einer Zukunft als großer Kampfkunstheld aus.

Die in der Familie überlieferte Kunst der Medizin konnte an mich nicht weitergegeben werden, und tatsächlich ertrug ich es nur schlecht, Menschen zu sehen, die von Krankheiten gefesselt waren, und nichts dagegen tun zu können. Im Herzen den Wunsch zu verspüren, aber über die Mittel nicht zu verfügen, bekümmerte mich sehr. Der dringende Wunsch ein großer Kampfkunstheld zu werden und den Schwachen und Notleidenden helfen zu können, wurde mein einziges Ziel, für das ich kämpfen wollte. Mein Meister liebte und ehrte die Welt, er unterstützte die Menschen mit großer Barmherzigkeit und ging auf Wanderschaft durchs ganze Land. Die Zeit, die er jedes Jahr bei uns verbringen konnte, war äußerst kostbar, ich schätzte sie sehr und verdoppelte meine Anstrengungen, übte sogar an den kältesten Wintertagen und den heißesten Sommertagen. In den Augen meiner Mutter war ich von einem Kampfkunsthelden nicht mehr weit entfernt.

Ich wurde langsam älter und in den frühen 1990er Jahren begann die Zeit, in der ich in die Sekundarschule (*zhōngxué* 中学) kam. Ich besuchte die am Fuße der Wénbì 文碧-Berge gelegene Qīngshān 青山-Sekundarschule. Laut historischen Aufzeichnungen befand sich dort die Qīngshān 青山-Akademie („Akademie der grünen Berge"), die von dem großen, songzeitlichen, daoistischen Gelehrten Shào Yōng 邵雍 gegründet worden war. Shào Yōng lebte von 1011 bis 1077, sein Großjährigkeitsname war Yáofū 尧夫, ein anderer Name Kāngjié 康节. Er war ein für die Nachwelt prägender, hochrangiger Daoist der Nördlichen Sòng 宋-Dynastie und vereinte Philosoph, Mathematiker und Astronom in einer Person. In seinem Werk „Die Höchsten Prinzipien zur Ordnung der Welt" (*Huángjí jīngshì shū* 皇极经世书) verwendete er Theorien und Zahlen aus dem „Buch der Wandlungen" (*Yìjīng* 易经), um Gesetzmäßigkeiten der Entstehung des Kosmos und der Entwicklung der Natur herzuleiten und die Geheimnisse der historischen Entwicklung zu erforschen. Shào Yōng wurde in Hénán 河南 geboren, das an meine Heimat angrenzt, und weil dort das Volk und die Gebräuche einfach und ehrlich sind und die Landschaft strahlend schön, errichtete er dort die Qīngshān-Akademie, um das Dào und sein Wissen weiterzugeben, Bücher zu schreiben, Lehren zu entwickeln und die Region durch Bildung zu gestalten.

Die Qīngshān-Sekundarschule führte die Bildungsideale der Qīngshān-Akademie fort und vermittelte den jugendlichen Schülern eine solide Grundlage. Vor dem Eingang der Schule gab es einen plätschernden kleinen Bach nahe am Sportplatz, daneben waren zwei tausendjährige Bäume von acht Metern Durchmesser und etwa 30 Metern Höhe. Es hieß, sie seien damals von Shào Yōng eigenhändig gepflanzt worden. Jedes Mal, wenn ich dort vorbei kam und die Bäume sah, wie sie vom Wasser genährt in üppigem Grün dastanden und ihre unerschütterliche Lebenskraft zur Schau stellten, war ich sehr ergriffen.

Ich verließ das familiäre Leben und verbrachte zum ersten Mal den ganzen Tag mit Mitschülern, aß und wohnte in der Schule. Nur am Wochenende konnte ich nach Hause zurück und so wurde die Zeit, die ich mit der Familie und meinem Meister verbrachte, immer weniger, das Nachdenken über und die Sehnsucht nach den vergangenen Erlebnissen jedoch immer mehr. Die anmutige und ungezwungene Gestalt des Meisters und das gütige Gesicht meiner Mutter wurden in meinem Geiste riesengroß...

Bei einer zufälligen Begebenheit traf ich eine für mein Leben wichtige Entscheidung. Ich erinnere mich deutlich an den Abend, meine Zeit in der Sekundarschule war fast vorbei, als ich mich außerhalb des Schulgeländes in dem kleinen Ort vergnügte und meine Aufmerksamkeit zufällig von der Fernsehserie „Die Amtseinführung der Gottheiten" (*Fēngshénbǎng* 封神榜) gefesselt wurde. Die Serie spielt im alten China und erzählt vom Leben und der Kultivierung zahlreicher Eremiten und Unsterblicher, wie diese die Zhōu-Dynastie unterstützten, das Böse zu besiegen und das Reich zu regieren. Die Zhōu-Dynastie regierte in China fast achthundert Jahre lang (1046 v. Chr. bis 256 v. Chr.). Danach war ich besessen von dieser Geschichte und so berauscht, dass ich mich nur mit Mühe wieder davon freimachen konnte.

Von nun an lernte ich nur noch lustlos. Auch wenn ich wie bisher jeden Tag pünktlich zur Schule ging, gab es in meinem Kopf nur noch die Welt der Unsterblichen. Ich begann über meinen Meister nachzudenken: Obwohl er nie eine Universität besucht hatte, besaß er umfangreiches Wissen und unglaubliche Weisheit, außerdem beherrschte er die Malerei, Kalligrafie, Medizin und Kampfkunst...jeden Tag war sein Herz voller Milde, er behandelte Krankheiten und unterstützte alle Geschöpfe. Er ging selbst in entlegene Bergregionen, um Arzneikräuter zu sammeln und bereitete sie dann sorgfältig zu. Er stellte verschiedene Abkochungen und Pillen her und verabreichte sie, bis die Krankheiten verschwanden. Und nicht nur das, durch seine klare und ruhige Geisteshaltung und seine tiefe Weisheit gab er unzähligen Menschen geistige Führung. Er wurde mein Held und Vorbild. Tief in meinem Herzen wünschte ich mir so sehr zu werden wie er.

Jedes Mal wenn ich an meinen Meister dachte, fühlte ich mich angespornt. Als ich jedoch realisierte, dass ich die Dinge, die ich zu lernen wünschte, niemals in der Schule lernen würde, war ich äußerst deprimiert. In der Schule, diesem eintönigen und faden Erziehungsmodell, würde ich keine solche Klugheit wie mein Meister erwerben können. Unmöglich würde ich in der Schule meinen Traum verwirklichen können – ein wie mein Meister ungezwungenes und freies Leben zu führen. In jener Zeit wusste ich überhaupt nicht, was ich tun sollte und dachte jeden Tag darüber nach, wie ich meine Ideale verwirklichen konnte.

Zwei Wochen vor den Semesterabschlussprüfungen fasste ich plötzlich Mut und traf eine wichtige Entscheidung – die Schule zu verlassen. Ich gab niemandem Bescheid, nicht meiner Familie und auch nicht den Lehrern oder Mitschülern. Außer meiner Sommerkleidung, die ich anhatte, nahm ich nur einen Regenschirm mit, den mir meine Mutter gegeben hatte. Obwohl ich nun ganz auf mich allein gestellt war, fühlte ich mich innerlich doch voller Freude. Tatsächlich wusste ich auch nicht, wohin ich gehen sollte. Ich traf dann aber einen alten Mann, der mir sagte, dass es auf einem gewissen Berg einen Tempel gäbe, in dem ein alter Mönch wohne. Ich folgte seinem Hinweis und begab mich zu diesem Tempel.

Zu jener Zeit war der Verkehr nicht entwickelt, es gab keine Verkehrsmittel, mit denen man den Tempel in den Bergen direkt hätte erreichen können. Ich war auf meine beiden Füße angewiesen und musste über Berg und Tal wandern. Es war ein wirklich harter Weg. Obwohl ich schon bald völlig erschöpft war, trieb mich meine geistige Energie an ununterbrochen weiterzugehen, weil ich so froh war, endlich den Weg zur Verwirklichung meiner Träume eingeschlagen zu haben.

Als ich schließlich den Tempel erreicht hatte, brach die Dunkelheit schon herein. Umringt von Bergen, die dem höchsten Gipfel ihre Aufwartung machten, ragte der bereits verfallene „Tempel der Erdmutter" (Dìmǔmiào 地母庙) still auf diesem Gipfel empor. Der Himmel war voller Sterne und bunter Wolken, zum Greifen nahe. Pinien, Zypressen und zartgrüner Bambus standen beieinander und es wehte eine leichte Brise, die ein säuselndes Rauschen hervorrief. Obwohl der Tempel der Erdmutter alt und heruntergekommen war, war er in meinen Augen der glänzendste Ort in dieser herrlichen Szene.

Ich genoss gerade den großartigen Anblick, als ein alter buddhistischer Mönch herauskam. Er wohnte allein dort und war nicht nur der dortige Abt, sondern auch der einzige Geistliche dort. Dieser Großmeister war nicht wie mein Meister – er hatte den Kopf kahl rasiert, trug keinen eleganten Bart und hatte ein graues talarartiges Gewand an. Er wirkte nicht so ehrwürdig und ungezwungen wie mein Meister, sah jedoch auch würdig und akkurat aus, so dass ich ehrfürchtig erschauerte. Er blickte mich gütig an und sprach mich dann mit freundlicher Stimme an. Ziemlich aufgeregt erzählte ich ihm den Grund meines Kommens und er ging gutmütig auf meine Bitte ein.

Bei Tagesanbruch und bei Sonnenuntergang übte ich mit dem Dharma-Meister Kampfkünste, meditierte und studierte morgens und abends klassische Schriften. Unter dem schnell wechselnden bunten Wolkenhimmel tranken wir Tee und er unterwies mich in einigen Methoden. Das Leben im Tempel der Erdmutter ließ mich jedoch auch wieder an meinen Meister und Jiāngziyá aus dem Fernsehfilm denken. Manchmal grübelte ich, wie sollte ich es nur anstellen, ein Leben so wie ihres zu führen? Ich begann meinen Meister zu vermissen und versuchte das Leben, so wie ich es im Film gesehen hatte, umzusetzen.

An einem Nachmittag, nachdem ich zwei oder drei Monate im Tempel der Erdmutter war, plauderte ich mit dem Dharma-Meister und erzählte ihm von meinem Traum – ein Daoist zu werden, das Dào zu kultivieren und unsterblich zu werden. Später sagte mir der Dharma-Meister, dass es auf einem anderen Berg einen daoistischen Tempel „Bergtempel des alten Fürsten" (Lǎojūn shānmiào dàoguàn 老君山庙道观) gäbe und der Abt dort sein Freund sei. Als ich diese Nachricht hörte, wurde ich sehr aufgeregt und dachte, dass ich vielleicht dort meinen wahren, den für mein Leben bestimmten Meister treffen würde. Ich dankte dem Dharma-Meister sehr und ging sofort in die große Halle und zündete Räucherstäbchen an, um der Erdmutter zu danken und um ihren Segen zu beten, mich bei der Realisierung meines Traumes zu unterstützen. Nachdem ich mich von dem Dharma-Meister verabschiedet hatte, verließ ich den Tempel der Erdmutter.

Nach der langen und beschwerlichen Reise schien der Weg zu meinem Wunschtraum vor meinen Augen zu liegen.

Nach eineinhalb Tagen fast ununterbrochenen Gehens, kam ich endlich am Fuß des Berges an. Das daoistische Kloster des Berges des Alten Fürsten liegt im Kreis Shāngnán in der Gemeinde Chéngxī dǎngmǎ 城西党马. Der Weg führte über die Nationalstraße 312 über die große Zhuōmǎgōu 捉马沟-Brücke weiter nach Norden. Die Bergstraße war unwegsam, die Berge steil, es war wie der Spruch „die Berge sind hoch und die Steine zahlreich, tritt man aus der Tür, so muss man über den Abhang krabbeln". Die hohen Bergspitzen ragten steil und schroff in die Wolken. An jenem Tag regnete es stark und es war gut, dass es Sommer war, denn nach einer Weile kam die Sonne wieder heraus. Obwohl mein Wunschtraum vor meinen Augen lag, gab es doch große Schwierigkeiten – der Berg war einfach zu steil. Dieses Mal war es wirklich „auf den Berg krabbeln", denn ich musste Hände und Füße benutzen, um vorwärts zu kommen, an manchen Stellen war es als ob man an einer Wand oder an einer senkrechten Leiter hochkletterte.

Und in der Tat verlief ich mich schon bald. Obwohl ich mich verirrt hatte, war ich doch guter Laune, weil ich in den Bergen war. Im Sommer gibt es in den Bergen die verschiedensten wilden Früchte, sie lieferten mir ausreichend Energie und Kraft, um auf den Berggipfel zu gelangen. Als ich jedoch endlich auf dem Gipfel ankam, musste ich entdecken, dass das daoistische Kloster, von dem mir der Dharma-Meister erzählt hatte, auf einem anderen Berggipfel stand. Es blieb mir nichts anderes übrig, als auf demselben Weg zurückzugehen und erneut nach oben zu klettern.

Als ich schließlich das Kloster erreichte, war es schon dunkel und meine Kräfte völlig am Ende. Umso erstaunter war ich, als ich entdeckte, dass kein Mensch im ganzen Kloster war. Wirklich, es war kein einziger Mensch dort. Ich ging dennoch schnurstracks in das Kloster hinein und schlief dann im Handumdrehen ein, weil ich todmüde war. Ich schlief, bis es hell wurde. Nach dem Aufwachen sah ich erst, dass das Kloster am Rand eines Abgrunds gebaut war. Der Hauptgipfel dort ist der Gipfel des himmlischen Teichs (Tiānchífēng 天池峰), auf dem es einen Teich gibt, der „Himmelsteich" heißt. Er trocknet zu keiner Jahreszeit aus und ist das ganze Jahr über glasklar, der Legende nach wuschen sich hier die Unsterblichen. Links liegt der Gipfel des Löwen (Shīxiàngfēng 狮象峰), rechts der Gipfel der Wachskerzen-Terrasse (Làtáifēng 蜡台峰). Umgeben von Bergen und Felswänden, verlaufen die Gipfel von Norden nach Süden, von der Natur so geschaffen.

Nach dem großen Regen von gestern, konnte das Auge jetzt tausend *lǐ* weit blicken. Die Sonnenstrahlen am frühen Morgen in den Bergen waren so frisch und strahlend, und das Blickfeld war offen und weit. Nachdem ich aufgestanden und mich gewaschen hatte, ging ich in die große Halle, um Räucherstäbchen anzuzünden und mich zu verneigen und wartete dann still darauf, dass der dortige Abt zurückkam. Der Abt kam gegen Mittag zurück und ich bat ihn, mich aufzunehmen, mir zu erlauben als Mönch zu leben und ein Daoist zu werden, mit ihm hier zusammen das Dào und die Unsterblichkeit zu kultivieren.

Er hörte aufmerksam zu und betrachtete lächelnd diesen vor ihm stehenden, netten und frommen Jungen. In den folgenden Tagen musste ich die verschiedensten, im Zusammenhang mit dem Leben als Mönch stehenden Prüfungen absolvieren. Jeden Tag machte ich gründlich sauber, morgens und abends nahm ich an der Andacht teil. Der Wunsch ein Daoist und Unsterblicher zu werden war so dringlich, dass ich auch jeden Tag meditieren und klassische Schriften rezitieren wollte.

Nachdem das Leben so eine Weile gegangen war, wurde das Verhältnis zwischen mir und dem Meister sehr herzlich, und nachdem ich schließlich die anfänglichen Prüfungen bestanden hatte, riet er mir nach Hause zu reisen, um meiner Familie meine Pläne Mönch zu werden mitzuteilen und ihnen zu sagen, wo ich war und was ich machte. Da erinnerte ich mich plötzlich wieder an die Familie, besonders an meine Mutter und ich beschloss, nach Hause zu reisen, bevor ich offiziell Mönch werden und das Dào kultivieren würde.

Als ich zuhause ankam, wurde mir erst klar, dass mich alle suchten, und zwar schon sehr lange. Meine Mutter war hocherfreut und schluchzte, als sie mich sah, einerseits regte sie sich auf, andererseits war sie sehr froh. Die Schule hatte, nachdem ich dort nicht mehr erschienen war, meine Familie kontaktiert und nachgefragt, warum ich so lange nicht mehr gekommen war. Erst da wurde ihnen bewusst, dass ich vermisst war. Seitdem suchte mich meine Familie mit vereinten Kräften. Während sie mich suchten, hatte ich sie jedoch völlig vergessen.

Da wurde mir bewusst, dass man ein Leben nicht kopieren kann, niemand kann das eigene Leben ersetzen und auch ich kann nur mein eigenes Leben leben. Die Sorge und Anteilnahme meiner Familie ließen mich die Kraft des Mitgefühls und der Liebe spüren und bestärkten mich darin, hoffnungsvoll in die Zukunft zu blicken.

Ich begab mich in die Ahnenhalle meiner Vorfahren (der Hauptraum des Hauses im traditionellen Nordchina) und opferte dort dem Fürsten von Himmel und Erde (Tiāndìjūn 天地君) und den Ahnentafeln meiner Vorfahren. Ich zündete Räucherstäbchen an und teilte meinen Vorfahren meine Pläne mit, Mönch zu werden und mich dem Dào zu widmen, danach sagte ich es meiner Mutter. Meine Mutter ist eine fromme und aufrichtige Gläubige und als sie von meinen Plänen hörte, war sie über meine Entscheidung sehr glücklich. Mein älterer Bruder und andere Familienmitglieder verstanden jedoch überhaupt nicht, warum ich es so machen wollte.

Ich kehrte zum Kloster am Berg des Alten Fürsten zurück, um meinem Meister zu berichten, dass meine Mutter meine Entscheidung unterstützte. Meine Mutter war der Ansicht, dass ich auf diese Art sehr viele Menschen unterstützen konnte und dass es für die ganze Familie eine große Ehre sei, den Weg der daoistischen Kultivierung gewählt zu haben. Erst dann akzeptierte mich der Meister offiziell als Schüler und verlieh mir den Namen Héchūn 合春 als meinen Dào-Namen. „Hé" bedeutet: Himmel und Erde sind zu Einem verbunden, sich sammeln und verbinden. Es ist der Rang der Anhänger von Xuányì 玄裔, 16. Generation der Lóngmén

龙门-Schule des Quánzhēn 全真-Daoismus. „Chūn“ bedeutet Frühling, die Jahreszeit, wenn alle Dinge sprießen, das Zeichen symbolisiert das Dào, das alle Dinge hervorbringt und voller Lebenskraft ist. Ich freute mich sehr über diesen Namen.

Nummer	**Rang**	**Inhalt**
1	1.–20. Generation	Dào und Wirkkraft *dé* durchdringen die mysteriöse Stille, das Wahrhafte bewahrt die Höchste Klarheit dauerhaft. Ein Yáng kommt und kehrt zur Wurzel zurück, die verbundenen Lehren ewig im perfekten Glanz.
2	21.–40. Generation	Das höchste Prinzip ist Leitschnur für den aufrechten Glauben, das erhabene Große und die Weiterführung der Gesetzmäßigkeiten florieren. Die Situation der Welt gedeiht prächtig, das rare Feine entfaltet die eigene Ruhe.
3	41.–60. Generation	Nur die Kultivierung von Aufrechtem, Mitmenschlichkeit und Gerechtigkeit übersteigt die versammelten Wolken in der Höhe. Inmitten des großen Wunderbaren das gelbe Kostbare, der Körper des Heiligen wendet die Verdienste an.
4	61.–80. Generation	Der Kosmos in der Leere ist vortrefflich, Metall und Holz treffen sich mit den Nachnamen der Familien. Berge und Meere, Drachen und Tiger sind verbunden, der Lotus blüht, der Schatz tritt neu in Erscheinung.
5	81.–100. Generation	Die Belehrungen der Elixier-Schriften kommen vollständig zur Geltung, ein voller Mond und glückbringender Glanz entstehen. Ewig werden die Befehle der Unsterblichen fortgesetzt, die Drei Welten sind miteinander innig vertraut.

Stammbaum der Lóngmén-Schule des Quánzhēn-Daoismus

Mit dem Meister an der Seite begann ich die Grundlagen der täglichen daoistischen Rezitation zu erlernen, die acht großen Göttlichen Formeln (*Shénzhòu* 神咒): die „Göttliche Formel zur Reinigung des Herzens“ (*Jìngxīn shénzhòu* 净心神咒), die „Göttliche Formel zur Reinigung des Sprechens“ (*Jìngkǒu shénzhòu* 净口神咒), die „Göttliche Formel zur Reinigung des Körpers“ (*Jìngshēn shénzhòu* 净身神咒), die „Göttliche Formel zur Befriedung der Erde“ (Ān tǔdì shénzhòu 安土地神咒), die „Göttliche Formel zur Reinigung von Himmel und Erde“ (*Jìng tiāndì shénzhòu* 净天地神咒), die „Göttliche Formel des Goldenen Glanzes“ (*Jīnguāng shénzhòu* 金光神咒), die „Formel zum Gebet mit Räucherwerk“ (*Zhùxiāng zhòu* 祝香咒) und die „Formel der Dunklen Tiefgründigkeit“ (*Xuányùn zhòu* 玄蕴咒). Danach lernte ich klassische Schriften auswendig, wie den „Wunderbaren Klassiker der beständigen Klarheit und Ruhe, vom höchsten Fürsten Lǎo vorgetragen“ (*Tàishàng Lǎojūn shuō cháng qīngjìng jīng* 太上老君说常清静经), „Des höchsten Jadekaisers wunderbare Schrift vom Siegel des Herzens“ (*Gāoshàng yùhuáng xīnyìn miàojīng* 高上玉皇心印妙经), „Ahnherr Lǚs Inschrift der hundert Zeichen“ (*Lǚzǔ bǎizì míng* 吕祖百字铭), die „Generationen der Lóngmén-Schule in hundert Zeichen“ (*Lóngménpài bǎizìbèi* 龙门派百字辈), die „Herz-Methode der Lóngmén-Schule“ (*Lóngmén xīnfǎ* 龙门心法), den „Klassiker der drei Beamten“ (*Sānguānjīng* 三官经)

und den „Klassiker des Großen Wagens“ (*Běidǒujīng* 北斗经). Nachdem ich mich eine Zeitlang kultiviert und gelernt hatte, erkannte der Meister meinen Wunsch und ermöglichte mir die Erfahrung auf daoistische Wanderschaft zu gehen und so mein Wissen und meine Erfahrungen durch die äußere Welt zu bereichern, Höhlenhimmel und glückbringende Orte zu besuchen und von großen Wahrhaftigen und verdienstvollen Daoisten zu lernen.

An einem frühen Morgen, an dem ein Schneesturm toste, brachte mich der Meister zum Busbahnhof und sagte mir, ich solle erst zum Huàshān 华山 und nach Lóuguāntái 楼观台 fahren und dort zwei hohe Daoisten besuchen. Beim Abschied sagte er mir zwei gewichtige und aufrichtig gemeinte Sätze: „Mit mitfühlendem Herzen voller Demut, allem respektvoll gegenübertreten.“ Und plötzlich fühlte sich mein Herz sehr tief berührt an. Diese acht Zeichen stammen aus dem klassischen Text der Morgen- und Abendandacht, den ich jeden Tag rezitierte, aber in diesem Moment, in dieser Situation war es eine vom Meister eigens für mich vorbereitete Schulung des Herzens (*xīnfǎ* 心法), wie ich den Dingen auf meiner Reise begegnen sollte. Seitdem sind diese beiden Sätze für mich wie ein Leuchtturm, der meinen Kultivierungsweg erhellt.

Den Anweisungen des Meisters folgend, erreichte ich den Huàshān. Es war bereits Abend, als ich dort ankam. Ich ließ den Blick schweifen, wie stattlich und imposant waren die von weißem Schnee bedeckten Berge, auf die das silbrige Mondlicht fiel. An jenem Abend übernachtete ich im Yùquányuàn 玉泉院-Tempel (Hof der jadenen Quelle) am Fuße des Berges. In dem Moment, als ich den Tempel betrat, spürte ich den Ruf der sich schlängelnd aufragenden Palasthalle und es machte sich ein freudiges Gefühl in meinem Herzen breit. Am nächsten Tag stand ich sehr früh auf, bemerkte aber, dass die anderen die Morgenandacht schon beendet und unauffällig und lautlos einen Besen genommen hatten und damit die herabgefallenen Blätter im Innenhof zusammenfegten. Wie selbstverständlich mischte ich mich unter sie, der Hof war sehr groß, niemand kam dem anderen in die Quere, jeder kehrte nur die Blätter vor seinen Augen. Als ob jeder das Feld seines eigenen Herzens sauber fegte und so durch dieses selbstverständliche Tun etwas lernte, so wie es im *Zhuāngzi* 庄子, Kapitel *Zhīběiyóu* 知北游 („Wissen reist in den Norden“) heißt: „Himmel und Erde haben größte Schönheit, aber sie sagen nichts darüber, die vier Jahreszeiten haben klare Gesetze, aber sie diskutieren sie nicht, alle Dinge haben ihre vollkommene Struktur, aber sie sprechen nicht darüber.“[7] Alles fand in perfektem Einklang und stiller Freundlichkeit statt.

Der Hof der jadenen Quelle wurde in den Jahren Huángyòu 皇佑 (1049–1051) der Nördlichen Sòng-Dynastie errichtet, der ehrwürdige Daoist Jiǎ Déshēng 贾得升 erbaute ihn für seinen Meister Chén Tuán 陈抟. Die Legende besagt, dass Chén Tuán seine Werke *Diàotánjí* 钓潭集 und *Sānfēng yùyán* 三峰寓言 im dortigen Shānsūn 山荪-Pavillon verfasst habe. Der „Baum der Sorglosigkeit“, der im Hof wächst, soll von Chén Tuán selbst gepflanzt worden sein. Darüber hinaus gibt es im Hof der jadenen Quelle noch das Steinerne Boot (Shífǎng 石舫), den

7 Nánhuá zhēnjīng南华真经, Dàozàng 道藏, Band 11, S. 607.

Pavillon der Sorglosigkeit (Wúyōutíng 无忧亭), den Pavillon der Verbindung zum Himmel (Tōngtiāntíng 通天亭) und die Xīyí-Höhle (Xīyídòng 希夷洞) als berühmte historische Stätten. In den Huà-Bergen gibt es schon seit alten Zeiten drei Tempel-Paläste, neun Klöster, 72 kleinere Klöster und 108 Höhlen[-Klausen], sie sind ein altbekannter glückbringender Ort mit Höhlenhimmeln.

Unter der Anleitung anderer Daoisten besuchte ich eine hoch angesehene, verdienstvolle ältere Nonne, die an einem äußerst unzugänglichen Ort in den Huà-Bergen wohnte – dem „Großen Oberen Ort“ (Dàshàngfāng 大上方). Ich hatte viele Fragen auf dem Herzen, für die ich einen Rat brauchte und wollte von ihr gerne einige Methoden lernen. In der Zeit, die ich mit ihr verbrachte, brachte sie mir jedoch überhaupt keine konkreten Methoden bei und wenn ich später an die Einzelheiten dachte, die von ihr kamen, hatte ich immer das Gefühl, kaum Nutzen daraus gezogen zu haben. Da verstand ich erst, dass dies das sogenannte „die Lehren durch das eigene Leben gezeigt bekommen“, das Lehren durch Tun, nicht durch Worte war.

Ich verließ die Huà-Berge und ging zum Lóuguāntái 楼观台-Tempel in den Zhōngnán-Bergen. Lóuguāntái ist der Ort, an dem der Passwärter des Hángǔ 函谷-Passes, der Wahrhafte Yǐn Xǐ 尹喜 aus der Zhōu-Dynastie, aus geflochtenem Gras ein Gebäude errichtete, um die Sterne und das Wetter zu beobachten. Er hinterließ die für alle Zeiten oft gesagten Worte: „Das purpurne Qì kommt von Osten.“ Eines Tages betrachtete der Wahrhafte Yǐn Xǐ die Erscheinungen am Himmel, als er langsam purpurne Wolken von Osten heranziehen sah, die voraussagten, dass ein weiser Heiliger seinen Weg hierher finden würde. Der berühmte Passwärter fegte den Weg sauber und wartete respektvoll. Nach kurzem verließ Lǎozi 老子 die Hauptstadt und wanderte hierher. Erst nach dreimalig wiederholter Bitte erhielt der Wahrhafte Yǐn Xǐ den „Wahren Klassiker des Dào und seiner Wirkkraft“, um ihn der Nachwelt zu überliefern und den Menschen dadurch Nutzen zu bringen. Später wurde Lóuguāntái in den Herzen der Menschen zu einem heiligen Ort, an dem die daoistischen Klänge immer noch fortwähren.

Die glückbringenden Orte und Höhlenhimmel sind seit eh und je Orte, an denen verdienstvolle, hohe Daoisten zusammenkommen, um durch unterschiedliche Meinungen voneinander zu lernen. Der Meister hatte mir geraten hierher zu kommen, um tiefere Einsichten zu erlangen. Ich nahm jeden Tag an der Morgen- und Abendandacht teil und tauchte ein in das tiefgründige, ordnende Qì der Gespräche über das Mysteriöse und der Diskussionen über das Dào. Unter dem positiven Einfluss vieler erfahrener älterer Daoisten hörten ich und andere daoistische Schüler aufmerksam den Unterweisungen zu und studierten die klassischen Schriften. Auch wenn mein damaliges Verständnis vieler Schriften begrenzt war, ist meine Erinnerung an das laute Lesen und auswendige Aufsagen des „Des Gelben Kaisers Klassiker des verborgenen Talismans“ (*Huángdì yīnfújīng* 黄帝阴符经), des *Dàodéjīng*, der „Schlichten Schrift des Huáng Shígōng“ (*Huáng Shígōng sùshū* 黄石公素书), des „Siegel der Einheit der Drei in Übereinstimmung mit dem Buch der Wandlungen“ (*Zhōuyì cāntóngqì* 周易参同契) und anderer klassischer Schriften bis heute noch frisch. Unter den Schriften gab es auch einen äußerst geheimnisvollen magischen Spruch in 14 Schriftzeichen, der seitlich an der Steinstele des *Dàodéjīng* aus Lóuguāntái eingraviert war. Die Erklärungen und Unterweisungen von Abt Ren 任 ließen mich von dem Text sehr profitieren. Die 14 Zeichen lauten folgendermaßen[8]:

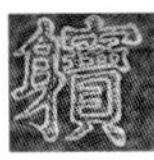

Das Zeichen setzt sich zusammen aus den Schriftzeichen *shēn* 身 („Körper") und *bǎo* 宝 („Schatz"); gelesen wird es *yù,* wie das Schriftzeichen *yù* 玉 („Jade").

Das Zeichen bedeutet „wertvoll". Der Himmel besitzt die drei Schätze Sonne, Mond und Sterne. Der Mensch besitzt die drei Schätze Essenz (*jīng* 精), Qì und Geist (*shén* 神). Die zusammengesetzte Bedeutung des Zeichens ist, dass es im Körper einen Schatz gibt, der so wertvoll ist wie Jade. Weil die Menschen in der Regel nicht davon loskommen, sich ihren Gefühlen hinzugeben und ihren Leidenschaften freien Lauf zu lassen, können sie diesen Schatz nicht lange bewahren. So heißt es im 75. Kapitel des *Dàodéjīng*: „Das Volk nimmt den Tod leicht, sein Streben nach Leben ist stark." Lǎozi will den Leuten damit sagen, dass sie die drei Schätze fest bewahren und den weltlichen Dingen gelassen und gleichmütig entgegentreten sollen, Essenz und Qì sammeln sollen, um so ein langes Leben zu erreichen.

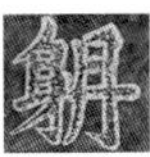

Das Zeichen setzt sich zusammen aus den Schriftzeichen *shēn* 身 („Körper") und *dān* 丹(„Elixier"); gelesen wird es *lú,* wie das Schriftzeichen *lú* 炉 („Ofen").

Das Schriftzeichen bezeichnet ein Gerät zum Verhütten, Schmelzen. Es verweist auf das Raffinieren des Inneren Elixiers. Vom Aufbau des Zeichens her sollte man es so verstehen: Die im Körper vorhandene Essenz, das Qì und der Geist treffen mit Yīn und Yáng zusammen und werden so zum wahren Elixier (*zhēndān* 真丹) raffiniert, welches das Leben nährt. Im Elixier-Klassiker „Erwachen zur Wirklichkeit" (*Wùzhēnpiān* 悟真篇) heißt es: „Erst nimmt man *qián* 乾 und *kūn* 坤 (den Kosmos) als Dreifuß, dann ergreift man den Raben und den Hasen und kocht so die Arznei."[9] Der menschliche Körper entspricht einem kleinen Kosmos (*qiánkūn*), so hat man das Gefäß und auch die Zutaten zum Raffinieren des Elixiers. Das Zeichen „Körper" und „Elixier" spiegelt die grundlegende Kultivierungs-Methode der Daoisten wieder.

8 Wenn der Leser Interesse hat, empfehle ich das von Rèn Fǎróng 任法融 verfasste Tàishàng Lǎojūn shísìzì yǎngshēngjue 太上老君十四字养生诀.

9 Zhāng Bóduān 张伯端, Wáng Mù 王沐: Wùzhēnpiān qiǎnshì 悟真篇浅释, Běijīng 北京: Zhōnghuá shūjú 中华书局 1990, S. 31.

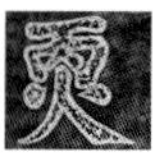

Das Zeichen setzt sich zusammen aus den Schriftzeichen *yī* 一 („eins"), *nèi* 内 („das Innere") und *huǒ* 火 („Feuer"); gelesen wird es *shāo,* wie das Schriftzeichen *shāo* 烧 („brennen").

„Eins" bedeutet *kǎn* 坎, es ist das Wasser. „Das Innere" bedeutet, dass es im Inneren des menschlichen Körpers Wasser und auch Feuer gibt. „Das Eine" bedeutet, dass das himmlische Eine (*tiānyī* 天一) Wasser hervorbringt, bei den Himmelsstämmen ist es *rénguǐ* 壬癸, bei den Erdzweigen ist es *hàizǐ* 亥子. Bei den Trigrammen ist es *kǎn* 坎. Laut „Des alten Fürsten Lǎos Abbildungen und Erläuterungen zum Tàijí" (*Lǎojūn tàijí túyì* 老君太极图意) bringt das Yīn an seinem Äußersten das Yáng hervor, deswegen heißt es: „Ist der Winter an seinem äußersten Punkt, entsteht ein Yáng."[10] Aus dem Wasser erhalten alle Dinge das Leben, auf den menschlichen Körper übertragen ist es das Prinzip, dass aus dem Yīn am äußersten Punkt das Yáng entsteht. Das Feuer entspricht bei den Jahreszeiten dem Sommer, bei den vier Himmelsrichtungen dem Süden, bei den Trigrammen ist es *lí* 离, bei den Himmelsstämmen *bǐngdīng* 丙丁 und bei den Erdzweigen *jǐwǔ* 已午. Bei den drei Himmelskörpern ist es die Sonne, im menschlichen Körper ist es der Geist (*xīnshén* 心神).

Der Elixier-Klassiker sagt, Feuer bezwingt die Wandlungsphase Metall, in der Realität bedeutet dies, wenn das Herz-Feuer nach unten sinkt und das Nieren-Wasser emporsteigt, treffen Yīn und Yáng aufeinander und es entsteht Läuterung durch Brennen.

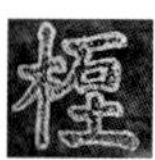

Das Zeichen setzt sich zusammen aus den Schriftzeichen *mù* 木 („Holz"), *shí* 石 („Stein") und *tǔ* 土 („Erde"); gelesen wird es *liàn,* wie das Schriftzeichen *liàn* 炼 („raffinieren, läutern").

Bedeutung: Holz kann Feuer hervorbringen, deswegen ist Holz die Quelle des Feuers. Im Elixier-Klassiker heißt es: „Das Holz ist der Ursprungs-Geist (*yuánshén* 元神) für das Feuer, Metall ist die Ursprungs-Essenz (*yuánjīng* 元精) für das Wasser. Die Erde kann die Fünf Wandlungsphasen bündeln." Metall, Holz, Wasser, Feuer, im Laufe der vier Jahreszeiten durchläuft jedes verschiedene Wandlungen, es ist üppig, es unterstützt andere, es ruht und es ist eingeschlossen, nur die Erde gehört zur Mitte, sie ist in allen Jahreszeiten üppig. Metall, Holz, Wasser, Feuer, sie alle sind von der Erde abhängig. Deshalb heißt es: „Die Erde kann alle Dinge hervorbringen."[11] Mit seiner geistigen Aufmerksamkeit kümmert man sich um Wasser und Feuer im Körperinneren, lässt sie zum Ursprung zurückkehren, beseitigt ihre unbrauchbaren Reste und nimmt ihre feine Essenz (Ursprungs-Geist und Ursprungs-Essenz). Erst durch solches Läutern zirkuliert das Wahre Qì (*zhēnqì* 真气) richtig.

10 Zhāng Bóduān 张伯端: Wùzhēnpiān zhùshì 悟真篇注释, Dàozàng 道藏, Band 3, S. 28.
11 Zhōuyì cāntóngqì zhù 周易参同契注, Dàozàng 道藏, Band 20, S. 182.

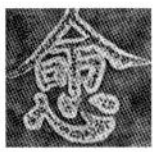

Das Zeichen setzt sich zusammen aus den Schriftzeichen *xīn* 心 („Herz") und *mìng* 命 („Leben"); gelesen wird es *yán,* wie das Schriftzeichen *yán* 延 („verlängern").

Es bedeutet das Leben zu verlängern. Die Daoisten sind der Ansicht, nur wenn man die Wesensnatur (*xìng* 性), das Herz (*xīn* 心) und das Leben (*mìng* 命) gleichermaßen kultiviert, kann man ein langes Leben erreichen. Im Elixier-Klassiker heißt es: „Das größte Problem bei der Kultivierung ist, wenn man nur um die Kultivierung der Wesensnatur weiß und nicht um das Leben." Wesensnatur und Leben kultiviert man gleichermaßen durch die Einhaltung der Gebote (*jiè* 戒), durch Meditation (*dìng* 定) und durch Erkenntnis (*huì* 慧), man kultiviert Essenz, Qì und Geist, sodass das Herz ruhig wird und das Nachdenken still, dass die Essenz üppig wird und das Qì ausreichend, dass das Herz frei von Sorgen und Ängsten und der Geist heiter werden. Also bedeutet dieses Zeichen, dass der Geist im Alltag klar und still sein soll und dass man Essenz und Qì bewahren soll, denn erst so wird die Grundlage für langes Leben geschaffen und das ist der Weg, den die Daoisten zur Pflege des Lebens befürworten.

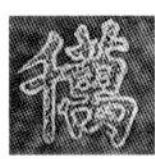

Das Zeichen setzt sich zusammen aus den Schriftzeichen *qiān* 千 („tausend") und *wàn* 万 („zehntausend"); gelesen wird es *nián,* wie das Schriftzeichen *nián* 年 („Jahre").

Bedeutung: Kultiviert man sich entsprechend der Vorschriften, so kann man langes Leben ohne Begrenzung erreichen. Im *Zhuāngzi* 庄子 heißt es im Kapitel *Zàiyòu* 在宥 („Leben lassen, gewähren lassen") als Guǎngchéngzi 广成子 dem Gelben Kaiser vom Dào der Lebenspflege erzählt: „Himmel und Erde haben ihre Paläste, Yīn und Yáng haben ihre Speicher. Bewahre deinen Körper achtsam, dann werden die Dinge ihm von selbst Stärke geben. Ich bewahre die Einheit [dieser Elemente], um in ihrer Harmonie zu verweilen. So kultiviere ich mich schon seit 1200 Jahren und meine Gestalt kennt keinen Verfall." „Tausend mal zehntausend" bedeutet „lange Zeit", und wer sich lange Zeit, ohne nachzulassen entsprechend der Methoden der Lebenspflege des Lǎozi kultiviert, dessen Körper wird stark und gesund sein und er wird sein Leben verlängern können.

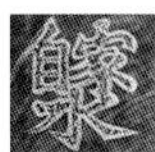

Das Zeichen setzt sich zusammen aus den Schriftzeichen *zì* 自 („selbst"), *jiā* 家 („Zuhause") und *shuǐ* 水 („Wasser"); gelesen wird es *yào,* wie das Schriftzeichen *yào* 药 („Arznei").

Das Zeichen bezeichnet die Elemente des Inneren Elixiers. Im *Yùhuáng xīnyīn jīng* 玉皇心印经 („Des Jadekaisers Klassiker des Siegels des Herzens") heißt es: „Die höchste Arznei hat drei

Dinge: Geist, Qì und Essenz."[12] Das Selbst, das Zuhause und das Wasser sind Essenz und Flüssigkeiten im menschlichen Körper, sie sind die Quelle für die drei Dinge der höchsten Arznei, deswegen heißt es im Elixier-Klassiker *Wùzhēnpiān* auch: „Der menschliche Körper besitzt die Arznei für langes Leben, aber wenn man sich auf dem Irrweg befindet, verschleudert man sie. Lässt man den süßen Tau nach unten sinken, verbinden sich Himmel und Erde. An dem Ort, wo der gelbe Keimling wächst, verbinden sich *kǎn* 坎 und *lí* 离."[13] Egal ob weise oder dumm, jeder Mensch verfügt über die Elixier-Arznei. Weil aber die gewöhnlichen Menschen ihren Wünschen übermäßigen Lauf lassen, trocknet die Quelle der Arznei aus, sie leiden unter vielen Krankheiten und sterben früh. Wer also das Dào kultiviert, klärt sein Herz, reduziert seine Wünsche, schafft eine Basis und kultiviert die Essenz, er praktiziert die grundlegenden Übungen der Lebenspflege.

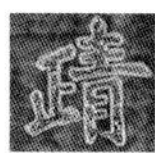

Das Zeichen setzt sich zusammen aus den Schriftzeichen *zhèng* 正 („regelmäßig, in Ordnung bringen") und *qīng* 青 („grün, jugendlich"); gelesen wird es *zhèng,* wie das Schriftzeichen *zhèng* 正 („regelmäßig, ordnen").

Das Zeichen bedeutet, dass es bei der Kultivierung keine Abweichung und kein Übel geben soll und es bezeichnet die Vitalität der Lebenskraft. Das Zeichen weist darauf hin, dass der Mensch in seinem äußeren Handeln einfach, offen und ehrlich sein soll und sich nicht durch Unrecht verschmutzen soll. Dies sollte die Grundlage der moralischen Kultivierung darstellen. So umfasst es die gegenläufigen Bedeutungen von Dào 道 und *dé* 德 („Wirkkraft, Tugend"), innen und außen. *Qīng* 青, das junge, grüne Gras, gehört bei den Fünf Wandlungsphasen zum Holz, bei den vier Jahreszeiten zum Frühling, bei den vier Richtungen zum Osten, und bezeichnet bei allen Dingen den Aspekt der Vitalität. Der Frühling ist der Beginn eines Jahres, Gras und Holz wachsen im Frühling. Zweige von frischem Grün bedeuten, dass die Lebenskraft sprießt, wie Gras und Holz im Frühling, wenn man das Leben entsprechend dem Dào pflegt.

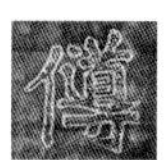

Das Zeichen setzt sich zusammen aus den Schriftzeichen *rén* 人 („Mensch"), *dào* 道 („Weg, Dào") und *cùn* 寸 („das Zoll"); gelesen wird es *dào,* wie das Schriftzeichen *dào* 道 („Weg, Dào") .

Rén „Mensch" bezeichnet den menschlichen Körper, *dào* bezeichnet die Gesetzmäßigkeiten, nach denen sich alle Dinge im Kosmos bewegen und *cùn* bezeichnet das Herz, die Gefühle des Einzelnen. Das gesamte Zeichen hat die Bedeutung „das Dào hat die Natur zum Gesetz" und

12 Gāoshàng yùhuáng xīnyìnjīng 高上玉皇心印经, Dàozàng 道藏, Band 1, S. 748.

13 Zhāng Bóduān 张伯端, Wáng Mù 王沐: Wùzhēnpiān qiǎnshì 悟真篇浅释, Běijīng 北京: Zhōnghuá shūjú 中华书局 1990, S. 11.

lehrt den Menschen bei der Kultivierung dem Weg von Yīn und Yáng im Körper zu folgen, um einen reinen Zustand ohne schlechte Gedanken und ohne unbesonnenes Handeln zu erlangen. Aufgrund weltlicher Einflüsse ist der Geist der gewöhnlichen Menschen jedoch rastlos, er verhält sich unbesonnen, die Zirkulation von Qì und Xué 血 läuft nicht in der richtigen Bahn, Yīn und Yáng verlieren ihre Harmonie und der Geist und die Gefühle weichen vom natürlichen Weg des Dào ab. Deshalb lehrt uns das Zeichen, den Geist zu klären und ruhig werden zu lassen, schlechtes Denken und unbesonnenes Handeln loszuwerden, dem Dào zu folgen und zur Einfachheit und Wahrhaftigkeit zurückzukehren.

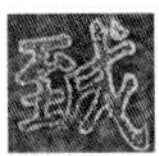

Das Zeichen setzt sich zusammen aus den Schriftzeichen *rén* 人 („Mensch"), *fǎ* 法 („Gesetz, Methode") und *xīn* 心 („Herz"); gelesen wird es *xíng,* wie das Schriftzeichen *xíng* 行 („gehen").

„Mensch" bezeichnet den menschlichen Körper, „Gesetz" bezeichnet die vom Meister gelernten Methoden und Gesetzmäßigkeiten und „Herz" verweist auf die eigene Natur. Im „Wunderbaren Klassiker der beständigen Klarheit und Ruhe, vom höchsten Fürsten Lǎo vorgetragen" heißt es: „Das menschliche Herz liebt die Ruhe, aber die Begierden ziehen es weg. Gelingt es einem, Begierden und Wünsche beständig fernzuhalten, wird das Herz von selbst ruhig werden, sich klären und der Geist wird von selbst rein werden."[14] Das menschliche Herz ist im Grunde genommen klar und ruhig, man kann dies jedoch nicht bewahren, weil man in egoistische Bestrebungen verwickelt ist. Das Zeichen lehrt einen, das Herz einzuschränken und das Denken zu stoppen, das Herz ruhig werden zu lassen und die Gedanken zu klären und die Ruhe und Reinheit der Natur zum Vorbild zu nehmen. Im *Dàodé zhēnjīng* heißt es in Kapitel 19: „Das Einfache sehen und das Schlichte umarmen, weniger eigene Interessen und weniger Wünsche." Dies alles beschreibt, egoistische Wünsche loszuwerden und das eigentlich ruhige und klare Herz zu nähren.

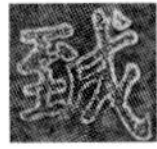

Das Zeichen setzt sich zusammen aus den Schriftzeichen *zhì* 至 („ankommen") und *chéng* 成 („vollenden"); gelesen wird es *xiū,* wie das Schriftzeichen *xiū* 修 („sich kultivieren").

Zhì bedeutet „ankommen", *chéng* bedeutet „Erfolg haben", das Zeichen meint beharrliche Entschlossenheit. Im „Des Jadekaisers Klassiker des Siegels des Herzens" heißt es: „Den Wind zurückkehren und sich mischen lassen, dann ist nach hundert Tagen der Erfolg spürbar."[15] Das bedeutet, den Blick nach außen zurückzunehmen und die Aufmerksamkeit nach innen zu richten, dann wird man nach hundert Tagen einen Kultivierungserfolg sehen. Mit anderen

14 Tàishàng Lǎojūn shuō cháng qīngjìng miàojīng 太上老君说常清静妙经, Dàozàng, Band 11, S. 344.
15 Gāoshàng yùhuáng xīnyìnjīng 高上玉皇心印经, Dàozàng 道藏, Band 1, S. 748.

Worten, wenn man dem natürlichen Dào zu folgen vermag und sich mit ganzem Herzen der Kultivierung widmet, wird man sicher Erfolg haben.

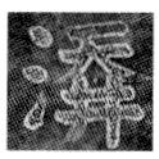

Das Zeichen setzt sich zusammen aus den Schriftzeichen *tiān* 天 („Himmel"), *shuǐ* 水 („Wasser") und *jǐng* 井 („Brunnen"); gelesen wird es *yì,* wie das Schriftzeichen *yì* 益 („Nutzen").

Bedeutung: „auffüllen, voll". Im himmlischen Brunnen ist Wasser. Himmel, Brunnen und Wasser bedeuten, wenn man äußerste Leere und Ruhe erlangt hat, treffen Yīn und Yáng zusammen, der Geist ist ruhig, das Qì harmonisch und man merkt, wie im Mund am Gaumen eine süße Flüssigkeit absorbiert wird, sie sinkt von selbst nach unten und befeuchtet die hundert Knochen. So heißt es auch im *Dàodé zhēnjīng*: „Sind Himmel und Erde miteinander verbunden, sinkt süßer Tau nach unten." Und wenn Ahnherr Lǚ 吕 in der „Inschrift der hundert Zeichen" sagt: „Weiße Wolken befeuchten den Gipfel, süßer Tau ergießt sich in Fülle"[16], so sprechen beide von diesem Prinzip.

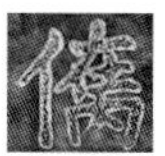

Das Zeichen setzt sich zusammen aus den Schriftzeichen *zài* 在 („sich befinden"), *rén* 人 („Mensch") und *nèi* 内 („das Innere"); gelesen wird es *shòu,* wie das Schriftzeichen *shòu* 寿 („langes Leben").

Rén „Mensch" bezeichnet den von den Daoisten sogenannten „wahren Körper" (*zhēnshēn* 真身), „das Innere" meint die sich im Körperinneren sammelnden Stoffe Essenz, Qì und Geist. So heißt es im „Siegel der Einheit der Drei in Übereinstimmung mit dem Buch der Wandlungen" (*Zhōuyì cāntóngqì*), nachdem das Goldene Elixier (*jīndān* 金丹) vorhanden sei, sei seine Gestalt „wie das Ei eines Vogels, außen schwarz und innen weiß, im Durchmesser etwa ein *cùn* 寸. Damit macht man den Anfang. Ist es vorgedrungen bis in die vier Extremitäten und fünf Organe, in die Muskeln und Knochen, kann nach zehn Monaten der umhüllende Leib abgestreift werden, die Knochen sind biegsam, das Fleisch ist geschmeidig".[17] Das Elixier ist zu dieser Zeit im Körper noch nicht ausgereift, wie eine schwangere Frau vor der Geburt, dafür stehen die Zeichen *zài* 在 „im", *rén* 人 „menschlichen" und *nèi* 内 „Körper". Ist das Elixier im Körper dann vollendet, ist langes Leben in Sicht.

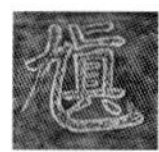

Das Zeichen setzt sich zusammen aus den Schriftzeichen *jiǔ* 九 („neun") und *zhēn* 真 („wahrhaftig"); gelesen wird es *dān,* wie das Schriftzeichen *dān* 丹 („Elixier").

16 Lǚzǔzhì 吕祖志, Dàozàng 道藏, Band 36, S. 482.

17 Zhōuyì cāntóngqì 周易参同契, Dàozàng 道藏, Band 20, S. 85.

Jiǔ 九 „neun“ steht als Metapher für langes Üben, *zhēn* 真 „wahrhaftig“ bedeutet authentisch, wirklich. Ist die Kultivierung vollendet, sagen die Daoisten oft „neun Verwandlungen vollenden das Elixier“. Dreitausend Übungen sind gemacht, achthundert Handlungen vollbracht, die Frucht des Dào ist erreicht. Dreitausend meint dreitausend Tage, also etwa neun Jahre. Das Zeichen *jiǔ* 九 „neun“ ist gleichlautend mit dem Zeichen *jiǔ* 久 „lange“ und steht als Metapher für lange, beständige Kultivierung. Wie beim Raffinieren von Gold, je höher die Zahl, umso reiner ist es. Beim „Raffinieren des Elixiers“ ist ebenso lange Kultivierung und Übung nötig, bis ein beständiges Elixier geschaffen ist.

„Im jadenen Ofen wird die Arznei zur Lebensverlängerung raffiniert“[18] heißt, dass die „Arznei zur Lebensverlängerung“ nicht außen gesucht wird, sondern dass man im Körperinneren schon die Ursprungszutaten und den allerbesten Schmelzofen hat, um sie herzustellen. „Kultiviert man sich mit dem rechten Weg, vermehrt man das Elixier des langen Lebens“[19] heißt, dass man mit den richtigen Methoden und hartem Training eine Verlängerung der Lebensjahre erreichen kann. Das „Raffinieren“ und die „Kultivierung“ sind dabei Schlüsselpunkte. Auch wenn die daoistischen Theorien viele verschiedene Wege bieten, liegt die Kultivierung ganz bei einem selbst.

Die Zeit verging unmerklich, wie im Flug. Während meines Studiums in Lóuguāntái fuhr ich manchmal mit anderen Dào-Schülern mit dem Fahrrad zum Chóngyáng 重阳-Tempel. Auch wenn der Weg nicht sehr lange war, hatte ich doch ein besonderes Gefühl: Seit Lǎozi seine Lehren verkündete bis hin zu Chóngyáng, der das Denken der drei Lehren Konfuzianismus, Buddhismus und Daoismus verschmolz und den Quánzhēn 全真-Daoismus begründete, waren über tausend Jahre vergangen, in denen die Weisen das Dào verbreiteten und die Tugend *dé* etablierten. Den wellenförmigen Gebirgszug der Zhōngnán-Berge im Blick, kam ich nicht umhin, an die eigene Winzigkeit erinnert zu werden. So wurde es zu meinem Ziel, eifrig Fortschritte zu machen. Die hoch aufragenden Wǔdāng-Berge waren die nächste Station meiner Reise, um über das Dào zu lernen.

In den Wǔdāng-Bergen kultivieren sich viele Leute, die hochgelehrten Daoisten haben weißes Haar wie Kraniche und Gesichter wie Kinder, ihre Schritte sind klar und still, sodass man an ein Gedicht des tangzeitlichen Dichters Lǐ Áo 李翱 denkt: „Sie kultivieren sich, sodass ihre Gestalt einem Kranich gleicht, unter den tausendjährigen Kiefern haben sie zwei Behälter mit klassischen Schriften. Wenn ich nach dem Dào frage, sagen sie nur: Die Wolken sind am blauen Himmel, das Wasser ist in der Flasche.“[20] Nachdem ich die vielen Tempel der Wǔdāng-Berge verehrt hatte, beschloss ich, mich im Yùxūgōng 玉虚宫 am Fuß der Berge niederzu-

18 Lǐ Yùmíng 李玉明, Wáng Yǎ'ān 王雅安 zhǔbiān 主編: Sānjìn shíkè dàquán 三晋石刻大全, Dù Yín'ān 杜银安 fēncè zhǔbiān 分册主编: Línfén shìxiāng níngxiàn juǎn 临汾市乡宁县卷, Tàiyuán 太原: Sānjìn chūbǎnshè 三晋出 版社 2014, S. 463.

19 Ebenda, S. 463.

20 Yú Jiāxī 余嘉锡: Sìkù tíyào biànzhèng 四库提要辨证, Lǐ wéngōng jí shíbā juǎn 李文公集十八卷, Běijīng 北京: Zhōnghuá shūjú 中华书局 2007, S.1291.

lassen und dort Bāguàzhǎng 八卦掌, Tàijíquán 太极拳 und die Schwertformen des Wǔdāng zu lernen. Im Yùxūgōng wohnte eine über hundertjährige Nonne, und nach dem Üben hörte ich mir in meiner Freizeit oft ihre Kultivierungserfahrungen an. Auch wenn ihre Sprache sehr einfach war, vermittelte sie mir doch das Gefühl der großen Schlichtheit, des Reichtums und der Tiefgründigkeit des großen Dào. Der Palast der jadenen Leere war zu jener Zeit zwar alt und verfallen, hatte aber trotzdem eine ungewöhnliche Atmosphäre. Ich übte dort jeden Tag und meditierte auch manchmal.

An einem Nachmittag, ich saß auf dem Rücken der riesigen Steinschildkröte und meditierte, fing ich an, über meine Vergangenheit nachzudenken. Plötzlich dachte ich wieder an meinen ersten, gütigen Meister und die Figur des Jiāngziyá aus der Fernsehserie und begann über den Wert und die Bedeutung des Lebens nachzudenken. Ich realisierte, dass mein eigener Traum nicht mehr darin bestand, ein großer Kampfkünstler zu werden, sondern den Menschen durch Weisheit zu helfen. Aber wie konnte ich wirkliche Weisheit erlangen? Ich dachte, wirkliche Weisheit sollte das Großartige im Gewöhnlichen sein, so wie mein erster, gütiger Meister und die über hundertjährige Nonne, die das Wahre durch Einfachheit erfassten, Verdienste sammelten und das große Dào durch äußerst schlichte Methoden weitergaben. Durch ein solches Verhalten die Welt zu verändern, war die einzige magische Waffe. Ich dachte immer wieder an die Hauptmelodie der Serie „Die Amtseinführung der Gottheiten", sie erklang in meinem Kopf; der Text ist voller Kraft, und erweckte unaufhörlich meine Sehnsucht nach der Welt der Unsterblichen:

Der Wunsch das Leben zu verwandeln
in diese Lotusblüte.
Stellung und Reichtum aufgeben,
sodass hundert Generationen singen über
das freie Umherschweifen der Unsterblichen.
Wir müssen nur
natürlich und ungezwungen in dieser Welt sein.

Durch den Wunsch weiterzukommen, nahmen das Nachdenken und die Fragen in meinem Kopf immer mehr zu. Mit der Ratlosigkeit, die im Laufe der Kultivierung in den Wǔdāng-Bergen aufgetreten war, kehrte ich nach Lóuguāntái in den Zhōngnán-Bergen zurück. Ich stand frühmorgens auf und nachdem ich meine chaotischen Gedanken sortiert hatte, machte ich mich mit vielen Wirrnissen im Herzen auf den Weg zum alten, ehrwürdigen und weisen Abt Rèn 任.

Als ich ihn erblickte, beschienen ihn die ersten Strahlen der Morgensonne, eine glückliche und zufriedene Erscheinung eines Unsterblichen, in der Hand hielt er einen Fächer und gab mir durch sein Lächeln ein Zeichen. Sein warmes lachendes Gesicht war wie die Sonnenstrahlen im Winter, im Nu war die Verwirrung in meinem Herzen wie weggeschmolzen. Im zarten Morgenlicht gingen wir beide im Innenhof spazieren und genossen still die Wärme der Morgensonne. Auch wenn keiner von uns sprach, schienen wir doch schweigend zu kommunizieren. Nach einigen Tagen verließ ich den ehrwürdigen Abt Rèn wieder und kam über den Máoshān 茅山 und Shànghǎi 上海 am schönen Ufer des Westsees (Xīhú 西湖), in Hángzhōu 杭州 an. Es ist ein Ort, der durch seine Schönheit Talente hervorbringt, die Außergewöhnlichkeit seiner Menschen bringt ihm wiederum Ruhm ein. Hángzhōu war die Hauptstadt der Südlichen Sòng 宋-Dynastie, es hat eine lange Geschichte und ein reiches kulturelles Erbe.

Das Bàopǔ 抱朴-Kloster („Kloster, das die Schlichtheit umarmt") liegt in den Gélǐng 葛岭-Bergen oberhalb des Westsees, es ist der Ort, an dem sich der wahrhafte Gé Hóng 葛洪 kultivierte. Ich folgte einem kleinen, gewundenen und durch stille Abgeschiedenheit führenden Bergweg und suchte im nebligen Regendunst die Stufen nach oben. Während ich ging, tauchte ein Bergtor vor meinen Augen auf, an dessen Seiten folgende Schriftzeichen standen: „Das Werk der Unsterblichen ist die Kultivierung der drei Leben, auf halber Höhe des Berges, der Blick nach unten auf den See." Ich durchquerte es und spazierte weiter wie in einer Welt der Klarheit und Leere. Der songzeitliche Wèi Yě 魏野 hat ein Gedicht geschrieben: „Auf der Suche nach den Wahrhaften kam ich ohne Absicht auf die Insel Pénglái 蓬莱, der duftende Wind bewegte kaum die Kiefernblüten. An welchem Ort auch immer die Unsterblichen ihre Arzneikräuter sammeln, sie sind von dort noch nicht zurückgekehrt. Überall sind weiße Wolken, so sauber und still."[21] Genauso war es. Ich kam am Bàopǔ-Kloster an und vor meinen Augen lagen der See und die Berge, ich fühlte mich sorglos und glücklich. Das in den Berg gebaute Kloster ist von Norden nach Süden ausgerichtet, man hat einen Panoramablick auf die ganze Szenerie des Westsees. Zurecht hat es seinen Ruf vom „Gélǐng-Gebiet der Unsterblichen".

Zusammen mit anderen jungen Daoisten studierte ich dort täglich die Liturgie, morgens und abends übten wir Bāguà und Tàijí. Weil es in den Gélǐng-Bergen eine bekannte, unvergleichlich süße und reine Quelle gibt, kommen oft Gelehrte hierher, um in eleganter Ruhe Tee zu trinken, Griffbrettzither Qín und das Spiel Go zu spielen und über das mysteriöse Dào zu diskutieren. Unter diesen Gelehrten gab es einen alten Herrn Xú 徐, der sehr freundlich, liebenswert und gebildet war und den ich wegen seiner fundierten Kultiviertheit sehr bewunderte. Er vermittelte mir und einigen anderen jungen Daoisten die Welt der Kultur und Kunst. Als die Wärme des Frühlings die Blüten sprießen ließ und der Himmel klar wurde und die Luft frisch, organisierte er gelehrte Treffen auf Ruderbooten auf dem Westsee. Durch die Inspiration und den positiven Einfluss dieses alten Herrn begann ich langsam, für die Gǔqín 古琴 und andere traditionelle Musik ein ernstes Interesse zu entwickeln.

Die Zeit verging wie im Fluge. Die Errungenschaften meines Aufenthalts in Hángzhōu fasste ein alter Abt für mich mit folgenden Worten zusammen: „Mit ganzem Herzen das Dào suchen, das Dào ist unerschöpflich, in der Unerschöpflichkeit liegt Freude. Alle Dinge folgen ihrer vorherbestimmten Beziehung, in der vorherbestimmte Beziehung gibt es den persönlichen

21 Guō Shàoyú 郭绍虞: Sòng shīhuà jíyì 宋诗话辑佚, Běijīng 北京: Zhōnghuá shūjú 中华书局 1980, S. 268.

Anteil, außerhalb des persönlichen Anteils gibt es nichts, das man suchen könnte." Das ganze menschliche Leben beinhaltet die Suche nach dem Dào, das Lernen vom Dào, das Verstehen des Dào, das Unter-Beweis-Stellen des Dào, das Erlangen des Dào, das Praktizieren des Dào und das Verbreiten des Dào und stellt einen Prozess dar, die Wahrheit zu prüfen und in die Praxis umzusetzen und das Leben zu verbessern. Es ist ein Prozess, der nie endet. Im permanenten Voranschreiten muss man jedoch lernen wertzuschätzen, Freude zu genießen und genügsam und zufrieden mit dem zu sein, was man ist. Erlangt man Freude am Prozess des Suchens, so ist dies äußerst beglückend und befriedigend. Folgt man den sich verändernden Gegebenheiten, ganz wie von selbst, dann fließt das Wasser von allein, sobald der Kanal vollendet ist. Alle Dinge haben ihren Umfang, außerhalb des persönlichen Anteils gibt es nichts, das man suchen könnte, man kann den Dingen unbesorgt gegenübertreten und so im Herzen klar sein. Obwohl es ein alter Spruch ist, ist sein Sinn nicht alt und er wurde zum Wegweiser für meinen weiteren Kultivierungsweg.

Die Bewegung des himmlischen Dào ist uneigennützig und unvoreingenommen und geht ständig mit uns mit. Vom Dào genährt, ist das Leben freudig und glücklich. Die großartigste Kultivierung im Leben ist es, weise zu leben, in gesundem und natürlichem Zustand, frei und glücklich zu leben. Das Leben ist eine Reise, das Erwachen auf der Reise ist die erste Kultivierungsübung. Die Kultivierung dauert den ganzen Weg an.

Ich verließ das Bàopǔ-Kloster und kehrte zurück in die Provinz Shǎnxī 陕西 nach Xī'ān 西安. Dort wohnte ich in dem Großen daoistischen Kloster der Zehn Richtungen, des Langen Lebens und der Acht Unsterblichen (Shífāng cónglín wànshòu bāxiān gōng 十方丛林万寿八仙宫). Hier wurde der Ahnherr Zhōnglí 钟离 unsterblich und der Ahnherr Lǚ Dòngbīn 吕洞宾 erreichte das Dào. In der klassischen Erzählung „Traum der gelben Hirse" werden die Menschen darauf aufmerksam gemacht, sich rechtzeitig zu besinnen.[22]

Große daoistische Klöster (Dà cónglín 大丛林) sind oft Orte, an denen daoistische Mönche auf Wanderschaft aus allen Regionen zusammenkommen, genauso ist es auch beim Kloster der Acht Unsterblichen. Während meines Aufenthalts dort studierte ich intensiv die von Meister Mǐn 闵 überlieferten „Orthodoxen Melodien der Schule der Vollkommenen Wahrhaftigkeit" (*Quánzhēn zhèngyùn* 全真正韵, auch „Melodien der Zehn Richtungen" *Shífàng yùn* 十方韵 genannt) und die daoistische Zeremonie.

Meister Mǐn war eine daoistische Führungspersönlichkeit von hoher Moral und großer Weisheit. Er widmete sein ganzes Leben der Ausbildung des daoistischen Nachwuchses und der Weiterentwicklung des Daoismus. Die Daoisten sagen oft: „Die tüchtigen Meister durchdrin-

22 Auf seiner Reise mit Zhōnglí Quán in die Zhōngnán-Berge schläft Lǚ Dòngbīn bei einer Rast ein. Er träumt von seinem Leben: Als Beamter steigt er auf, erhält Macht und Ansehen. Da er jedoch Fehler begangen hat, wird er verfolgt und vertrieben und endet in Armut und Einsamkeit. Er wacht erschrocken auf und sieht, dass Zhōnglí Quán die gelbe Hirse noch nicht fertig gekocht hat. Er hat nur kurz geschlafen, und ihm wird klar, dass das Leben wie ein Traum ist. [Anm.d.Üb.]

gen auf wundersame Weise das Mysteriöse (*xuán* 玄), so tief, wie man es nicht kennen kann. Sie verkörpern das verborgene Geheimnis des Dào, sie wenden die Unermesslichkeit des Dào an, sie erreichen die dunkle Tiefe des Dào und gelangen dorthin, wo es kein Hindernis gibt. So können sie auf wundersame Weise das Mysteriöse durchdringen. Seit alters her treten die tüchtigen Meister für das Aufrechte ein, sie ordnen und transformieren sich, um das Leid zu überwinden. Im Umgang mit den Dingen gehen sie tugendhaft vor, um so das Leid zu überwinden. Sie achten und bewahren den Gedanken des ehrwürdigen Dào und der kostbaren Wirkkraft *dé* und nicht die kleinste Heuchelei hat Platz in ihrem Herzen. Wer so ist, hat keine Absichten, er braucht keine Worte und versteht von selbst." Genau so eine außergewöhnliche Person war Meister Mǐn.

Auf alle möglichen Arten, zu unterschiedlichen Zeiten und an verschiedenen Orten trifft man die unterschiedlichsten Menschen und bereichert so sein eigenes Leben. Die wertvollste Begegnung ist jedoch, in einem gewissen Augenblick auf sich selbst zu treffen. In diesem Moment versteht man erst, dass das Dasein auf der Welt dazu bestimmt ist, den Weg zurück zum eigenen Herzen zu finden.

An einem verregneten Herbstnachmittag, ich spazierte gerade im Wandelgang im Hof, kam mir ein Mönch entgegen, den seine Wanderschaft hierher geführt hatte. Er war barfuß, seine Kleidung sah abgetragen aus, seine Erscheinung war ungewöhnlich. Wir waren uns sehr sympathisch, deswegen lud ich ihn zum Teetrinken und Plaudern auf mein Zimmer ein. Schon bald darauf verließ er den Tempel der Acht Unsterblichen wieder und ging zu Fuß in den Himalaya, um sich dort weiter zu kultivieren. Als er ging, schenkte er mir acht Schriftzeichen: „Lasse alle vorherbestimmten Verbindungen los, erdulde Schmach und widme dich dem Vorankommen." Die Worte sind wie Perlen, sie lassen mich ihre Bedeutung genießen. Das Dào ist der Weg. Manche Wege geht man mit den Beinen, und nur wer bis auf den Gipfel geht, kann in der Welt ganz nach oben kommen. Manche Wege muss man mit dem Herzen gehen, man geht den Weg, den das Innere gewählt hat und nur wenn man nicht den leichten Weg wählt, kann man zu einem wahrhaften und freien Selbst gelangen.

Der weiße Kranich zwischen den Wolken ist eine Erscheinung in den Bergen, das Morgenrot hinter dem Horizont ist ein Turm jenseits der Welt. Mit Hilfe von Meister Liús 刘 Anweisungen gelangte ich in den Huà-Bergen zur Wángdiāo 王刁- Bergkette, die an der Rückseite des Huàshān liegt, wo ich mich von der Außenwelt zurückzog und allein lebte. Dort gibt es Berghöhlen, in denen sich die Daoisten aus früheren Zeiten in die Einsamkeit zur Kultivierung zurückzogen. Sie liegen in steil abfallenden, schroffen Felshängen und es gibt im Umkreis von mehreren Dutzend *lǐ* 里 keine Anzeichen menschlicher Besiedlung. Ich kapselte mich dort von der Außenwelt ab und verband mich mit Himmel und Erde. In den Bergen existiert keine Zeit, das ganze Jahr hindurch gibt es keine Kälte und Hitze. Meine Tage in den Bergen waren genauso wie Táo Hóngjǐng 陶弘景 es in dem Gedicht beschreibt: „Was gibt es hier in den Bergen? Auf der Bergkette liegen viele weiße Wolken. Ich kann mich nur selbst an ihnen erfreuen, ich kann sie nicht nehmen und sie dir schenken."[23] Ich meditierte und übte jeden Tag, rezitierte und dachte über die klassischen Schriften nach und darüber, was es wirklich bedeutet, ein daoistischer Priester zu sein. Ein daoistischer Priester ist ein Gelehrter, der das Dào besitzt, ohne Einschränkung treibt er dahin, er folgt sich selbst, frei und unbehindert, tritt ein und aus im Sein und Nichtsein. Ein daoistischer Priester ist ein Gelehrter, der das Dào besitzt, das Dào ist im Himmel und auf der Erde, das Dào ist in den Maulwurfsgrillen und Ameisen, das Dào folgt der Natur. Ein daoistischer Priester ist ein Gelehrter, der das Dào besitzt, er handelt nach dem Prinzip des absichtslosen Tuns (*wúwéi* 无为) und nichts bleibt ungetan. Er ahmt die Natur nach und alles geschieht von selbst. Er lässt seine Natur vom Himmel führen, die himmlische Natur ist verbunden mit dem Dào. Das Dào ist im Allerkleinsten enthalten und in der allertiefsten Tiefe. …

Nachdem ich meine auf ein halbes Jahr angesetzte Kultivierung in Abgeschiedenheit beendet hatte, setzte ich meine Wanderschaft fort und ging zunächst nach Běijīng 北京. Ich besuchte die Halle der Ahnherrn, den Tempel der weißen Wolken (Báiyúnguàn 白云观), und reiste dann weiter zu dem großen nordöstlichen daoistischen Kloster in Shěnyáng 沈阳, dem Tàiqīng 太清-Palast, und anschließend in die Wǔyí 武夷-Berge in Fújiàn 福建 zum Tàiqīng 太清-Tempel in Xiàmén 厦门. Zum Schluss kam ich wieder in das Land des Überflusses, Sìchuān 四川, nach Chéngdū 成都 und ließ mich im Qīngyáng 青羊-Tempel nieder. Seit alter Zeit gab es in Sìchuān viele Unsterbliche. Von dem Zeitpunkt an, als der Gelbe Kaiser in Qīngchéng 青城 nach dem Dào fragte bis hin zur Gründung der Lehre der Himmelsmeister (Tiānshī 天师) im westlichen Sìchuān, blühte der Daoismus in dieser Gegend, es gab viele glückbringende Orte und Höhlenhimmel, die daoistischen Tempel waren zahlreich wie die Sterne. Unter den daoistischen Klöstern, die den Buschfeuern der Vergangenheit bis heute standhielten, ist der Qīngyáng-Tempel der am vollständigsten erhaltene. Es ist der Ort, an dem sich Lǎozi 老子 einst, nachdem er das *Dàodéjīng* am Hángǔ-Pass hinterlassen hatte, mit dem wahrhaften Yǐn Xǐ noch einmal traf. In den florierenden Zeiten Sìchuāns wohnten hier zwei Generationen von Herrschern der Táng-Dynastie. Danach wurde der Tempel mehrmals renoviert, der Daoismus breitete sich aus. Da mir der alte Abt des Tempels gewogen war, kam ich in die Gunst, in der daoistischen Gesellschaft (Dàojiào xiéhuì 道教协会) fortgeschrittene Studien verfolgen zu können und die Unterweisung der daoistischen Älteren zu erhalten.

2011 wurde ich Abt des Zhìzhēn 至真-Klosters in Chéngdū und bin verantwortlich für seine Restaurierung. Das Zhìzhēn-Kloster liegt am Fènghuáng 凤凰-Berg und wurde im 2. Jahr des Kaises Kāi 开 der Suí 隋-Dynastie (im Jahre 582) erbaut. Zu den glänzenden Zeiten Sìchuāns war es ein bekanntes Kloster und das Hauptzentrum der Chóngxuán 重玄-Schule. Seitdem folgten zahlreiche Generationen aufeinander und heute wartet vieles darauf, wiederbelebt zu werden. Es bedarf der Zustimmung der Ahnherren und der Einigkeit der Gläubigen. Nach mehreren Jahren der gewissenhaften Arbeit, gibt es heute ein umfassendes Projekt, das Schritt für Schritt umgesetzt wird und allmählich Form annimmt. Die Chóngxuán 重玄-Akademie

23 Wú Yún 吴筠: Zōngxuán xiānshēng xuángānglùn 宗玄先生玄纲论, Dàozàng 道藏, Band 23, S. 643.

wurde gegründet, um die daoistische Lehre zu verbreiten und dem Wind des Mysteriösen Aufschwung zu geben.

2020 ist die ganze Welt von der Pandemie beeinträchtigt und ich lege die ursprünglichen Pläne für meine Arbeit beiseite. Das gibt mir genügend Zeit, um die Renovierung des Tempels zu organisieren und meine Notizen von Vorträgen zu sortieren. Blicke ich Stück für Stück zurück auf die Vergangenheit, steigen alle möglichen Gefühle in mir auf. Ich habe jetzt das Alter erreicht, in dem man frei von Zweifeln ist[24], der ursprüngliche Geist ist aber immer noch derselbe. Die Gunst der Unterstützung der Zehn Richtungen und das Qì des Dào mögen für immer bestehen.

Das Studium und meine Erfahrungen mit dem „Klassiker des verborgenen Talismans" (*Yīnfújīng* 阴符经) und dem „Klassiker der Klarheit und Ruhe" (*Qīngjìngjīng* 清静经) durchzogen mein gesamtes Mönchsein, mein Lernen des Dào, meine Wanderschaft und meine Kultivierung. Das auf dieser Grundlage vorliegende Buch „Übungen zur Lebenspflege entsprechend den Fünf Wandlungsphasen" konzentriert mein Verständnis dieser beiden klassischen Schriften. Ich hoffe, dass die Zusammenstellung in diesem Band neue Ideen inspirieren wird; mag der kleine Einblick in die Klassiker allen Weisheit und Kraft bringen.

Grenzenloser Segen!

2020, eine Vollmondnacht im Jahre *gēngzǐ* 庚子

Lǐ Héchūn 李合春 im Zhìzhēn-Tempel

24 Über 40 [Anm. d. Üb.]

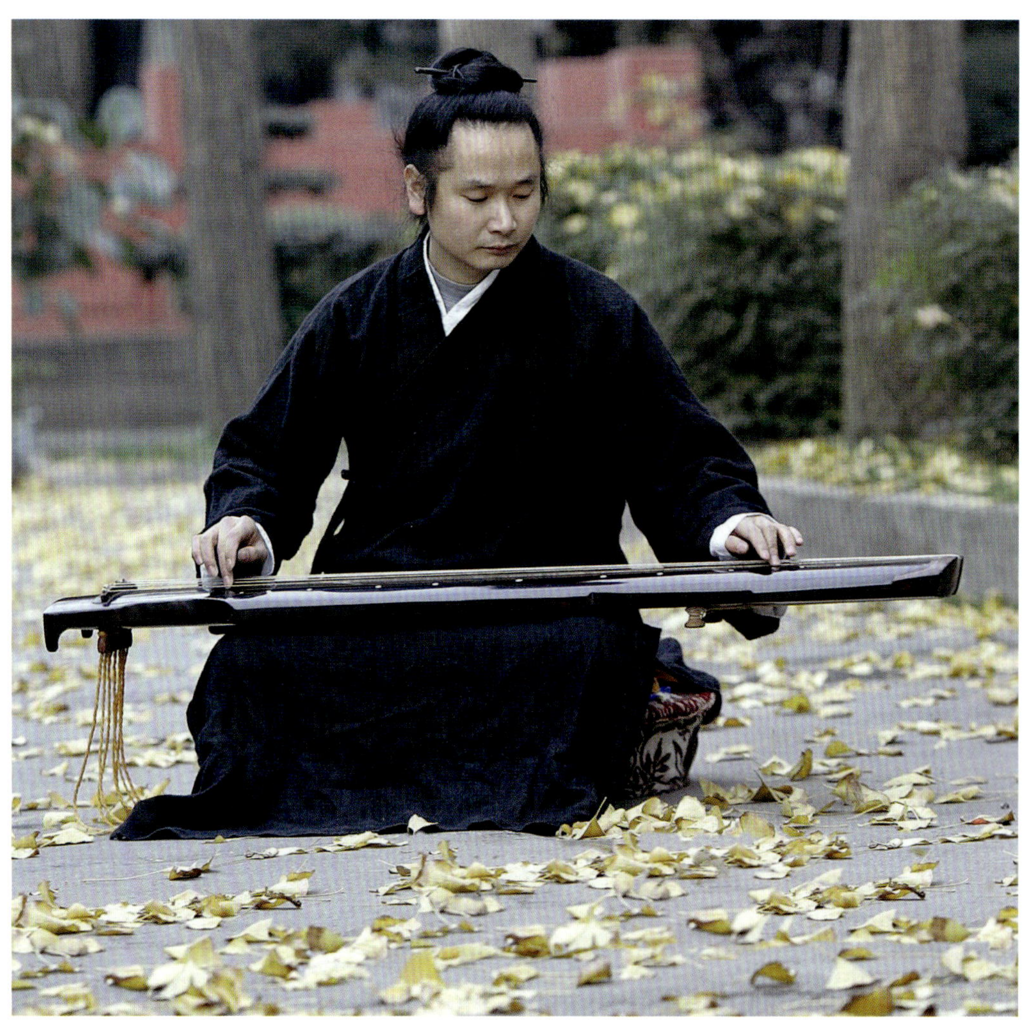

Lǐ Héchūn spielt *Gǔqín*

Kapitel 2

Historische Einflüsse auf die Übungen Wǔxíng Yǎngshēng Gōng

Die Übungen – Übungen nach den Fünf Wandlungsphasen zur Pflege des Lebens – gehen auf eine lange Tradition zurück. Aus überlieferten Vorstellungen, aus alten Texten und durch Einflüsse verschiedener daoistischer Meister, bei denen Abt Lǐ Héchūn seine daoistische Ausbildung erhalten hat (vgl. Kap. 1), hat sich u. a. die Übungsfolge Wǔxíng Yǎngshēng Gōng entwickelt. Diese Übungen sind besonders gut geeignet, Yīn und Yáng zu harmonisieren, die Leitbahnen durchgängig zu machen und das Gleichgewicht zwischen Geist und Körper wieder herzustellen.

Zu den alten Meistern und Schriften gehören zum Beispiel: Zhuāngzǐ, Zhāng Sānfēng, Lǎozǐ und Huáng Dì Yīn Fú Jīng, (Klassiker des verborgenen Talismans des Gelben Kaisers) und Qīngjìng Jīng, (Klassiker der Klarheit und Ruhe).

Zhuāngzǐ

Zhuāngzǐ 庄子, 365–290 v.C. bedeutet „Meister Zhuāng". Sein persönlicher Name war Zhuāng Zhōu 庄周. Zhuāngzǐ war ein chinesischer Philosoph und Dichter, dessen berühmtes Werk „Das wahre Buch vom südlichen Blütenland" 南华真经, Nánhuā zhēnjīng, zusammen mit dem Dàodéjīng 道德经, welches auf Lǎozǐ zurückgehen soll, als Hauptwerk des Daoismus gilt.

> „Unser Leben ist endlich; das Wissen ist unendlich. Mit dem Endlichen etwas Unendlichem nachzugehen, ist gefährlich. Darum bringt man sich nur in Gefahr, wenn man sein Selbst einsetzt, um die Erkenntnis zu erreichen. Dem Gutestun folgt der Ruhm nicht auf dem Fuße nach; dem Übeltun folgt die Strafe nicht auf dem Fuße nach. Wer es aber versteht, die Verfolgung der Hauptlebensader zu seiner Grundrichtung zu machen, der ist imstande, seinen Leib zu schützen, sein Leben völlig zu machen, den Nächsten Gutes zu tun und seiner Jahre Zahl zu vollenden."
> Aus Dschuang Dsi, übersetzt von Richard Wilhelm, S. 53/54

„Schnauben und den Mund aufsperren, ausatmen und einatmen, die alte Luft ausstoßen und die neue einziehen, sich recken wie ein Bär und strecken wie ein Vogel: das ist die Kunst, das Leben zu verlängern. (…) Aber ohne starre Grundsätze erhaben sein, ohne die Betonung von Liebe und Pflicht Moral haben, ohne Werke und Ruhm Ordnung schaffen, ohne in die Einsamkeit zu gehen Muße finden, ohne Atemübungen hohes Alter erreichen, alles vergessen und alles besitzen in unendlicher Gelassenheit und dabei noch alles Schöne im Gefolge haben: das ist der SINN von Himmel und Erde, das Leben des berufenen Heiligen."

Aus Dschuang Dsi, übersetzt von Richard Wilhelm, S. 170/171

„Einst träumte Dschuang Dschou, daß er ein Schmetterling sei, ein flatternder Schmetterling, der sich wohl und glücklich fühlte und nichts wußte von Dschuang Dschou. Plötzlich wachte er auf: da war er wieder wirklich und wahrhaftig Dschuang Dschou. Nun weiß ich nicht, ob Dschuang Dschou geträumt hat, daß er ein Schmetterling sei, oder ob der Schmetterling geträumt hat, daß er Dschuang Dschou sei, obwohl doch zwischen Dschuang Dschou und dem Schmetterling sicher ein Unterschied ist. So ist es mit der Wandlung der Dinge."

Aus Dschuang Dsi, übersetzt von Richard Wilhelm, S. 52

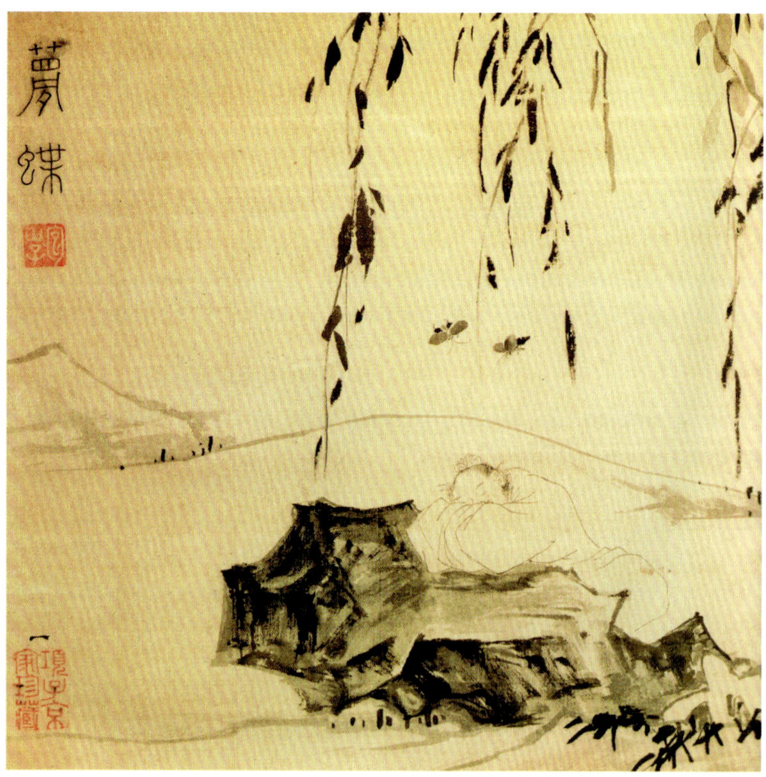

Zhuangzi träumt von einem Schmetterling, Tuschezeichnung von Lu Zhi (1496–1576)

Zhāng Sānfēng

Zhāng Sānfēng 张三丰 wurde vermutlich im 13. Jh. geboren. Um seine Gestalt ranken sich etliche Sagen und Legenden.

Einer Legende nach soll er ein daoistischer Mönch gewesen sein, der in den Wǔdāng-Bergen lebte. Eines Tages beobachtete er den Kampf zwischen einer Schlange und einem Kranich. Die Schlange wich den harten, schnellen Stößen des Kranichschnabels immer wieder geschickt aus, bis der Kranich erschöpft aufgeben musste. Zhāng Sānfēng erkannte dabei das Prinzip des „weichen Kämpfens" mit innerer Kraft und leitete daraus die Grundprinzipien der inneren Kampfkünste ab. Er gilt als Begründer des Tàijíquán.

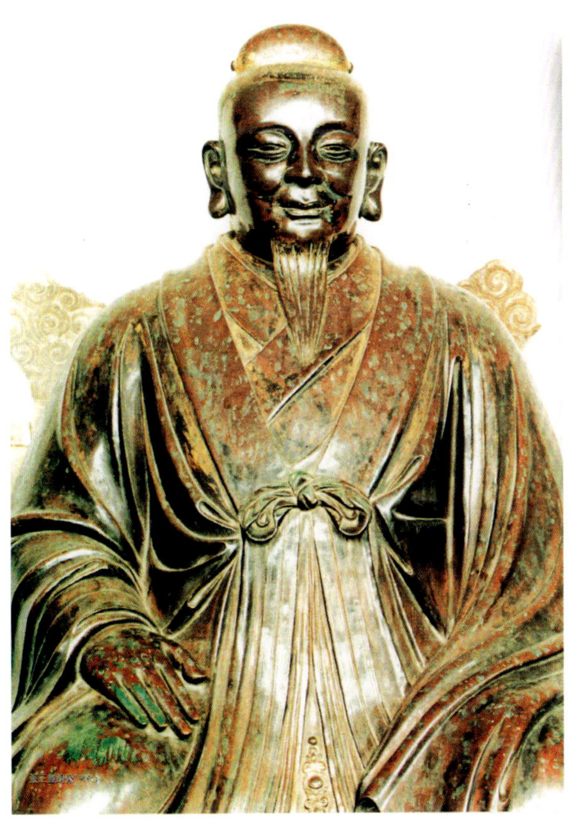

Statue Zhāng Sānfēng 張三丰 in den Wǔdāng-Bergen
in der Míng-Zeit aus Bronze gegossen
Aus: Wáng Guāngdé 王光德, Wudang-Berg der Unsterblichen, 1999, S. 118

Lǎozǐ

Die Gedanken des Lǎozǐ (wörtlich übersetzt „der alte Meister"), der einer Legende nach im 6. Jh. v. C. gelebt haben soll, haben großen Einfluss auf die Übungen.

Im Kapitel 42 des Dàodéjīng von Lǎozǐ (Übersetzung Richard Wilhelm) heißt es:

> „Der Sinn, das Dào, erzeugt die Eins.
> Die Eins erzeugt die Zwei.
> Die Zwei erzeugt die Drei.
> Die Drei erzeugt alle Dinge."

Kapitel 43:

> „Das Allerweichste auf Erden
> überholt das Allerhärteste auf Erden.
> Das Nichtseiende dringt auch noch ein in das,
> was keinen Zwischenraum hat.
> Daran erkennt man den Wert des Nichthandelns.
> Die Belehrung ohne Worte, den Wert des Nichthandelns
> erreichen nur Wenige auf Erden."

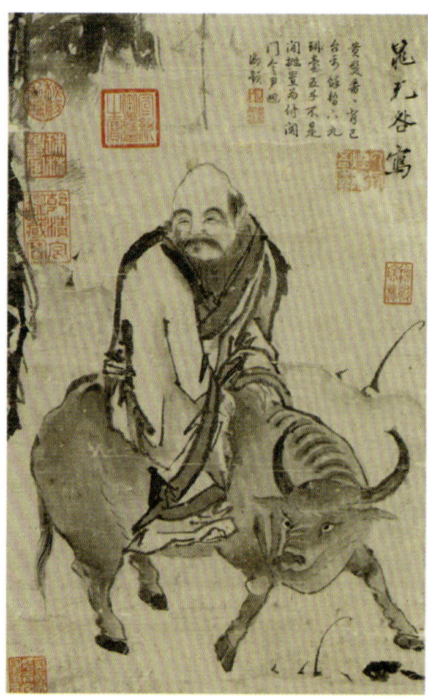

Lǎozǐ auf dem Büffel reitend

Huángdì Yīnfújīng und Qīngjìng Jīng

Unter den zahlreichen Schriften der daoistischen Kultivierung ist „Der Klassiker des verborgenen Talismans des gelben Kaisers“ (Huángdì Yīnfújīng 黄帝阴符经) ein wichtiges Werk für das Üben des Wŭxíng Yăngshēng Gōng.
„Der Klassiker der Klarheit und Ruhe“ (Qīngjìng Jīng 清静经) hat ebenfalls großen Einfluss auf die Ausgestaltung der Übungen und deren Wirkpotential (s. Kap. 1).

Wŭxíng, Fünf Wandlungsphasen, und *wŭzàng*, Fünf Funktionskreise

Die Wŭxíng Yăngshēng Gōng Übungen haben drei Begriffe in ihrem Titel, die hier näher erläutert werden.

Wŭxíng, Fünf Wandlungsphasen

In der chinesischen Geistesgeschichte gibt es verschiedene Entsprechungssysteme, in die Phänomene und Prozesse der Welt in Zusammenhänge und Ordnung gebracht werden.

Zugeordnet werden den Fünf Wandlungsphasen die fünf Elemente Holz, Feuer, Erde, Metall und Wasser. Diesen fünf Kategorien werden u. a. zeitliche, räumliche, strukturelle, farbliche, geschmackliche und klimatische Phänomene zugeordnet, wie Jahreszeiten, Himmelsrichtungen, körperliche Strukturen, Farben, Geschmacksrichtungen, klimatische Einflüsse, Emotionen.

Bezüglich der Jahreszeiten gehört in diesem Entsprechungssystem zum Frühling das Holz, zum Sommer das Feuer, zum Spätsommer die Erde, zum Herbst das Metall und zum Winter das Wasser. Bezüglich der klimatischen Einflüsse wird dem Frühling der Wind, dem Sommer die Hitze, dem Spätsommer die Feuchtigkeit, dem Herbst die Trockenheit und dem Winter die Kälte zugeordnet.

Das Entsprechungssystem der Fünf Wandlungsphasen *wŭxíng* spielt auch in der Medizin eine wesentliche Rolle. In der Chinesischen Medizin werden den Fünf Wandlungsphasen bestimmte Lebensfunktionen, auch Funktionskreise, *wŭzàng* genannt, zugeordnet, die die Namen der inneren Organe tragen.

Die Namen dieser Fünf Funktionskreise *wŭzàng* beziehen sich weniger auf die anatomischen Strukturen und die Funktionen der Organe selbst, sondern bezeichnen vielmehr die funktionellen Zusammenhänge, die sich auf klimatische Faktoren, Emotionen, Farben, Geschmacksrichtungen und körperliche Strukturen beziehen.

So wie die Jahreszeiten Frühling, Sommer, Spätsommer, Herbst, Winter und wieder Frühling sich ineinander umwandeln, so werden die Funktionskreise der Chinesischen Medizin in eine Reihenfolge gebracht, die diesen jahreszeitlichen Zyklen entspricht.

Die Fünf Funktionskreise sind durch gegenseitige Unterstützung und gegenseitige Beschränkung miteinander verbunden. Im „hervorbringenden Zyklus" nährt jede Wandlungsphase die nachfolgende und kontrolliert im „kontrollierenden Zyklus" die übernächste. Durch diese beiden Zyklen steht jede Wandlungsphase mit jeder anderen in Verbindung.

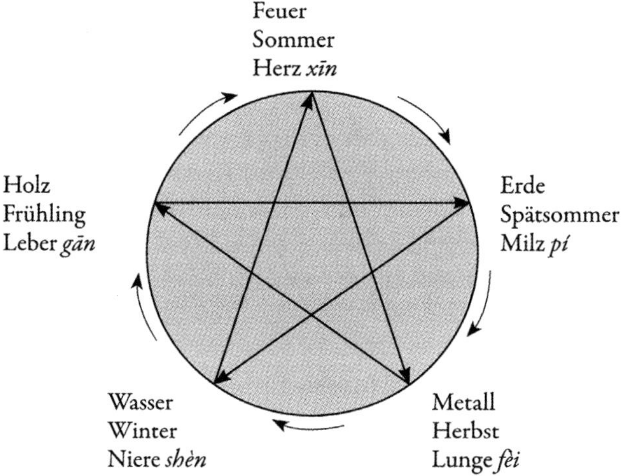

Aus: Emei Methode zur Regulierung der Lebenskraft
Geißler, Manfred; Hildenbrand, Gisela; Zumfelde-Hüneburg, Christa;
2. Auflage, 2020, S. 386

Für die Einordnung und Beurteilung von Krankheiten und Symptomen werden verschiedene Zyklen der Funktionskreise benutzt. Im Wesentlichen sind dies: der „hervorbringende Zyklus" *shēng*, in dem jede Wandlungsphase die nachfolgende nährt und fördert sowie der „kontrollierende Zyklus" *kè*, bei dem jede Wandlungsphase die übernächste kontrolliert. Kontrolle bedeutet hier nicht Unterdrückung, sondern ist im Sinne des Regulierens zu verstehen. Im „hervorbringenden Zyklus" fördert und nährt der Funktionskreis Leber *gān* den Funktionskreis Herz *xīn,* dieser den Funktionskreis Milz *pí,* dieser den Funktionskreis Lunge *fèi*, der wiederum den Funktionskreis Niere *shèn* usw.

Im „kontrollierenden Zyklus" wird der Funktionskreis Leber *gān* kontrolliert vom Funktionskreis Lunge *fèi*, der Funktionskreis Herz *xīn* vom Funktionskreis Niere *shèn*, der Funktionskreis Milz *pí* vom Funktionskreis Leber *gān*, der Funktionskreis Lunge *fèi* vom Funktionskreis Herz *xīn* und der Funktionskreis Niere *shèn* durch den Funktionskreis Milz *pí*.

Über den „hervorbringenden Zyklus“ und den „kontrollierenden Zyklus“ steht jede Wandlungsphase mit jeder anderen in Verbindung. So wird z. B. der Funktionskreis Niere *shèn* genährt vom Funktionskreis Lunge *fèi*, nährt wiederum selbst den Funktionskreis Leber *gān*, kontrolliert den Funktionskreis Herz *xīn* und wird selbst kontrolliert vom Funktionskreis Milz *pí*.

Wǔzàng, Fünf Funktionskreise

Ein Funktionskreis mit dem Namen eines inneren Organs repräsentiert eine Vielzahl von funktionellen und strukturellen Zusammenhängen und Elementen, die sich auf klimatische Faktoren, Emotionen, Farben, Geschmacksrichtungen, körperliche Strukturen und Regionen usw. beziehen.

Zu jedem Funktionskreis gehören ein Yīn und ein Yáng Aspekt. Die Yīn und Yáng Aspekte zeigen sich in den *zàng* und *fǔ*, Speicher- und Durchgangsfunktionskreisen. So gehören z. B. Milz *pí* und Magen *wèi*, als Yīn- und Yáng-Partner zusammen. Milz *pí*, als *zàng*-Speicher dem Yīn zugehörend, speichert die Essenz der Nahrung, das Getreide-Qì, *gǔqì*, der Yáng-Partner Magen *wèi* als *fǔ*-Durchgangsfunktionskreis scheidet aus. Niere *shèn* ist ein *zàng*-Speicherfunktionskreis und speichert die Essenz *jīng*, der zugehörige *fǔ*-Durchgangsfunktionskreis ist die Blase *pángguāng*, sie scheidet aus.

Kernstück der chinesischen Physiologie und Pathologie sind die Yīn-Organe (*zàng*), weil sie wichtige Bestandteile des Körpers, nämlich Blut, Flüssigkeiten und die Essenz selbst speichern.

Wandlungsphase	Holz	Feuer	Erde	Metall	Wasser
Speicherfunktionskreise *zàng*	Leber *gān*	Herz *xīn*	Milz *pí*	Lunge *fèi*	Niere *shèn*
Durchgangsfunktionskreise *fǔ*	Gallenblase *dǎn*	Dünndarm *xiǎocháng*	Magen *wèi*	Dickdarm *dàcháng*	Blase *pángguāng*
Sinnesorgane	Augen	Zunge	Mund	Nase	Ohren
Körperliche Strukturen	Sehnen	Gefäße	Muskeln	Haut	Knochen
Emotionen	Zorn	Freude	Sorge	Trauer	Angst
Klimatische Faktoren	Wind	Hitze	Feuchtigkeit	Trockenheit	Kälte
Farben	grün	rot	gelb	weiß	schwarz/blau
Geschmacksrichtungen	sauer	bitter	süß	scharf	salzig
Jahreszeiten	Frühling	Sommer	Spätsommer	Herbst	Winter
Himmelsrichtungen	Osten	Süden	Mitte	Westen	Norden

Die Tabelle zeigt weitere Zuordnungen zu den Funktionskreisen.

Tabelle aus: Emei Methode zur Regulierung der Lebenskraft, Geißler, Manfred; Hildenbrand, Gisela; Zumfelde-Hüneburg, Christa; 2. Auflage, 2020, S. 388

Leber *gān*

Der Funktionskreis Leber *gān* speichert das Blut *xuè,* regelt das Blutvolumen in den verschiedenen Abschnitten des Körpers und hat daher einen wesentlichen Einfluss auf den Energiepegel. Die Bewegungsrichtung von Leber-Qì geht nach oben und in alle Richtungen und sichert so den geschmeidigen und ungehinderten Qì-Fluss in alle Richtungen, auch bezogen auf den emotionalen Zustand. Ein Zuviel oder Zuwenig an Wut, Aggression und Zorn können diesen Funktionskreis beeinträchtigen. Leber *gān* ist zuständig für die Ernährung und Befeuchtung der Sehnen und Bänder, für Spannung und Entspannung der Muskulatur. Der Öffner sind die Augen. Der klimatische Faktor ist Wind, der Einfluss auf den Funktionskreis nehmen kann. Leber *gān* beherbergt die Wanderseele *hún*, auch als der mental, spirituelle Aspekt der Leber bezeichnet. Die Wanderseele *hún* beeinflusst unsere Fähigkeit, unser Leben zu planen und in unserem Dasein eine Richtung zu finden. Dazu gehören Entscheidungsfindung, Mut und Initiative.

Herz *xīn*

Der Funktionskreis Herz *xīn* ist verantwortlich für die Blutzirkulation, damit für die Blutgefäße und die Pulse. Zum Herz *xīn* gehören die geistigen, intellektuellen und mentalen Fähigkeiten, wie Bewusstsein, Gedächtnis, klares Denken. Herz *xīn* bestimmt die Fähigkeit eines Menschen, gute Beziehungen aufzubauen. Die Emotion Freude unterstützt diesen Funktionskreis. Der klimatische Faktor Hitze kann schwächend wirken.

Der Öffner ist die Zunge, bezüglich Farbe, Form, Aussehen und Geschmackssinn. Herz *xīn* beeinflusst auch die Sprache.

Im Daoismus spielt das Herz eine wichtige Rolle. Es ist Mittler zwischen dem unbenennbaren *dào* und dem Menschen. Geht man einen Weg der Inneren Stille und der Leere, so kann sich das „Herz öffen" und *dào* aufnehmen.

Milz *pí*

Milz *pí* steht für Nahrungsaufnahme und Umwandlung, für Transformation, das Klare vom Trüben trennend. Milz *pí* schickt das Klare nach oben, das Trübe mit Unterstützung von Magen *wèi* nach unten. Milz *pí* liefert das Nahrungs-Qì für das Blut *xuè*, hält das Blut in den Gefäßen und die Organe an ihrem Platz. Milz *pí* wird geschwächt durch den klimatischen Einfluss der Feuchtigkeit, aber auch den durch Nahrung induzierten. Auf der emotionalen Ebene wird der Funktionskreis Milz *pí* geschwächt durch ein Übermaß an Grübeln und Sichsorgen.

Lunge *fèi*

Der Funktionskreis Lunge *fèi* herrscht über Qì und die Atmung und verteilt Abwehr-Qì und Körperflüssigkeiten, die wie ein feiner Nebel die Haut befeuchten. Lunge *fèi* ist das „am höchsten liegende Organ", auch das „Dach der kaiserlichen Kutsche" genannt und schickt Qì und Flüssigkeiten nach unten zu Niere *shèn*. Dort trennt Niere *shèn* Trübes von Klarem und schickt erneut Qì und Flüssigkeiten zu Lunge *fèi*, um die Atemwege und die Haut zu befeuchten. Trockenheit kann als klimatischer Faktor Lunge *fèi* schädigen.

Der Funktionskreis Lunge *fèi* beherbergt die Körperseele *pò,* den körperlichsten und materiellsten Teil der Seele, zu der die instinktiven Kräfte eines Menschen gehören. Die Emotionen Traurigkeit und Kummer können die Körperseele *pò* einschnüren und zu oberflächlicher und flacher Atmung führen.

Niere *shèn*

Der Funktionskreis Niere *shèn* speichert die Essenz *jīng,* die grundlegende Substanz für Geburt, Wachstum und Entwicklung und bestimmt unsere Konstitution, Stärke und Vitalität. Niere *shèn* ist der Ursprung von Wasser und Feuer im Körper, von Yīn und Yáng. Der klimatische Faktor Kälte schadet diesem Funktionskreis, ebenso die nicht ausgewogene Emotion Angst, Furcht oder Schreck. Die Stärke der Knochen und auch der Zähne wird von Niere *shèn* beeinflusst. Der Öffner für diesen Funktionskreis sind die Ohren. Die Stärke der Knochen, die Beweglichkeit besonders der Wirbelsäule, der Knie und der Füße gehören zu diesem Funktionskreis. Dem Funktionskreis Niere *shèn* ist die Willenskraft *zhì* zugeordnet, die Kraft, mit der man Ziele und Visionen in seinem Leben verfolgt.

Begriffserklärung Yǎngshēng und Gōng

Mit dem Begriff *yǎngshēng,* übersetzt als Pflege des Lebens, haben sich u.a. Zhuāngzǐ 庄子, 365–290 v.C., chinesischer Philosoph und Dichter, und der berühmte Arzt Sūn Sīmiǎo 孙思邈 (581-682) in ihren Werken befasst. Zwei bedeutende Schriften, „Rezepte, die 1.000 Goldstücke wert sind" (*Qiān Jīn Yāo Fāng* 千金要方) und „Ergänzte Rezepte, die 1.000 Goldstücke wert sind" (*Qiān Jīn Yì Fāng* 千金翼方), gehören zu den wichtigsten Texten der Medizingeschichte. Sie umfassen Diagnostik, Behandlungsprinzipien, Arzneimitteltherapie, Akupunktur, exorzistische Praktiken und Lebenspflege (*yǎngshēng*). So werden Übungen zum Leiten und Dehnen (*dǎoyǐn*), Atemmethoden, besonders auch zur Aufnahme von kosmischem Qì (*fúqì*) beschrieben und Ratschläge zur alltäglichen Lebensführung gegeben. Darüber hinaus hat Sūn Sīmiǎo die Kultivierung des Geistes durch ethische Elemente erweitert.

Auch heute noch wird er als Medizingott verehrt.

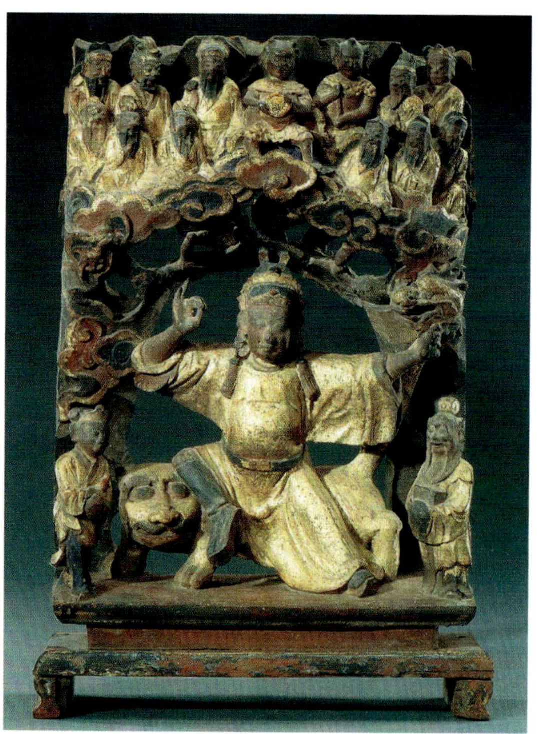

Sūn Sīmiǎo auf dem Tiger sitzend.
Holzfigur mit Goldbronze und Farbauftrag, dat. 1758.
Links ein Gehilfe mit Kalebasse, rechts der Drachengott, der Sūn Sīmiǎo seine Rezepte übergibt.
Oben Kulturheroen wie Fuxī 伏羲 (Mitte),
zu seiner linken Huang Di 黄帝, zu seiner rechten Shennong 神農.
Aus: Chinesische Medizin, Unschuld, Paul.U., 1985, S. 211

Der Begriff *gōng* wird übersetzt mit Übung oder auch Übungsfertigkeit. Ausdauerndes Üben in Form von Körperhaltungen, Bewegungen, Atemtechniken und besonders meditativer Aufmerksamkeit und Gegenwartsklarheit gehört dazu. Ziel ist der ungehinderte und „steuerbare Qì-Fluß", womit natürliche und gesunde Lebensprozesse gemeint sind.

Wirkungen des Wǔxíng Yǎngshēng Gōng

Die Wirkungen des Wǔxíng Yǎngshēng Gōng betreffen vier Aspekte.

- Leitbahnen durchgängig machen
- *Zàng-* und *fǔ*-Organe, Speicher- und Durchgangsorgane stärken
- Beschwerden lindern
- Drei Übungsstufen entwickeln und kultivieren, wie sie im *nèidān,* der „inneren Alchemie", beschrieben sind:
  - Die Essenz *jīng* sublimieren und verfeinern, erkennbar an einem Wärmegefühl im Unterbauch (unteres *dāntián)* und so *jīng* zu Qì wandeln.
  - Qì zu Geist *shén* transformieren, erkennbar an einem Hitzegefühl und Transpiration.
  - Den Geist *shén* läutern und die geistigen Kräfte stärken. Es gilt, die Balance zwischen Körper und Geist wiederherzustellen. In einer Übung kann das sichtbar werden durch die immer unbewusster werdende Einheit von Vorstellungskraft und Bewegung. Bei Übenden zeigen sich dann Anmut und Grazie.

Ist das Gemüt in Harmonie, dann sind Essenz und Geist gesammelt.
Die *hún-* und die *pò*-Seelen (Wanderseele *hún* und Körperseele *pò*, s. S. 56, 57) zerstreuen sich nicht. Die *zàng-* und *fǔ*-Organe, die Speicher- und Durchgangsorgane, bleiben in harmonischer Ergänzung und Kontrolle.

Yǎngshēng, Pflege des Lebens, (s. S. 58) wird auch heute bei vielen Menschen als wichtig erkannt. Dazu gehört, die Ausgewogenheit von Geist und Körper wiederherzustellen. Schon im Huángdì Nèijīng, dem „Inneren Klassiker des Gelben Fürsten", steht, dass der Mensch, um die Ausgewogenheit von Geist und Körper wiederherzustellen, sich den Gesetzmäßigkeiten der Natur anpassen sollte.

„Von den Menschen im Hohen Altertum
haben diejenigen, die den WEG (dao) kannten
ihr Verhalten nach Yīn und Yáng gerichtet.
Sie hielten sich an die Berechnungen für die Lebenskünste.
In Essen und Trinken bewiesen sie Mäßigung.
Wenn sie sich erhoben und zur Ruhe setzten, bewahrten sie Regelmäßigkeit.

Keinesfalls ermüdeten sie sich mit sinnlosen Tätigkeiten.
Auf diese Weise waren sie fähig, Körper und Geist zusammenzuhalten
und die ihnen vom Himmel zugesprochenen Jahre gänzlich auszuschöpfen...
... Wenn Essenz und Geist intern bewahrt werden,
von wo könnte eine Krankheit entstehen?
Folglich sind die Sinne ruhig und man hat wenige Wünsche.
Das Gemüt ist in Frieden und man hegt keine Furcht.
Der Körper ist beansprucht, aber er wird nicht ermüdet.
Das Qi zieht seine Bahn und von daher ergibt sich Übereinstimmung.
Alles folgt eines jeden Wünschen.
In jeder Hinsicht erreicht man das, was man sich erhofft."

Aus: Huang Di Neijing Su Wen, Nan Jing, übersetzt von Unschuld, Paul U., 2013, Kapitel 1, S. 1 f.

Grundvoraussetzungen

Die Grundbewegungen des Qìgōng – Sinken und Steigen, Schließen und Öffnen, Verdichten und Ausdehnen, Sammeln und Weiten – sind im Wǔxíng Yǎngshēng Gōng in jeder Übung vorhanden und nachvollziehbar. So werden die Gesetzmäßigkeiten von Yīn und Yáng in jeder Übung sichtbar. Yīn und Yáng sind immer gleichzeitig vorhanden und stehen in einem dynamischen Verhältnis zueinander. Sie sind gegensätzlich, schließen sich trotzdem gegenseitig nicht aus, sondern ergänzen sich. Sie wandeln sich ineinander und sie werden und vergehen gemeinsam.

Drei grundlegende Prinzipien begleiten die Übungen:
1. Entspannung
2. Ruhe
3. Natürlichkeit

1. Entspannung
Entspannung bezieht sich zum einen auf das Lockerlassen der Muskeln im ganzen Körper, um einen Zustand von relativer Lockerheit und Entspannung im Körper zu erreichen, mit einem gewissen Maß an Spannung und Kraft. Entspannung bedeutet nicht Kraftlosigkeit und Schlaffheit, also Leere. Kraft bedeutet nicht Spannung, sondern ist eher als dynamischer Impuls zu verstehen.
Eine Grundvoraussetzung der Übungen ist der Wechsel zwischen Anspannung und Entspannung, um so das eigene richtige Maß im dynamischen Verhältnis von Spannung und Entspannung zu erreichen.

Nicht nur Entspannung im körperlichen Bereich ist wichtig, sondern ebenso die Entspannung des Geistes, des Bewusstseins. Störende Gedanken vorbeiziehen lassen, den Blick nach innen richten, die Aufmerksamkeit in bestimmte Bereiche des Körpers lenken und bewahren, wie z. B. ins untere *dāntián* Elixierfeld, Zinnoberfeld, können eine ausgeglichene Stimmungslage fördern.

2. Ruhe
Die beiden scheinbaren Gegensätze „Ruhe" und „Bewegung" kommen deutlich zum Ausdruck. Aus der äußersten Ruhe entsteht die Bewegung. Auch die Ruhe des Geistes ist keine absolute Ruhe, sondern ein entspannter Zustand der Aufmerksamkeit. Entspannung und Ruhe bedingen sich gegenseitig im körperlichen wie auch im psychischen Bereich. So sollte man die Gedanken bündeln, die alltäglichen Probleme entlassen und versuchen, eine ausgeglichene, geistig seelische Verfassung zu erreichen. Die Gemütslage beim Üben sollte ausgewogen, unbeschwert und fröhlich sein.

3. Natürlichkeit
Beim Üben sollte jeder vom eigenen Zustand ausgehen und dem Prinzip der Natürlichkeit folgen.
Ein chinesisches Sprichwort sagt: „Natürlichkeit ist teuer". Natürlichkeit bezieht sich auf alle Bereiche des Qìgōng, auf Körperhaltung und Bewegung, auf die Atmung und auf die Vorstellungskraft.
Kleine Korrekturen und Regulierungen in der Haltung sowie auch in der Gemütslage können großen positiven Einfluss auf das persönliche Empfinden haben und damit die Natürlichkeit fördern.
Auch Anspannung und Entspannung folgen dem Prinzip der Natürlichkeit. Wichtig beim Üben ist nicht die genaue Nachahmung des Lehrers, sondern das Beobachten und Wahrnehmen der eigenen Empfindungen.

Einige Grundvoraussetzungen tabellarisch aufgeführt:

Fünf Kategorien werden im Wǔxíng Yǎngshēng Gōng unterschieden:
Übungen-in-Ruhe, *jìnggōng*
Übungen-in-Bewegung, *dònggōng*
Sitzende Position
Stehende Position
Übungen im Gehen.

Vier wichtige Begriffe begleiten die Übungen:
zhōng – mittig
zhèng – gerade
píng – ausgeglichen
hé – harmonisch.

Die Zahl drei steht für:

Oben	Himmel	*shén*	Geist
Mitte	Mensch	Qì	Qì
Unten	Erde	*jīng*	Essenz

Ziel der Übungen ist, Körper und Geist in den besten Zustand zu bringen. Folgende Körperteile sollen in ihrer Haltung und Bewegung in der Übung miteinander verschmelzen: Rumpf, Arme, Beine, der Schritt und der Blick. Dadurch werden Qi und *xuè* (Blut), Muskeln und Sehnen und auch die Leitbahnen angesprochen. Es geht um die ganzheitliche Reinigung, Regulierung und Stärkung des Körpers und des Geistes. Ein harmonischer Zustand zwischen Körper und Geist kann sich einstellen.

Die Bewegungen sind gekennzeichnet durch:
dehnen
strecken
spiralige Bewegungen
kreisförmige Bewegungen.

Die Ausrichtung der Bewegungen erfolgt in acht Richtungen:
nach links
nach rechts
nach vorne
nach hinten
in die Diagonale nach links vorne
in die Diagonale nach rechts hinten
in die Diagonale nach rechts vorne
in die Diagonale nach links hinten.
Die Bewegungen in die acht Richtungen erfolgen oft zyklisch.

Sieben Handlungsanweisungen begleiten jede Übung:

1. Das Kinn leicht zurücknehmen, die Zunge berührt den Gaumen.
2. Die Kraft der Hände ist nach unten gerichtet mit widerstreitender Kraft nach oben zum *bǎihuì* (*dūmài* 20).
3. Die Schultern lockern.
4. Die Ellenbogen hängen lassen.
5. Den Hüftbereich entspannen.
6. Den Leistenbereich zu einem halben Kreis runden.
7. Die Knie lockern.

Es gibt ein Sprichwort in China:
Sitzen wie eine Glocke
Stehen wie eine Kiefer
Sich bewegen wie der Wind.

Kapitel 3

Tiere und ihre Symbolkraft

In früherer Zeit haben Daoisten während ihrer langjährigen Kultivierung verschiedene Tiere beobachtet. Sie haben erfahren, wie sie sich in ihrer Umgebung verhalten und an die Natur anpassen. Sie haben von den Tieren gelernt und versucht, bestimmte Verhaltensweisen und Eigenschaften zu übernehmen.

Die Zuordnung der Tiere wie Bär, Kranich, Tiger, Hirsch, Affe, Leopard, Schlange, Schildkröte, Drache zu den Funktionskreisen erfolgte in der Vergangenheit unterschiedlich. Die Auswahl besonders nachahmenswerter Tiere geschah auf Grund herausragender Eigenschaften wie Kraft, Langlebigkeit, Klugheit, Geschicklichkeit und Symbolcharakter, aber auch auf Grund des gleichen Klangs (Homophon) des Wortes, welches das Tier bezeichnet, z. B. Hirsch, vgl. unten.

Schildkröte
wūguī 乌龟
Die Schildkröte symbolisiert das Universum. Der Panzer steht für die Wölbung des Himmels und die Unterseite für die flächige Weite der Erde. Die Schildkröte schluckt die Essenz von Himmel und Erde und nimmt das Qì von Sonne und Mond auf. Qì ist u. a. dem Funktionskreis Lunge *fèi* zugeordnet und hat daher Bezug zur Atmung.
Schildkröten können mehr als 100 Jahre alt werden und verstehen, die Ruhe zu bewahren und die Atmung zu regulieren. Dadurch und auch auf Grund ihrer realen Langlebigkeit gelten Schildkröten als Symbol des langen Lebens.
Schon in der Shāng Dynastie (16.–11. Jh. v.C.) wurden Schildkrötenpanzer aufwendig präpariert und dann beim Divinationsritual als Orakel benutzt, um anschließend die Weissagungen einzugravieren.
Die Nachahmung der Schildkröte geht u. a. auf Gě Hóng, mit dem Ehrennamen Bàopǔzǐ, der Meister, der die Schlichtheit umfasst, (280–340) zurück. Gě Hóngs Hauptwerk, Bàopǔzǐ, ist geprägt von der Suche nach Unsterblichkeit, die er durch Verwirklichung des dào zu erreichen versuchte.

Hirsch

lù 鹿

Der Hirsch ist ebenfalls ein Symbol für Langlebigkeit. So trainiert man beim Spiel des Hirschen im „Spiel der Fünf Tiere" Sehnen, Knochen und Muskeln im Sinne einer Dehnung, Kräftigung und des Nährens der Essenz. Dadurch beugt man dem körperlichen Alterungsprozess vor.

Es heißt, der Hirsch bewahrt seine Essenz *jīng*, wodurch der Alterungsprozess verlangsamt wird, was man an seinem Gesichtsausdruck erkennen kann.

Weiterhin spielt die Gleichlautung von Hirsch *lù* 鹿 und *lù* 禄 im Sinne von Glück, Reichtum und Langlebigkeit eine große Rolle.

Kranich

hè 鹤

Der Kranich symbolisiert die Beziehung von Vater zu Sohn und damit zu den fünf menschlichen Beziehungen. Wenn er ruft, antwortet ihm das Junge.

Die fünf menschlichen Elementarbeziehungen (chin. 五伦) im Konfuzianismus sind:

- Vater-Sohn (父子有亲)
- Herrscher-Untertan (君臣有义)
- Ehemann-Ehefrau (夫妇有别)
- Älterer Bruder-Jüngerer Bruder (长幼有序)
- Freund-Freund (朋友有信).

Seine Leichtigkeit und Anmut, seine Schönheit und Eleganz, sein schwereloser Flug und der weite, nichts betrachtende und in die Ferne gehende Blick stehen für den klaren, freien Geist.

Die „Unsterblichen" des Altertums reisten u. a. auf dem Rücken der Kraniche zu den „Inseln der Seligen", daher gilt der Kranich als Reittier der Unsterblichen.

Drache

lóng 龙

Der Drache ist das bekannteste Fabelwesen Chinas. Zusammen mit dem Phönix stehen beide für die Polarität von Yáng und Yīn.

Der Drache ist eins der vielschichtigsten Symbole Chinas. Im Gegensatz zur europäischen Mythologie gilt er in China als ein gutartiges Tier. Er ist Sinnbild für männliche, zeugende Naturkraft und seit der Hanzeit (206 v.C.–220 n.C.) Sinnbild des Kaisers oder des Himmelssohnes.

Als eines der vier Tiere der Himmelsrichtungen steht er im Osten, der Richtung des Sonnenaufgangs, des Zeugens, des Frühlingsregens und des Regens allgemein. Er wird blaugrüner Drache genannt, sein Widerpart ist der weiße Tiger, Herrscher über den Westen.

Als „Himmelsdrache“ tritt er durch die sich verändernden, nicht greifbaren Wolken in Erscheinung. Die „Geisterdrachen“ stehen auf einer Ebene mit den „Wetterdrachen“, die über Wind, Wolken und Regen gebieten. Aus diesem Grund ist der Erfolg der Ernte von ihnen abhängig, weshalb man sich Mühe geben sollte, sie nicht zu erzürnen. Die „Erddrachen“ leben eher unterirdisch und regieren als Schatzhüter und Wächter über Quellen, Flüsse und Meere. Außerdem symbolisiert der Drache Langlebigkeit und Wohlstand.

Phönix
fènghuáng 凤凰
Der Phönix besitzt in der traditionellen chinesischen Kultur magische Fähigkeiten. Einer seiner Talente ist, den Charakter von Menschen zu beurteilen und die Rechtschaffenen zu belohnen. Er gilt auch als Symbol für die Kaiserin Chinas, als Gegenstück zum Drachen, Symbol des Kaisers.
Beide zusammen verkörpern das männliche und das weibliche Prinzip und werden daher oft gemeinsam abgebildet. So gelten sie auch als Symbol eines Ehepaares.
Darüber hinaus ist der Phönix ein Glückssymbol und steht für Barmherzigkeit, das Element Feuer, den Sommer und den Süden.

Erklärung der Begriffe Tàijí, Yīn und Yáng

Von allen chinesischen philosophischen Schulen anerkannt ist der Begriff des *tàijí*. Nach daoistischer Lehre ist das *tàijí* aus dem *wújí*, dem Nicht-Sein, der Leere, entstanden. Aus dem *tàijí* hingegen geht die gesamte Welt der Erscheinungen hervor, die zehntausend Dinge. *Tàijí* ist damit die Kraft, die die beiden Pole Yīn und Yáng hervorbringt.
Das Zeichen *tài* 太 bedeutet „sehr“, „höchst“, „äußerst“, „das Größte“, „das Höchste“, „das Maximum“. Das Zeichen *jí* 极 bedeutet ursprünglich „Firstbalken“ eines Satteldaches, später „höchste Position“, „allerhöchste Stelle“, „die Spitze“, „der Pol“, „das Äußerste“.
In der daoistischen Tradition bezeichnet das *tàijí* vor allem die Einheit der komplementären Polaritäten, ganzheitlich betrachtet also die sich ergänzenden Gegensätze von Yīn und Yáng.
Die Übungen des Wǔxíng Yǎngshēng Gōng dienen der Lebenskultivierung und nehmen die Harmonie des Makrokosmos zum Vorbild. So stellt der menschliche Körper als Mikrokosmos ebenfalls ein *tàijí* dar. Aus dem *tàijí,* der Einheit, entsteht die Zweiheit, die duale Ergänzung von Yīn und Yáng. Dabei werden Körperregionen, Organe und Funktionen den Polaritäten Yīn und Yáng zugeordnet. Eine weitere Zuordnung geschieht entsprechend den Fünf Wandlungsphasen.
In den Bewegungen des Übungssystems Wǔxíng Yǎngshēng Gōng ist das *tàijí* als stetiger Wechsel von Yīn und Yáng kontinuierlich präsent und zeigt sich in fließenden, ineinander übergehenden, „schwimmenden“ Bewegungen. Eine fortlaufende Übungspraxis fördert die Harmonisierung des menschlichen Körpers als Mikrokosmos und die Einheit von Erde,

Mensch und Himmel. Von Harmonie spricht man, wenn der Mensch im Spannungsfeld des Wechsels von Yīn und Yáng einen ausgewogenen, harmonischen Zustand erreicht.

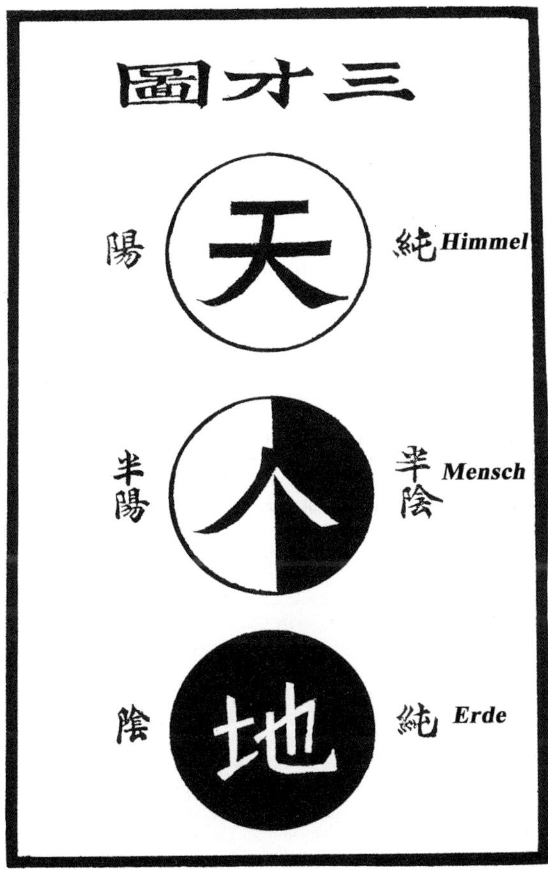

Abbildung aus dem Taijiquan tushuo
entnommen aus: Theorie und Technik des Taiji Quan, Engelhardt, Ute, 1981, S. 21

Das Buch Taijiquan tushuo enthält umfangreiche kosmologische Erörterungen in Anlehnung an das Yìjīng, medizinische Ausführungen und die Anwendung von Akupunkturpunkten auf das Tàijíquán und darüberhinaus die ersten bebilderten Formen des Chen-Stils.

Die Übungen sind nach dem Vorbild der Natur gestaltet. Es wird versucht, den Körper den Gesetzmäßigkeiten der Natur entsprechend in Einklang mit der Natur zu bringen. So unterstützen sie das Leben in Harmonie mit der Natur.
Schon in alten Texten, wie im Dàodéjīng von Lǎozǐ (Kap. 49, übersetzt von Richard Wilhelm), steht geschrieben, dass der richtige Reichtum nicht der materielle ist, sondern die Freude, die man mit seinen Freunden teilt, wenn man „*das Herz der Leute zu seinem Herzen macht*“.

„Der Berufene hat kein Herz für sich.
Er macht der Leute Herz zu seinem Herzen.
Zu den Guten bin ich gut,
und zu den Nichtguten bin ich auch gut;
denn das LEBEN ist die Güte.
Zu den Treuen bin ich treu,
und zu den Nichttreuen bin ich auch treu;
denn das LEBEN ist die Treue.
Der Berufene lebt in der Welt ganz still,
aber er macht sein Herz weit für die Welt.
Die Leute alle starren auf ihn und horchen.
Der Berufene behandelt sie alle als seine Kinder."

Kap. 76:

„Der Mensch, wenn er ins Leben tritt,
ist weich und schwach,
und wenn er stirbt,
so ist er hart und stark.
Die Pflanzen, wenn sie ins Leben treten,
sind weich und zart,
und wenn sie sterben,
sind sie dürr und starr.
Darum sind die Harten und Starken
Gesellen des Todes,
die Weichen und Schwachen
Gesellen des Lebens."

Um gesund zu bleiben, kann man versuchen, die Probleme, die durch Alltagsangelegenheiten in Erscheinung treten, durch entsprechende Übungen zu lindern oder zu lösen und damit unter Umständen Krankheiten vorzubeugen.
Die polaren Kräfte von Yáng und Yīn zeigen sich beim Üben durch Öffnen und Schließen, Steigen und Sinken, Weiten und Verdichten, Ausdehnen und Sammeln, Vordringen und Zurückweichen, Strecken und Beugen, Härte und Weichheit, Bewegung und Ruhe. Wie symbolisch in der Monade dargestellt, ist in jeder Bewegung die Gegenbewegung bereits angelegt. Das *tàijí* zeigt sich über die in der Vorstellungskraft „kreisförmige" Bewegung der Hände.
Auch in den Fußstellungen folgt man dieser Gesetzmäßigkeit: Öffnen der Hüfte zu Beginn, Schließen der Hüfte zum Ende der Bewegung. Damit verbunden ist eine Verlagerung des Körperschwerpunktes vom Zustand der gleichgewichteten Haltung zu einer nichtsymmetrischen

Ausgewogenheit. Der Bewegungsimpuls geht dabei hervor aus der Drehung des Beckens um eine zentrale Achse. Diese Bewegung könnte man mit der Drehung eines Mühlsteins vergleichen.

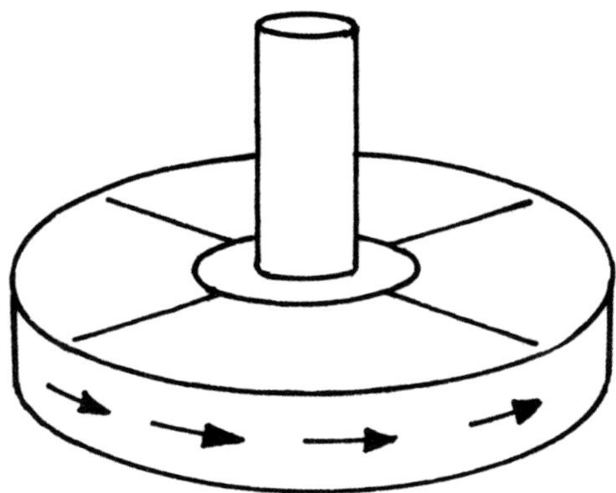

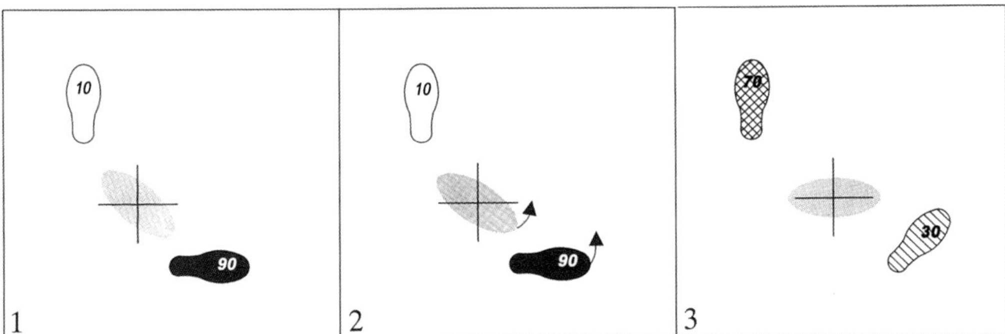

Aus ‚Einswerden mit dem Tao', Kobayashi, Hugendubel, 2.Aufl. 1991, S.72, modifiziert

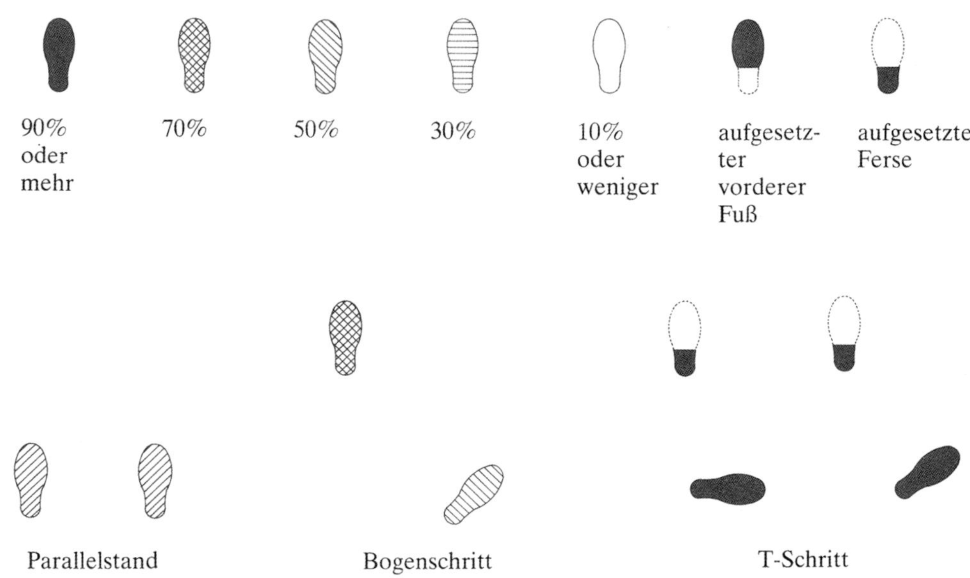

In den Übungsbeschreibungen zeigen die Fußdiagramme unter den Fotos die jeweilige Fußstelllung und die Gewichtsverteilung an. Dies ist jedoch nicht als statische Position zu verstehen, sondern zeigt die Dynamik der Fußstellung in Kombination mit der Gewichtsverlagerung.

Die verschiedenen Bewegungsmuster finden wir in Weiterentwicklung in den **13 Stellungen** (entsprechend in den fünf Wandlungsphasen und acht Trigrammen) des *tàijí* Faustkampfes.

Fünf Schritte

Vordringen *jìn* 进
Zurückweichen *tuì* 退
Nach links blicken *gù* 顾
Nach rechts blicken *pàn* 盼
Gleichgewicht in der Mitte *dìng* 定

Acht Techniken

Geradeaus gerichtete Handbewegungen:

Abwehren *péng* 蓬
Zurückrollen *lǚ* 捋
Drücken *jǐ* 挤
Stoßen *àn* 按

In die Ecken gerichtete Handbewegungen:

Ziehen *cǎi* 採
Spalten *liè* 裂
Stoß mit dem Ellenbogen *zhǒu* 肘
Schulterstoß *kào* 靠

Die oben aufgeführten vier geradeaus gerichteten Handbewegungen werden in der 2. Übung der 1. Sequenz (s. S. 129) noch ausführlicher angesprochen.

Die in die Ecken gerichteten Handbewegungen *cǎi* und *zhǒu* werden in der 6. Übung der 2. Sequenz beschrieben (s. S. 242 und 243).

Yīn und Yáng

Das Konzept der Polaritäten von Yīn und Yáng ist in der chinesischen Geistesgeschichte und auch in der Chinesischen Medizin von grundlegender Bedeutung. Dabei werden ausgehend von der Beobachtung der Natur polare, also gegensätzliche Phänomene in ein Entsprechungssystem gebracht: Polaritäten wie Nacht und Tag, räumliche Beobachtungen wie innen und außen, klimatische Abläufe wie Winter und Sommer, Elemente wie Wasser und Feuer. Diese werden den Kategorien Yīn und Yáng zugeordnet. Im chinesischen Schriftzeichen für Yīn erkennt man die Symbole für Hügel und Wolke; dementsprechend wird Yīn der Schattenseite eines Hügels/Berges zugeordnet und mit Dunkelheit, Kälte und Ruhe assoziiert. Im Schriftzeichen für Yáng sind Hügel, Sonne und Sonnenstrahlen zu erkennen, symbolisch für die sonnenbeschienene Seite eines Berges, die Wärme, Wachstum und Aktivität zeigt.

Die Schriftzeichen von Yīn 陰 und Yáng 陽 (hier die Langzeichen) und die Bedeutungen ihrer Bestandteile:
阝 Hügel
今 heute, jetzt
云 Wolke
日 Sonne
旦 Sonne über dem Hügel
勿 Lichtstrahlen.

Das Entsprechungssystem von Yīn und Yáng wird in der Chinesischen Medizin auf den Menschen mit seinen körperlichen und geistig-seelischen Funktionen übertragen. Man stelle sich einen Reisbauern vor, der einen Setzling in die Erde pflanzt: Die Rückseite des Körpers ist die sonnenbeschienene Seite und wird dem Yáng zugeordnet. Die Vorderseite liegt auf der Schattenseite und wird dem Yīn zugeordnet.

Die Polaritäten von Yīn und Yáng zeigen sich z. B. in der Gegensätzlichkeit von Wasser und Feuer: Wasser kühlt, befeuchtet und fließt nach unten; Feuer wärmt, trocknet und lodert nach oben. In dieser Analogie ist die untere Körperhälfte dem Yīn zugeordnet, die obere Körperhälfte dem Yáng. In der Beziehung innen und außen ordnet man das Innere dem Yīn, das Äußere dem Yáng zu. So ist z. B. der Brustbereich dem Yáng zugeordnet in Bezug auf oben und unten, jedoch dem Yīn in Bezug auf vorne und hinten.
Daraus wird deutlich, dass immer der Bezugspartner genannt werden muss und die Eigenschaft Yīn bzw. Yáng nur in Bezug zu einem Gegenpol gegeben ist.

Gesetzmäßigkeiten von Yīn und Yáng

Die Polaritäten von Yīn und Yáng ergänzen sich, d. h. sie sind immer beide gleichzeitig vorhanden und stehen in einem dynamischen Verhältnis zueinander. Sie sind voneinander abhängig und können sich ineinander umwandeln. Die Gesetzmäßigkeiten von Yīn und Yáng werden in folgenden vier Eigenschaften beschrieben:
Yīn und Yáng sind gegensätzlich, sie ergänzen sich, sie wandeln sich ineinander um, sie werden und vergehen gemeinsam.

Systematik der Leitbahnen

In der Chinesischen Medizin wird ein System von Leitbahnen beschrieben, die den Körper durchziehen, in denen Qì und Blut *xuè* zirkulieren. Es gibt definierte Orte auf den Leitbahnen, die *shūxué* Transportpunkte, beschrieben als Zugangsorte oder Einflussorte. Sie werden im Westen als Akupunkturpunkte bezeichnet.
Es werden 12 Hauptleitbahnen *jīngluò* und acht Sonder-Leitbahnen *bāmàijīng* beschrieben, die wie ein Netzwerk den ganzen Körper durchziehen, in denen Qì und Blut *xuè* fließen, die sich über Akupunkturpunkte nach außen öffnen sowie engen Bezug zu den Funktionskreisen haben.

Die 12 Hauptleitbahnen

Die 12 Hauptleitbahnen (s. Kap. 8, S. 259–264) tragen die Namen der Funktionskreise. Es gibt sechs Yīn- und sechs Yáng-Leitbahnen, die entsprechend der zàng und fŭ (Speicher- und Durchgangsfunktionskreise) zusammengehören. Jeweils eine Yīn- und eine Yáng-Leitbahn, dicht nebeneinander liegend, sind miteinander verbunden.
Alle Yīn-Leitbahnen verlaufen von unten nach oben, alle Yáng-Leitbahnen von oben nach unten, wobei man sich den Menschen mit den Armen nach oben gestreckt vorstellen muss. Die 12 Hauptleitbahnen werden in drei Leitbahn-Umläufe mit je vier Leitbahnen eingeteilt. Die Leitbahn-Umläufe beziehen sich jeweils auf eine Körperregion und verlaufen am Rumpf beginnend zu den Fingerspitzen, von dort zum Kopf, weiter vom Kopf zu den Füßen und wieder zurück zum Rumpf.

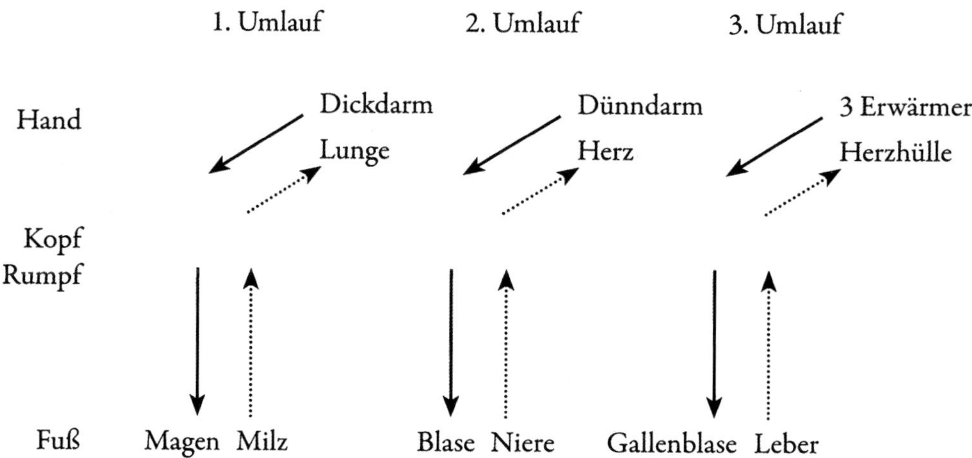

Tabelle aus: Emei Methode zur Regulierung der Lebenskraft,
Geißler, Manfred; Hildenbrand, Gisela; Zumfelde-Hüneburg, Christa;
2. Auflage, 2020, S. 390

Der 1. Umlauf bezieht sich auf die Vorderseite des Körpers, der 2. Umlauf auf die Rückseite und der 3. Umlauf auf die Seite des Körpers.

Die sechs Yáng-Leitbahnen (drei Hand-Yáng-Leitbahnen, drei Fuß-Yáng-Leitbahnen) beginnen oder enden am Kopf. Daher können alle klimatischen Faktoren mit Yáng-Charakter wie Hitze und Wind eher den Kopf beeinträchtigen, während Kälte und Nässe – dem Yīn zugeordnet – eher über die Füße ins Innere eindringen können.

Die Acht Sonder-Leitbahnen *bāmàijīng*

Den Acht Sonder-Leitbahnen (s. Kap. 8, S. 265–268) wird die Funktion des Speicherns zugeschrieben. Von den Acht Sonder-Leitbahnen sind zwei nicht paarig: Die Aufnehmende Leitbahn *rènmài* und die Leitbahn der Steuerung *dūmài*. *Rènmài* verläuft in der Mitte der Vorderseite des Körpers und repräsentiert überwiegend Yīn, *dūmài* verläuft in der Mitte der Rückseite des Körpers, Yáng repräsentierend. Die verbleibenden sechs Sonder-Leitbahnen sind paarig. Sie stellen eine Zusammenfassung einzelner Punkte der Hauptleitbahnen dar, die unter einem besonderen Wirkungsaspekt miteinander verbunden werden.

Alle Acht Sonder-Leitbahnen haben sogenannte Einschaltpunkte, mit deren Hilfe die entsprechenden Leitbahnen aktiviert werden.

Dāntián, Elixierfelder

In diesem Übungssystem werden drei *dāntián*, Elixierfelder, benannt. Oberes *dāntián*, mittleres *dāntián* und unteres *dāntián*.

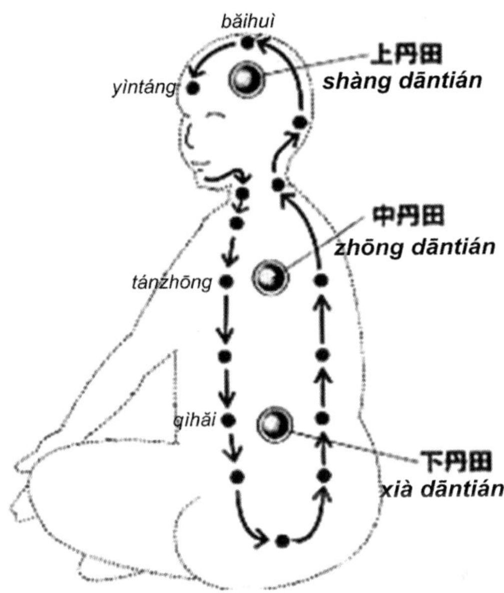

Oberes *dāntián, shàng dāntián*

Das obere *dāntián* wird im Kopf lokalisiert zwischen dem Bereich *yìntáng* und dem Bereich des *bǎihuì* (*dūmài* 20). Der Punkt *yìntáng* liegt zwischen den Augenbrauen auf der dūmài Leitbahn, Leitbahn der Steuerung. In alten Texten wird dieser Bereich auch als „Schlammpille" *níwán* bezeichnet.

Der Punkt *bǎihuì* (*dūmài* 20) ist der höchste Punkt auf dem Kopf und wird „Zusammenkunft aller Leitbahnen" genannt. Alle Yáng Leitbahnen beginnen oder enden am Kopf.

Das obere *dāntián* wird als Sitz des Geistes *shén* bezeichnet. Die geistigen Aktivitäten, wie Konzentration und Imagination, werden in diesem Bereich lokalisiert. Auch das Beruhigen des Geistes nimmt hier seinen Ausgangspunkt, indem man mit Hilfe der Vorstellungskraft Qì nach unten lenkt.

Längeres Verweilen der Aufmerksamkeit im oberen *dāntián* kann Qì unangemessen steigen lassen und zu Kopfdruck und Kopfspannung führen. Das obere *dāntián* ist daher mehr ein Durchgangsbereich und nicht ein Aufenthaltsort für die Aufmerksamkeit.

Mittleres *dāntián, zhōng dāntián*

Das mittlere *dāntián* wird im Brustraum lokalisiert in Höhe des *tánzhōng* Bereiches (*rènmài* 17), Mitte der Brust.
Qì, welches durch Nahrung und Atmung aufgenommen wird, wird auch als nachgeburtliches Qì bezeichnet und sammelt sich im mittleren *dāntián.*

Unteres *dāntián, xià dāntián*

Das untere *dāntián* wird in dem Bauchraum lokalisiert in Höhe des Punktes *qìhăi*, „Meer des Qì" (*rènmài* 6), 1,5 cun, zwei Querfinger, unterhalb des Nabels. In diesem Bereich ist das primäre Qì, das *yuánqì,* Ursprungs-Qì, beheimatet. Dies ist das vorgeburtliche Qì, das uns mit den Eltern, den Ahnen verbindet.
Das Lenken der Vorstellungskraft in diesen Bereich und das Bewahren dort führt zur Stärkung des Yīn. Yīn ist die Wurzel des Yáng.

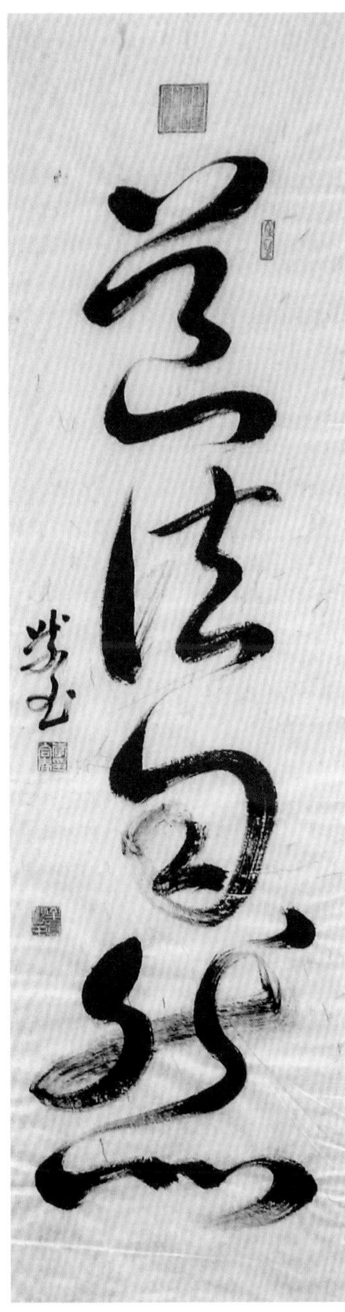

Dào fǎ zì rán, Kalligrafie von Lǐ Héchūn
während eines Seminars in Bonn, 2016

Kapitel 4

Wǔxíng Yǎngshēng Gōng, Einführung in die Übungen

Übungen zur Lebenspflege entsprechend den Fünf Wandlungsphasen

Die Wǔxíng Yǎngshēng Gōng Übungen bestehen aus drei Sequenzen, von denen in diesem Buch zwei beschrieben werden.
Jeder Sequenz vorangestellt werden zwei Vorbereitungsübungen. Sie dienen der allgemeinen Lockerung, der Entspannung von Körper und Geist. Sie führen nachgeburtliches Qì in vorgeburtliches Qì, in den uranfänglichen Zustand, zurück.
Muskeln und Gelenke werden bewegt, Leitbahnen durchgängig gemacht.
Speicher- und Durchgangsorgane *zàngfǔ* (s. Kap. 2, S. 55) sollen zur Harmonie geführt werden.
Die Vorbereitungsübungen sind hilfreich bei Beschwerden der Wirbelsäule und können vorbeugend bzw. lindernd wirken.
Die Abschlussübungen bestehen aus vier Abschnitten. Das verbrauchte Qì kann hier abgegeben, das numinose Qì aufgenommen werden.

Vorbereitungsübungen

1. Vorbereitungsübung:
Qì zum Ursprung zurückführen
Yǐn qì guī yuán 引炁皈元
Dieser Teil der Vorbereitungsübung besteht aus 27 einzelnen Abschnitten, die insgesamt oder auch auszugsweise geübt werden können.

2. Vorbereitungsübung:
Die Wurzel festigen und das Ursprungs-Qì stärken, die Leitbahnen durchgängig machen
Gù běn péi yuán, shū jīng huó luò 固本培元, 舒经活络
Der 2. Teil der Vorbereitungsübungen umfasst sechs Abschnitte, die insgesamt oder auch auszugsweise geübt werden können.

1. Sequenz

Die 1. Sequenz besteht aus 10 Übungen.

1. Das tàijí umarmen
Huán bào tàijí 环抱太极

2. Der Kosmos besteht aus dem uranfänglichen Qì
Hùn yuán yī qì 混元一炁

3. Yīn und Yáng sind harmonisch verschmolzen
Yīn Yáng xiāng tōng 阴阳相通

4. Der Knabe stellt Fragen an den Himmel
Tóng zǐ wèn tiān 童子问天

5. Den Körper mit Qì des Kosmos füllen
Yùn zhuǎn qián kūn 运转乾坤

6. Den Himmel stützen und die Erde stemmen
Dǐng tiān lì dì 顶天立地

7. Wolkenhände
Yún shǒu 云手

8. Die Wolken schieben und den Mond heranziehen
Tuī yún lǎn yuè 推云揽月

9. 1000 Pfund Last an sich ziehen
Lì bá qiān jīn 力拔千斤

10. Sehnen und Knochen dehnen
Chēn jīn bá gǔ 抻筋拔骨

2. Sequenz

Die 2. Sequenz besteht aus 6 Übungen

1. Den Bogen nach links und nach rechts öffnen
Zuǒ yòu kāi gōng 左右开弓

2. Die Wolkenhände ausstrecken
Tàn yún shǒu 探云手

3. Der weiße Kranich breitet seine Flügel aus
Bái hè zhǎn chì 白鹤展翅

4. Der fliegende Drache schwenkt seinen Schwanz
Yóu lóng bǎi wěi 游龙摆尾

5. Der Drache fliegt und der Phönix tanzt
Lóng fēi fèng wǔ 龙飞凤舞

6. Das Universum öffnet sich
Kāi qǐ qián kūn 开启乾坤

Abschlussübungen

Die Abschlussübungen bestehen aus vier Übungen

1. Das Alte ausstoßen, das Neue aufnehmen
tǔ gù nà xīn 吐故纳新

2. Alle Methoden beruhen auf einem Grundprinzip
wàn fǎ cháo zōng 万法朝宗

3. Yīn und Yáng werden ausgeglichen
píng héng yīn yáng 平衡阴阳

4. Alle Fünf Wandlungsphasen entsprechen dem dào
wǔ xíng guī yī 五行归一

1. Vorbereitungsübung

Jede einzelne Vorbereitungsübung kann neun Mal (die Zahl neun wird mit Yáng assoziiert) oder ein Vielfaches davon ausgeführt werden; bei den Abschlussübungen praktiziert man jede Übung acht Mal (die Zahl acht wird mit Yīn assoziiert) oder ein Vielfaches davon.
Wichtig ist es, jede einzelne Übung langsam auszuführen.

Qì zum Ursprung zurückführen
Yǐn qì guī yuán 引炁皈元
Nachgeburtliches Qì in vorgeburtliches Qì, in den uranfänglichen Zustand, zurückführen

Es folgen 27 einzelne Abschnitte.

(1) Sitzen in Stille

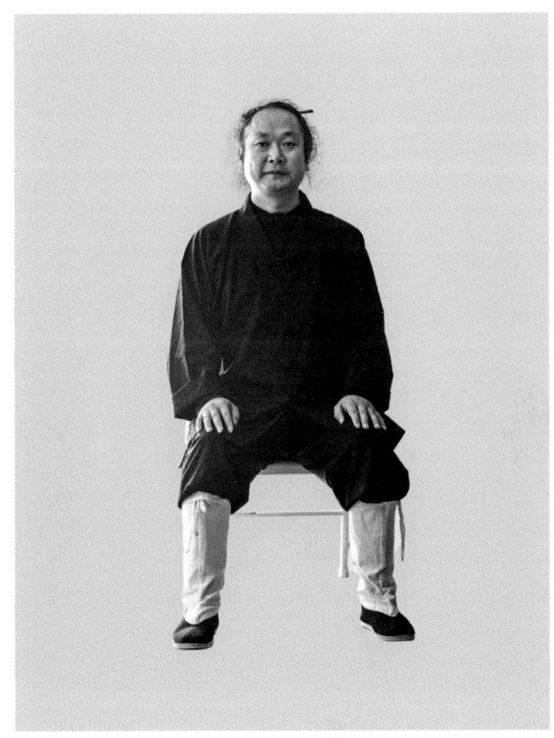

Abb. 1

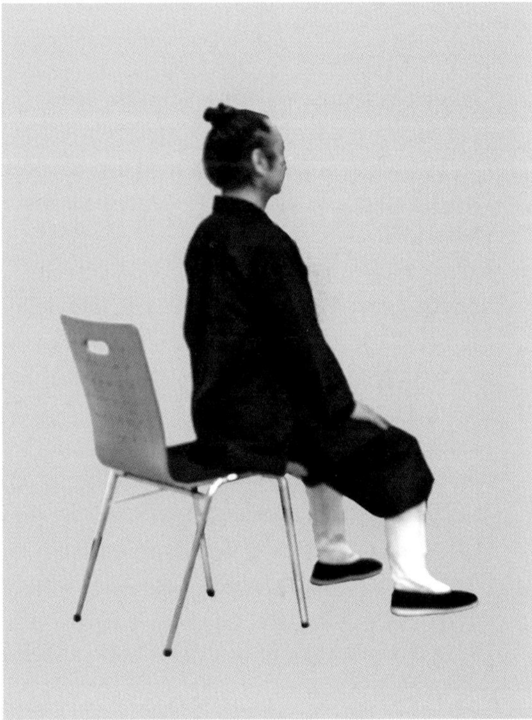

Abb. 2

Man sitzt auf dem vorderen Drittel des Stuhles, die Beine stehen schulterbreit auseinander (▶Abb. 1 und 2). Die Füße sind fest auf dem Boden. Ober- und Unterschenkel bilden einen Winkel von 90 Grad. Der Oberkörper ist aufgerichtet. Die Hände liegen entspannt auf den Oberschenkeln. In dieser Position einige Minuten verweilen, Geist und Herz *xīn* zur Ruhe bringen.

In dieser Haltung stellt man sich eine Verbindung zwischen den Bereichen *yǒngquán* (Niere 1), *mìngmén* (*dūmài* 4) und *bǎihuì* (*dūmài* 20) vor. In den Morgenstunden kann diese Übung mit Ausrichtung gen Osten, zur aufgehenden Sonne erfolgen, in den Abendstunden in Richtung des aufgehenden Mondes.

(2) Auf den Sitzbeinhöckern hin und her schaukeln

Die Wirbelsäule lockern und auf den Sitzbeinhöckern einige Male hin und her schaukeln. Die feinen Bewegungen in der Wirbelsäule wahrnehmen.

(3) Sich bewegen wie eine Schildkröte
oder **Sich wie „Hund und Katze" einrollen und strecken**

Der Hund entspricht mehr dem Yáng, die Katze mehr dem Yīn.
Den Oberkörper leicht nach hinten lehnen, Kinn zum Brustbein führen, nacheinander die Halswirbelsäule, dann die Brustwirbelsäule, dann die Lendenwirbelsäule einrollen. Dann den Rumpf im Hüftgelenk beugen und weit nach vorne strecken. Den Kopf in den Nacken nehmen und die ganze Wirbelsäule strecken und dehnen (▶Abb. 3 bis 5).
Sich eine Verbindung zwischen *bǎihuì* (*dūmài* 20) und *huìyīn* (*rènmài* 1) über *dūmài* (Leitbahn der Steuerung) und *rènmài* (Aufnehmende Leitbahn) vorstellen. So werden *dūmài* und *rènmài* durchgängig gemacht.
Den Kopf heben, wenn der Oberkörper noch horizontal gestreckt ist. Den Oberkörper aufrichten, *bǎihuì* (*dūmài* 20) führt die Bewegung an, *rènmài* (Aufnehmende Leitbahn) wird gedehnt. Wenn der Rücken horizontal gestreckt ist, gibt es eine gedachte Verbindung vom *wěilǘ* (*dūmài* 1) über die *jiájǐ*-Punkte, den *dàzhuī* (*dūmài* 14) zum *bǎihuì* (*dūmài* 20), s. Kap. 8.
Die Hände liegen zwischen Mitte der Oberschenkel und den Knien und bewegen sich – leicht auf den Oberschenkeln hin- und hergleitend – entsprechend der Bewegung des Rumpfes.
Diese Kreisbewegung neun Mal oder ein Vielfaches davon wiederholen.

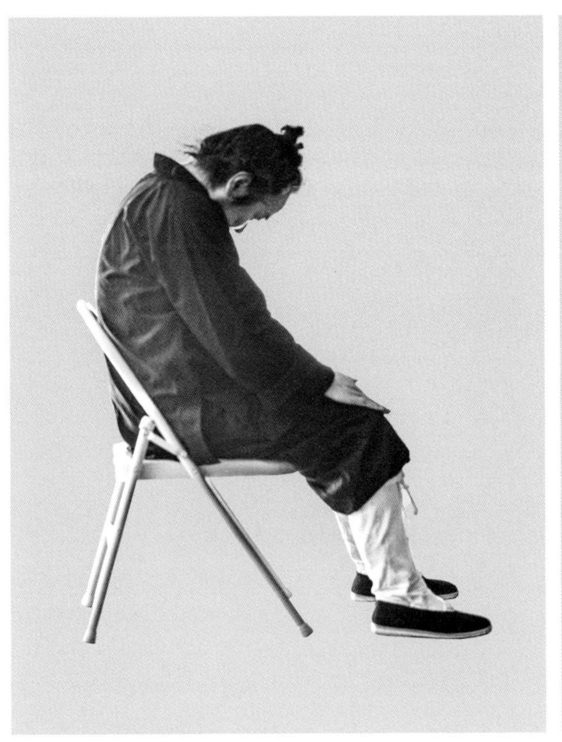

Abb. 3

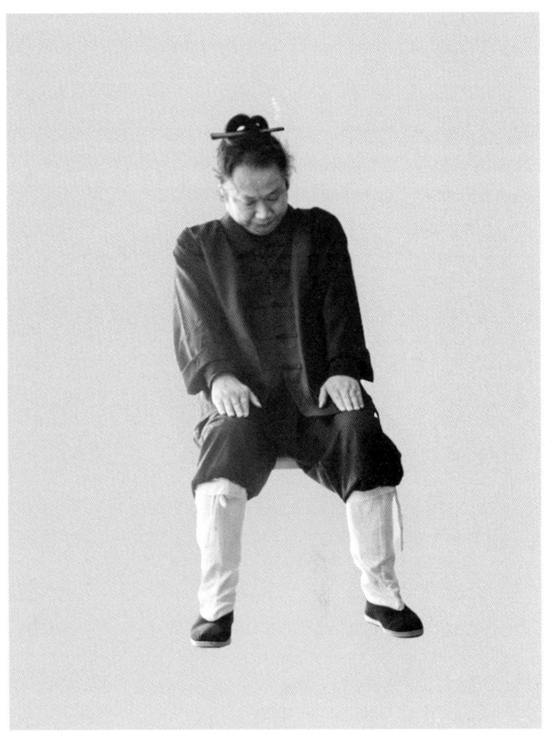

Abb. 4

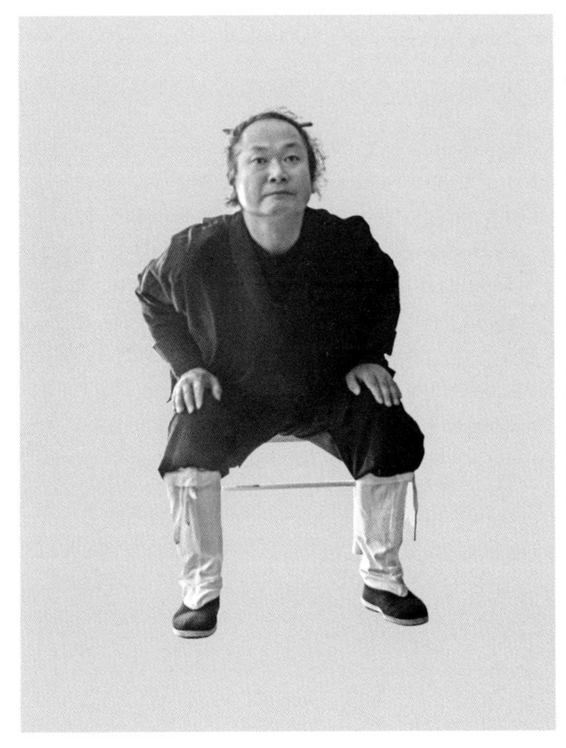

Abb. 5

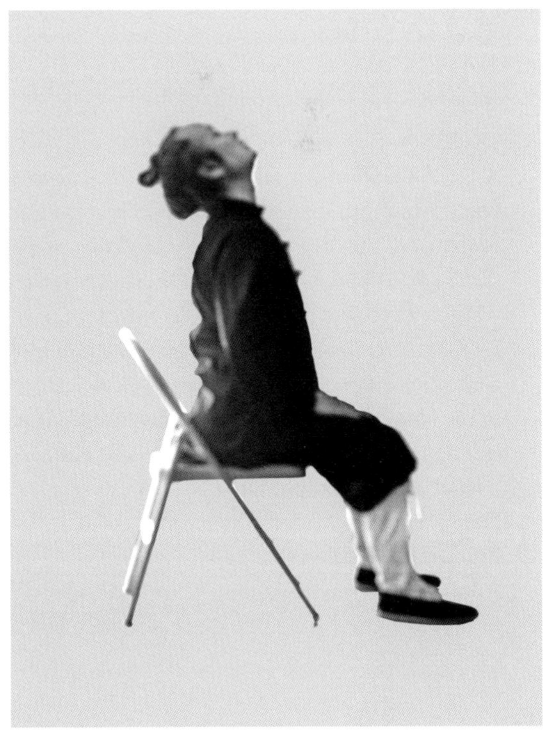

Abb. 6

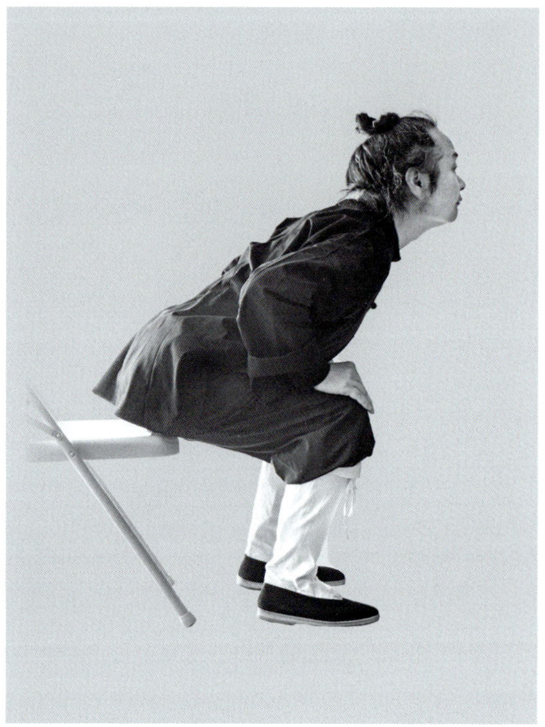

Abb. 7

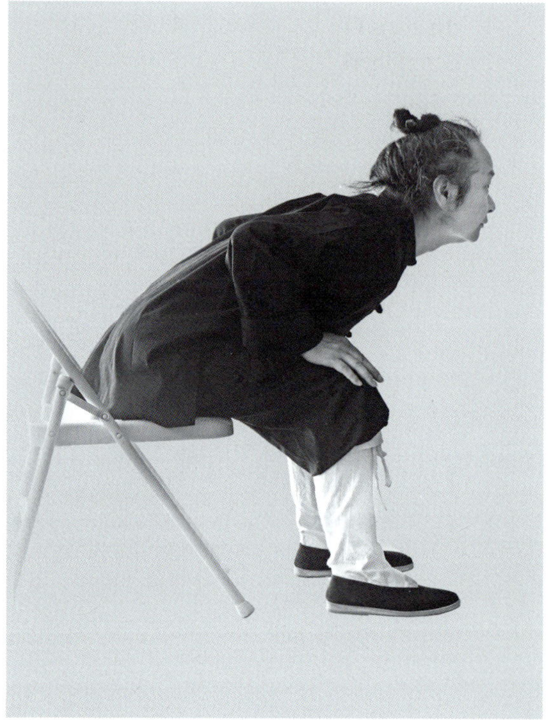

Abb. 8

Anschließend in der aufgerichteten Position den Kopf in den Nacken nehmen (▶Abb. 6), den Oberkörper mit überstrecktem Nacken im Hüftgelenk nach vorne beugen, dann erst einrollen, beginnend mit der Lendenwirbelsäule, es folgt die Brustwirbelsäule, dann die Halswirbelsäule (▶Abb. 6 bis 8). Den Oberkörper wieder aufrichten und dabei Qì aus den Bereichen *yǒngquán* (Niere 1) und *huìyīn* (*rènmài* 1) zurückholen über den Bereich *mìngmén* (Tor des Lebens, *dūmài* 4) zum Punkt *bǎihuì* (*dūmài* 20).
Der Blick richtet sich im ersten Teil der Bewegung, während des „Einrollens wie ein Hund", in die Nähe, um dann in die Ferne zu schweifen, wenn der Körper sich weit nach vorne streckt. Bei der Bewegung „Strecken wie eine Katze" geht der Blick zuerst in die Ferne und wird dann wieder zurückgenommen.
Die Bewegungen der Wirbelsäule sind nicht gerade, sondern es wird das halbkreisförmige Ein- und Ausrollen betont.
Auch diese Kreisbewegung neun Mal oder ein Vielfaches davon wiederholen.
In dieser Übung wird der Wechsel von Yīn-Qì und Yáng-Qì praktiziert.

(4) Mit dem Oberkörper kreisen

Mit dem Oberkörper spiralige Drehbewegung ausführen, das Becken bewegt sich nicht mit. Das Kreisen in beide Richtungen kann in kleinen Bewegungen oder auch groß und weit ausladend erfolgen.

(5) Mit dem Becken kreisen

Weiche, kreisende Bewegungen um die Mittelachse zwischen *huìyīn* (*rènmài* 1) und *bǎihuì* (*dūmài* 20), der ganze Körper schwingt mit. Die Wirbelsäule ist entspannt und gelockert. Zuerst im Uhrzeigersinn kreisen, dann die Richtung wechseln.

(6) Mit dem Becken hin und her schaukeln

Schwenken des Körpers von Sitzbeinhöcker zu Sitzbeinhöcker, dabei die Wirbelsäule entspannen und den Kopf an der gleichen Stelle lassen. Sehnen und Muskeln werden entspannt und gelockert. Die *dàimài*-Leitbahn (Gürtelleitbahn) wird aktiviert.

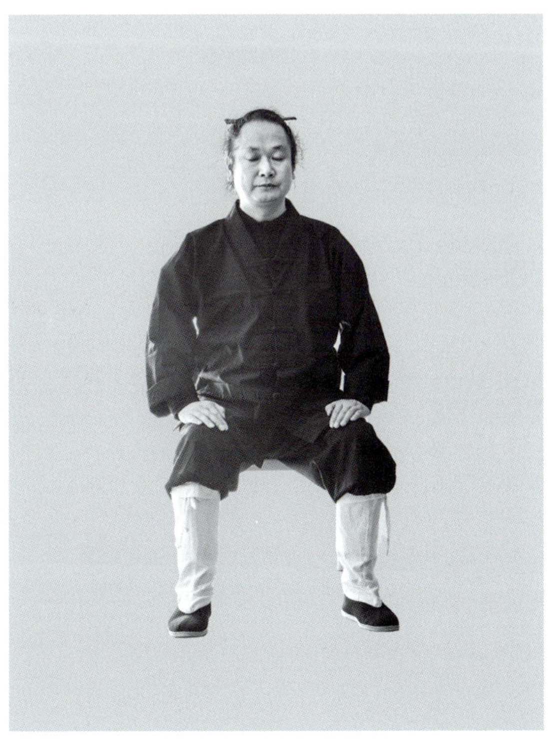

Abb. 9

(7) Sitzen in Stille

In dieser Haltung auf dem vorderen Drittel des Stuhles aufrecht sitzen, die Wirbelsäule ist gerade (▶ Abb. 9). Die Atmung regulieren, sie kann gleichmäßiger, feiner und langsamer werden. Die Ausrichtung des Körpers: morgens Gesicht zum Sonnenaufgang, abends Gesicht zum aufgehenden Mond.

(8) Die Hände reiben und den Körper abklopfen

Die Hände reiben, anschließend Gesicht, Hinterhaupt, Nacken, Rumpf, Arme und Beine abklopfen, *shènshù*-Bereiche (Blase 23) und die Knie massieren.

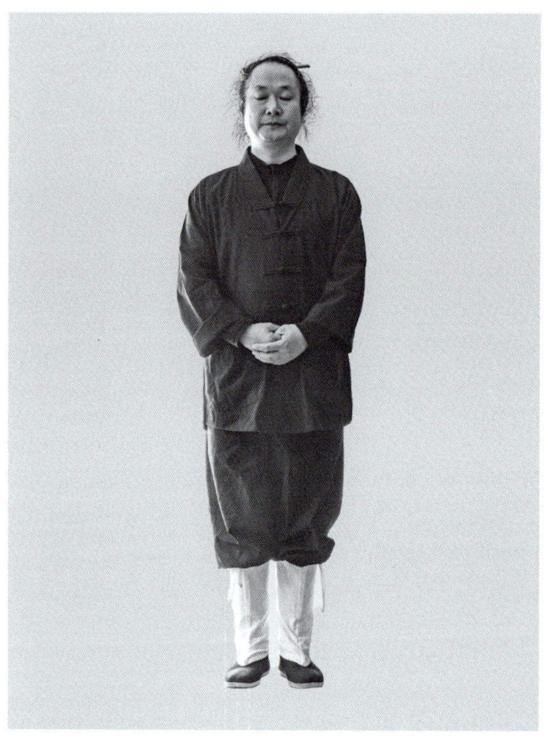

Abb. 10

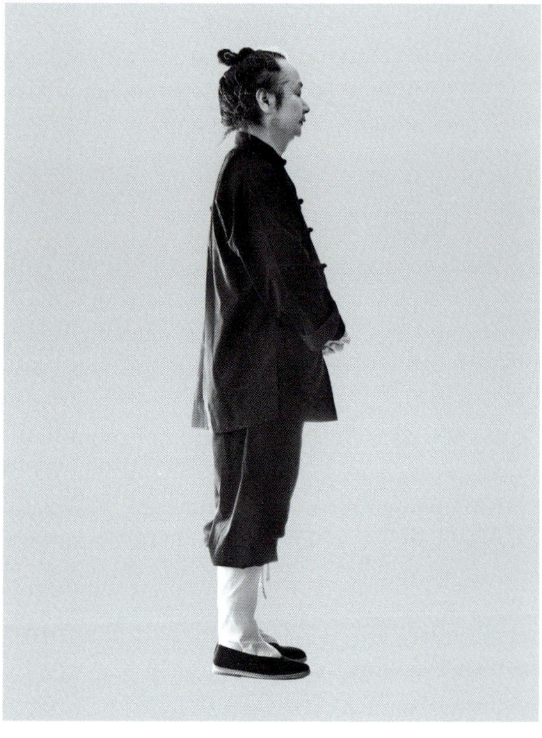

Abb. 11

(9) Pfahlübung der kosmischen Grußform

Im Stehen, die Füße sind geschlossen, die Pfahlübung der kosmischen Grußform praktizieren (▶Abb. 10 und 11). Den Geist beruhigen, das Qì nähren.

Handhaltung:

Der rechte Daumen und die Kuppe des rechten Mittelfingers bilden einen Kreis, durch den der linke Daumen geführt wird. Die linke Daumenspitze berührt das Grundgelenk des rechten Ringfingers. Die linke Hand umschließt die rechte (▶Abb. 12 und 13). So formen die Yīn-Yáng-Hände das *tàijí*-Symbol. Yīn und Yáng, Wasser und Feuer, Funktionskreise Niere *shèn* und Herz *xīn* werden aktiviert.

Frauen können optional die Hände so halten, dass die rechte Hand die linke umschließt.

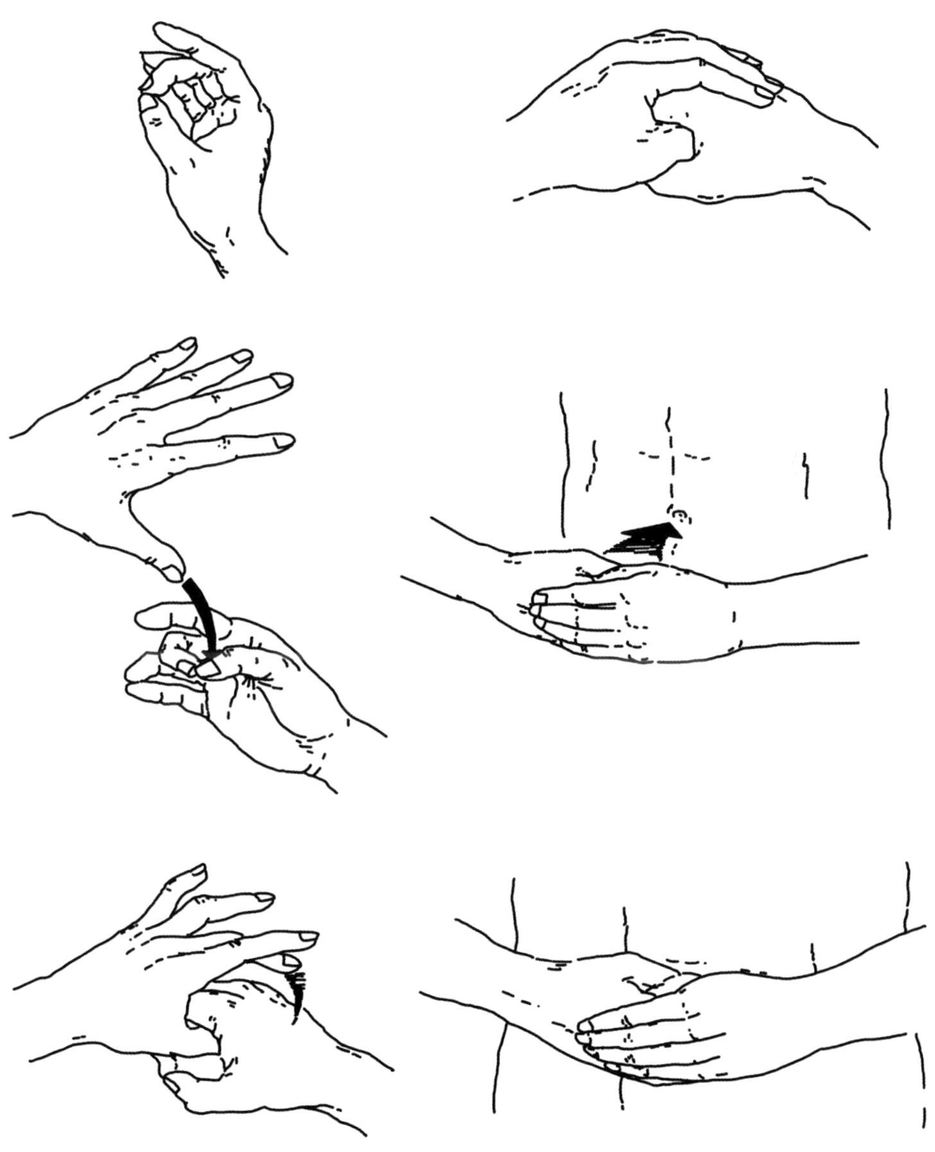

Abb. 12

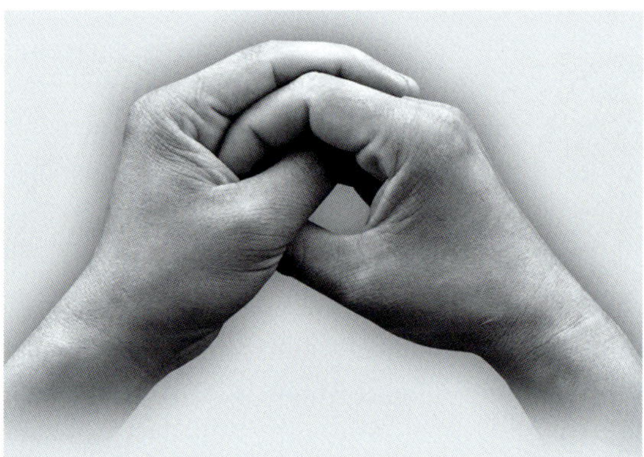

Abb. 13

Anmerkung

Die Handhaltung leitet sich von der chinesischen Kalender Kosmologie ab. Hier werden zwölf Erdzweige und zehn Himmelsstämme unterschieden.

Die zwölf Erdzweige sind ein altes chinesisches Numerierungssystem. Sie stehen jeweils für eine Doppelstunde des Tages. Jeder Erdzweignummer wird im chinesischen Kalender eins der zwölf Tiere zugeordnet, so dass die Erdzweige dem chinesischen Tierkreis entsprechen (▶ Abb. 14 und 15).

Die zehn Himmelsstämme sind eine Kombination aus den Fünf Wandlungsphasen *wǔxíng* sowie Yīn und Yáng.

Die zwölf Erdzweige ergeben zusammen mit den zehn Himmelsstämmen den Sechzigjahreszyklus des chinesischen Kalenders.

Erdzweig-zeichen	Pinyin	Tierkreis-zeichen	Jahreszeit	Monat (Mond)	Stunde
子	zǐ	Ratte	Winter	11	0
丑	chǒu	Büffel		12	2
寅	yín	Tiger	Frühling	1	4
卯	mǎo	Hase		2	6
辰	chén	Drache		3	8
巳	sì	Schlange	Sommer	4	10
午	wǔ	Pferd		5	12
未	wèi	Schaf		6	14
申	shēn	Affe	Herbst	7	16
酉	yǒu	Hahn		8	18
戌	xū	Hund		9	20
亥	hài	Schwein	Winter	10	22

Abb. 14

Die Zählweise der Erdzweige beginnt am Ringfingergrundgelenk:
zǐ, chǒu, yín, mǎo, chén, sì, wǔ, wèi, shēn, yǒu, xū, hài

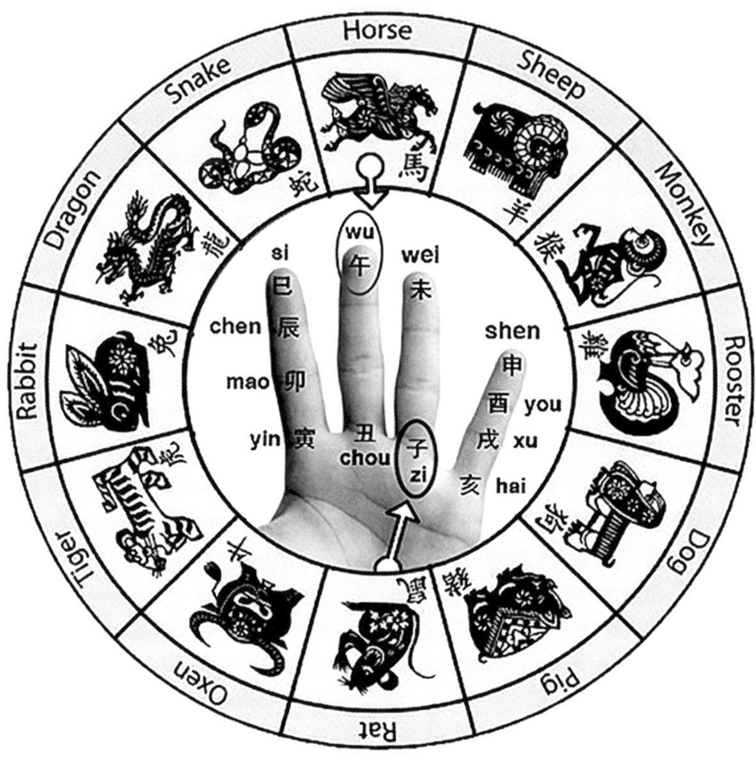

Abb. 15
Bild mit freundlicher Genehmigung von Yürgen Oster

Die Berührung von Daumen und Ringfingergrundgelenk sowie von Daumen und Mittelfinger entsprechen den Erdzweigen *zǐ* und *wǔ*.

So entspricht *zǐ* am Grundgelenk des Ringfingers zeitlich der Doppelstunde von 23 bis 1 Uhr, im chinesischen Tierkreiszeichen der Ratte, entsprechend Yīn, sowie *wǔ*, Mittelfingerendglied, Doppelstunde von 11 bis 13 Uhr, Pferd, entsprechend Yáng.

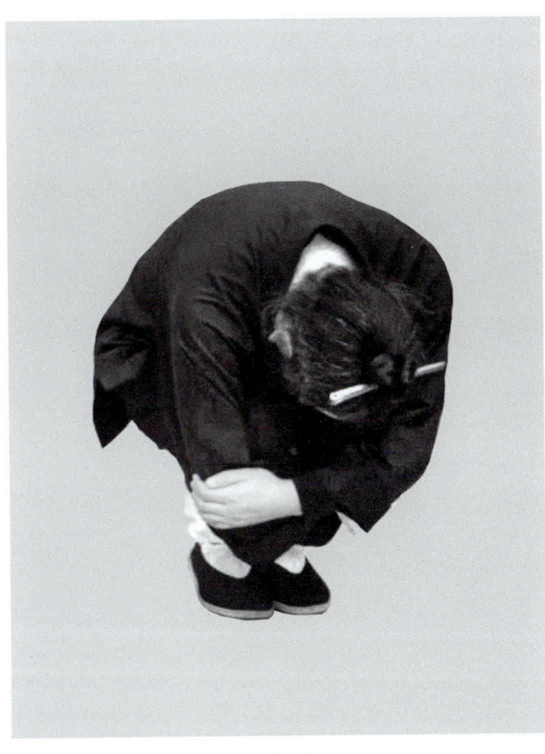

Abb. 16

(10) Ruhende Schildkröte

Aus der Pfahlhaltung der kosmischen Grußform kommend, den Schritt schulterbreit nach links öffnen, die Knie lockern. Die Arme werden seitlich neben den Körper geführt. Die Arme hängen lassen, die Achselhöhlen haben etwas Luft, so dass die Arme leicht gerundet sind. Beide *láogōng*-Bereiche (Herzhülle 8) schauen zueinander. Die Arme langsam und gleichmäßig in Schulterbreite nach vorne und oben steigen lassen. In Schulterhöhe innehalten und die Atmung regulieren. Anschließend die Arme sinken lassen und zum Körper führen, dabei den linken Fuß zum rechten Fuß zurückstellen. Die Arme seitlich am Körper nach unten führen, in die Hocke gehen und die *dūmài*-Leitbahn (Leitbahn der Steuerung) dehnen.

Die Beine bleiben geschlossen, der Körper geht in die tiefe Hocke, dabei streichen die Hände seitlich entlang der Fuß-Shàoyáng-Gallenblasen-Leitbahnen nach unten. Die Arme umfassen die Knie, der linke Arm liegt über dem rechten. Die Unterschenkel und die Knie kräftig umschließen, um so die Wirbelsäule und die *jiájǐ*-Punkte zu dehnen.

Den Kopf mit einrollen, so dass die ganze Wirbelsäule gerundet wird. Die Haltung eines Embryos einnehmen. 30 bis 60 Sekunden in dieser geschlossenen, runden Haltung verweilen (▶ Abb. 16 und 17). Die Atmung regulieren und die Ruhe einer Schildkröte übernehmen.

Sich dann langsam von unten nach oben aufrichten, wobei sich zuerst die Beine strecken, dann erst der Rumpf und der Kopf. Dabei die Arme locker hängen lassen (▶ Abb. 18).

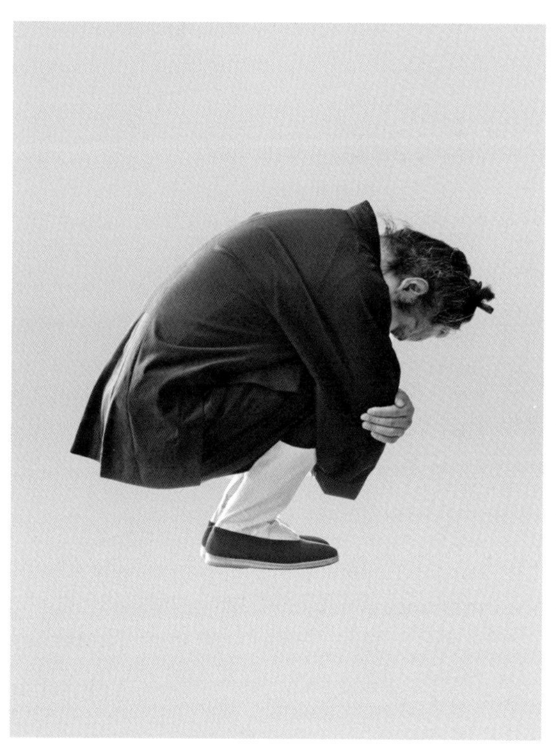
Abb. 17

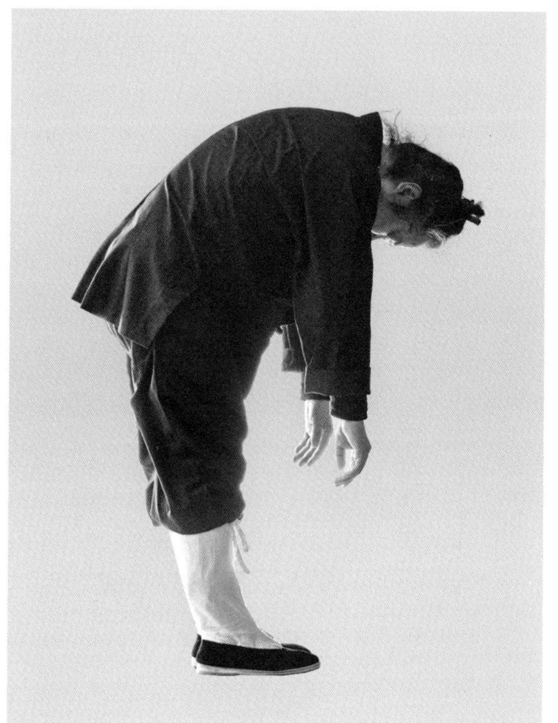
Abb. 18

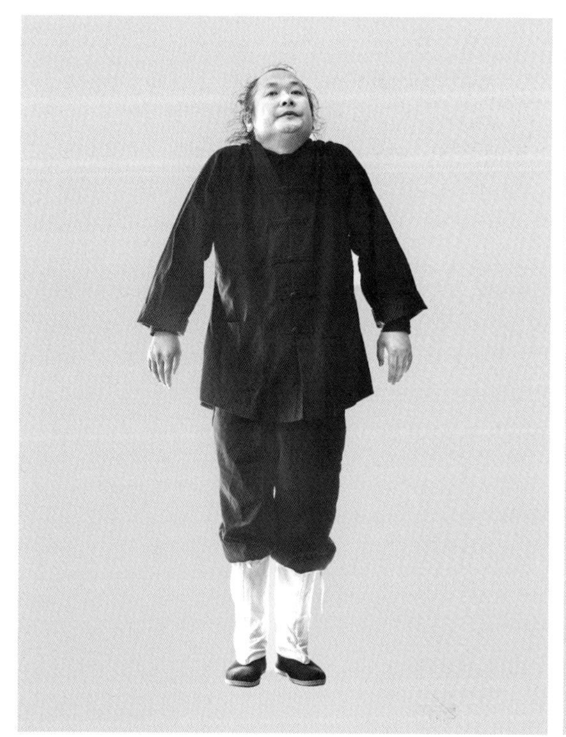
Abb. 19

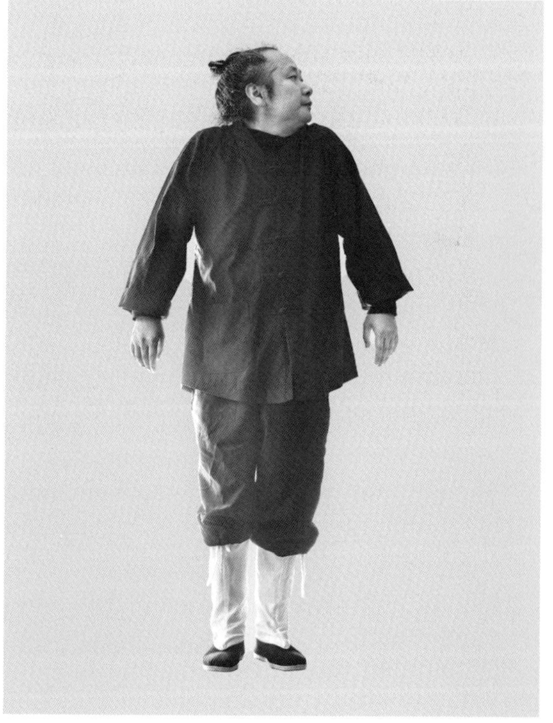
Abb. 20

(11) Mit hochgezogenen Schultern den Kopf drehen und kreisen lassen

Den Kopf leicht in den Nacken legen, die Schultern hochziehen und den Kopf langsam nach links und rechts drehen (drei Mal zu jeder Seite). Danach den Kopf bei hochgezogenen Schultern kreisend bewegen.

Die Arme bleiben locker hängen (▶ Abb. 19 und 20).

Diese Bewegungen langsam durchführen.

Durch diese Übung werden die Gefäße und die Muskulatur im Halsbereich trainiert. Alltagsbelastungen und schlechte Haltungen zeigen sich oft im Schulter- und Nackenbereich und können durch diese Übungen reguliert werden.

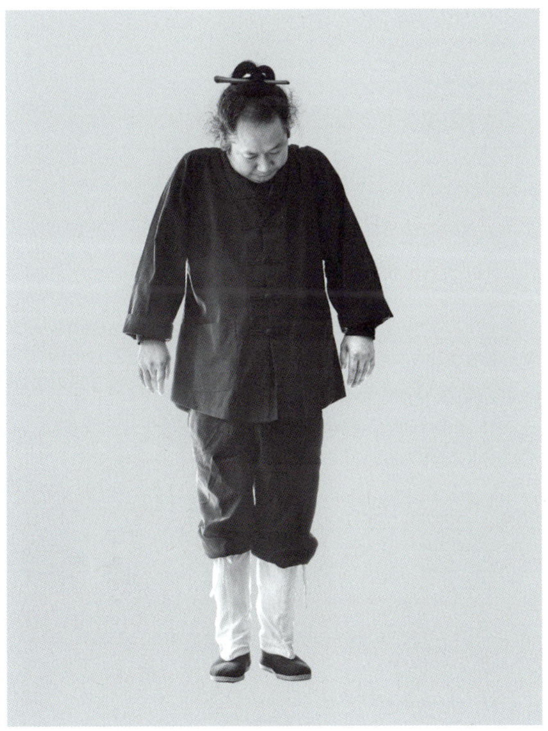

Abb. 21

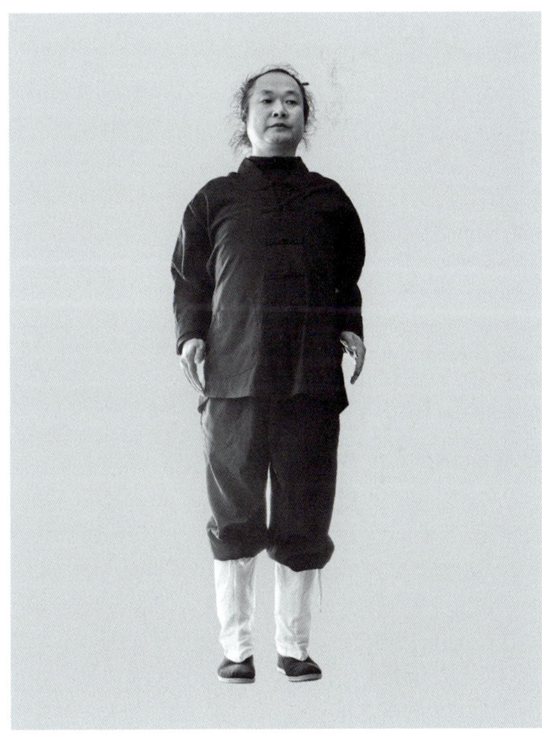

Abb. 22

(12) Mit den Schultern kreisen

Die Schultern lockern, dann zuerst von vorn über oben nach hinten im Kreis bewegen, der Körper macht weiche Bewegungen mit. Wenn die Schultern nach hinten kreisen den Kopf nach vorne und unten bewegen (▶ Abb. 21 und 22).

Anschließend mit den Schultern in die andere Richtung kreisen.

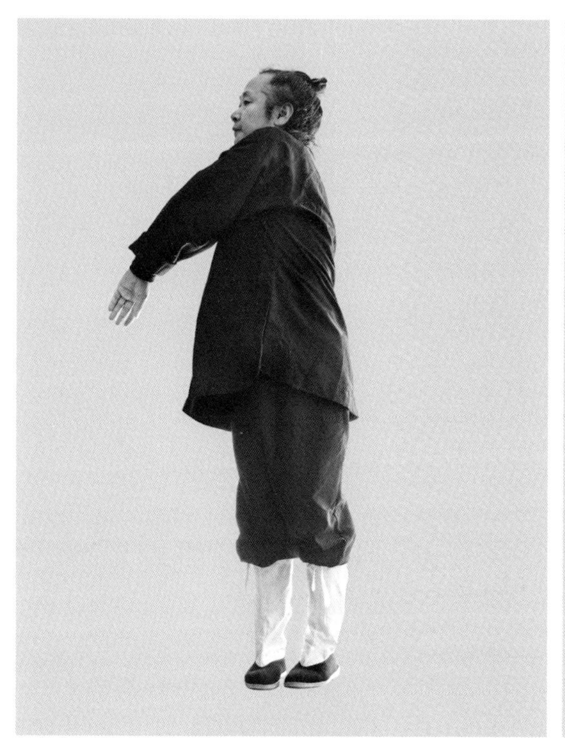

Abb. 23

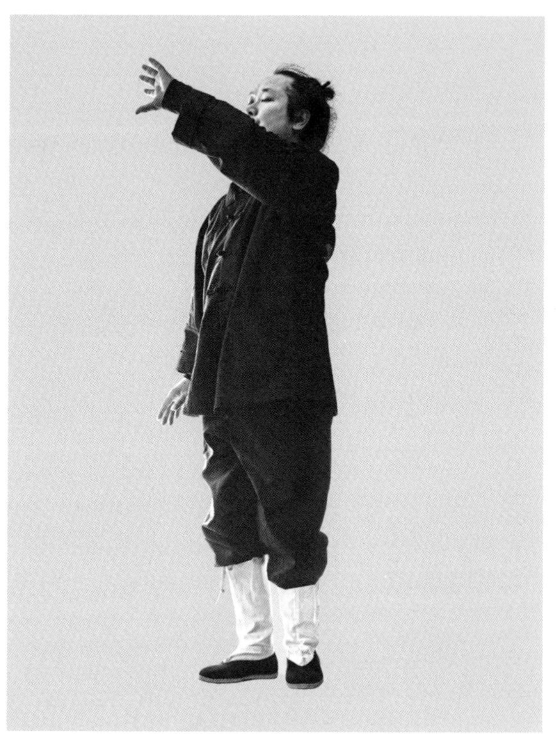

Abb. 24

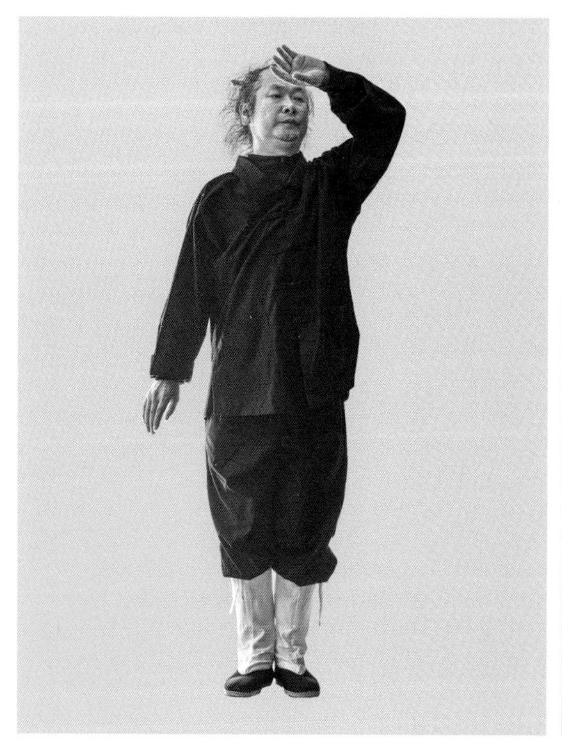

Abb. 25

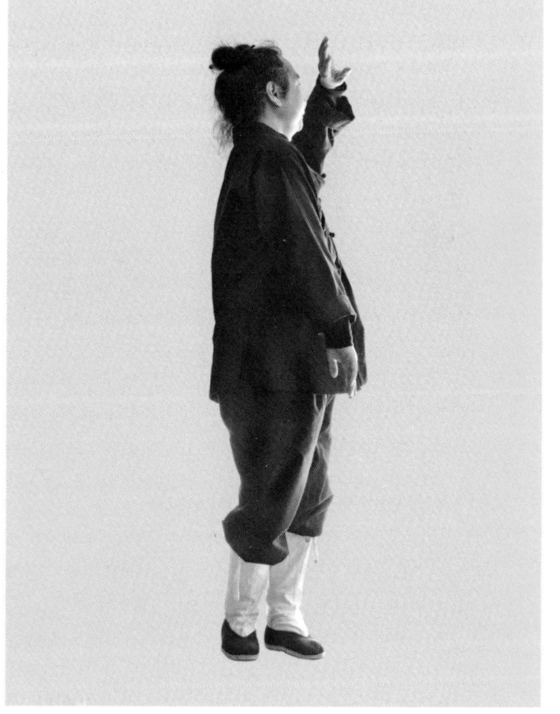

Abb. 26

(13) Mit den Armen nacheinander kreisen

Mit den Schultern nacheinander nach hinten kreisen, die Hände und Finger sind locker und entspannt, der Rumpf dreht sich spiralig mit. Die Schultern führen die Bewegung an, die Arme bleiben hängen (▶Abb. 23 bis 26). Bei häufigeren Wiederholungen können die Ellenbogen mit angehoben werden, so dass sie bis auf die Höhe der Schultern kommen können. Durch die Drehung des Rumpfes verlagert sich das Gewicht abwechselnd auf ein Bein, die andere Ferse hebt sich.

Übungsanforderung: die Arme in sich auch schraubend drehen, so dass der *láogōng*-Punkt (Herzhülle 8) nach außen sieht. Die Wirbelsäule dreht sich zur Seite.

Anschließend die gleiche Bewegung mit Kreisen nach vorn beginnend ausführen.

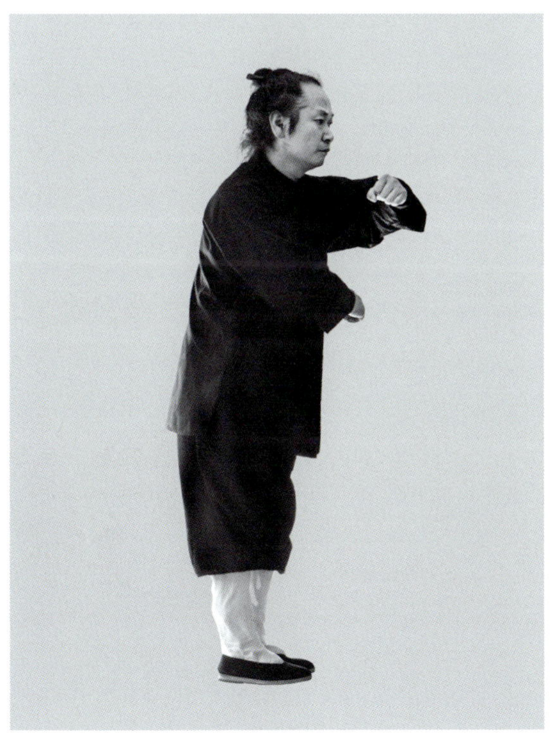

Abb. 27

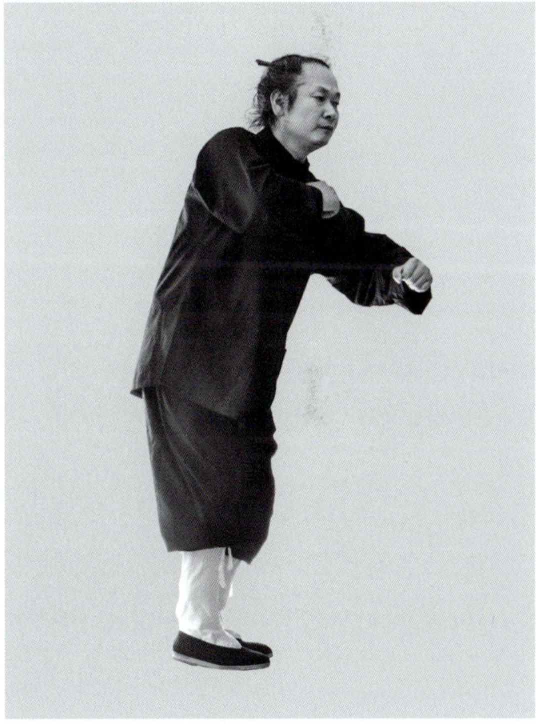

Abb. 28

(14) Die Unterarme umeinanderkreisend bewegen

In leicht „sitzender" Körperhaltung die Unterarme nahezu parallel vor dem Körper umeinanderdrehen, erst nach innen, dann nach außen. Die Hände sind gelockert, die Handflächen zeigen zum Körper oder sind zu lockeren Hohlfäusten geformt. Der Körper dreht sich spiralig mit, dadurch sind die Schultern nicht auf gleicher Höhe, die Füße werden abwechselnd belastet (▶Abb. 27 und 28).

(15) Aufrecht gestellte Hände umeinanderkreisend bewegen

Die aufrecht gestellten Hände mit den Handinnenflächen zueinander wenden. Die Hände vor dem Körper vertikal umeinanderkreisend bewegen, in der Vorstellung auf dem Rand einer stehenden Scheibe um den gemeinsamen Mittelpunkt, erst zum Körper hin, dann nach außen. Die Finger sind gespreizt, die Handflächen zeigen zueinander. Die Kraft zur kreisenden Bewegung geht von den Handwurzeln aus (▶Abb. 29 bis 31).

Der Körper macht kleine spiralige Bewegungen mit.

Bei dieser Übung kann es zur Qì-Wahrnehmung bis in die Fingerspitzen kommen. Die Finger sind Bereiche, in denen die drei Yáng-Leitbahnen der Hände beginnen und die drei Yīn-Leitbahnen der Hände enden (s. Kap. 8, S. 259–260).

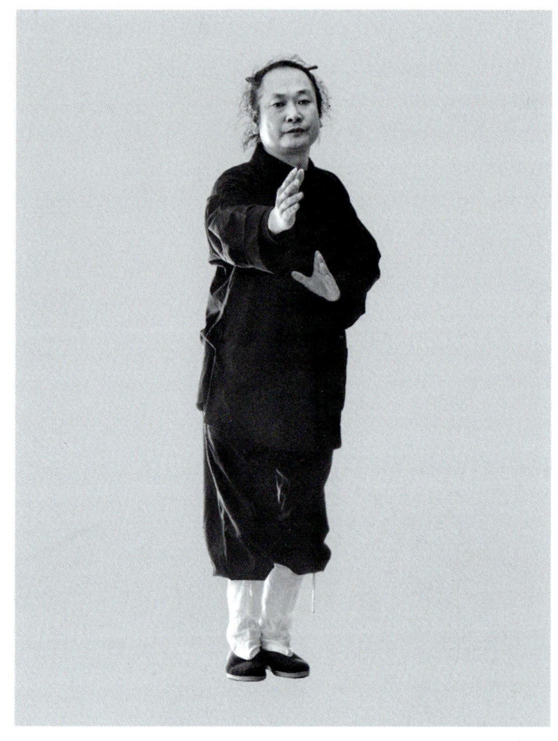

Abb. 29

Die Vorstellungskraft geht vom unteren *dāntián, qìhăi* (*rènmài* 6) zum oberen *dāntián, yìntáng* (s. Kap. 3, S. 75–76). Das Kreisen der aufgestellten Hände zum Körper hin stärkt die Funktionsreise Herz *xīn* und Lunge *fèi*, das Kreisen nach außen die Funktionskreise Leber *gān* und Niere *shèn*.

(16) Öffnen und Schließen vor dem Brustkorb

Im schulterbreiten Stand umschließen die Arme vor dem Brustkorb in *tánzhōng*-Höhe (*rènmài* 17) einen imaginären großen Ball. Aus dieser Haltung heraus mehrfach die Arme öffnend auseinander bewegen, als würde man einen größeren Ball umfassen, und dann wieder mehr schließen mit der Vorstellung des Verdichtens (▶Abb. 32 und 33). Dieses Öffnen und Schließen wird begleitet von leicht vorwärts und rückwärts schwankenden Bewegungen des Körpers. Beim Öffnen einatmen, bei der schließenden Bewegung ausatmen. Durch diese Bewegung werden die Funktionskreise Herz *xīn* und Lunge *fèi* reguliert.

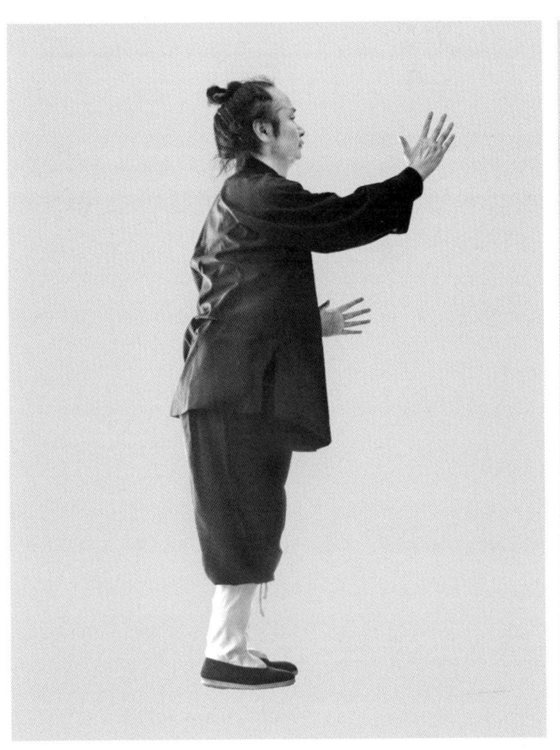

Abb. 30

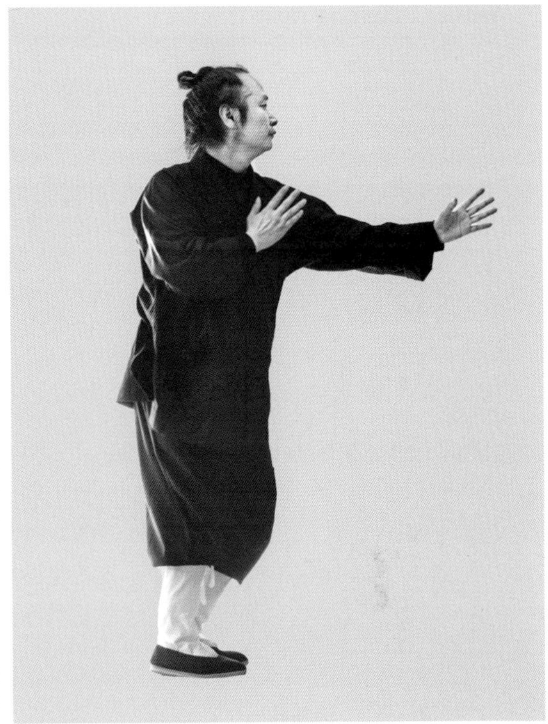

Abb. 31

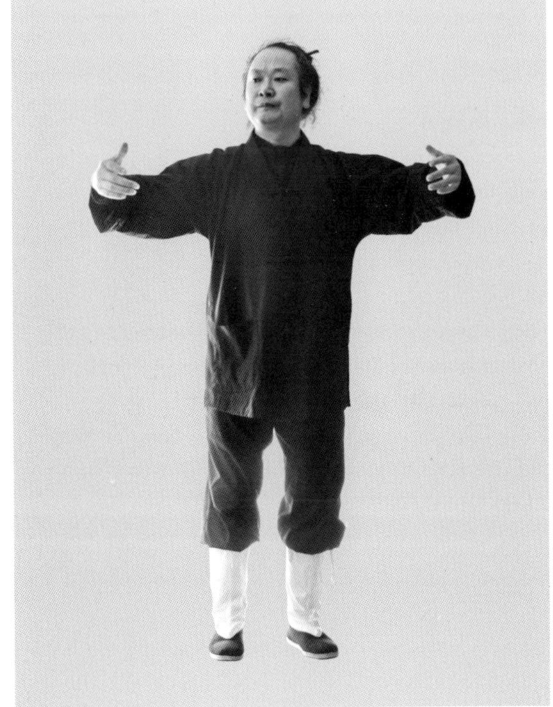

Abb. 32

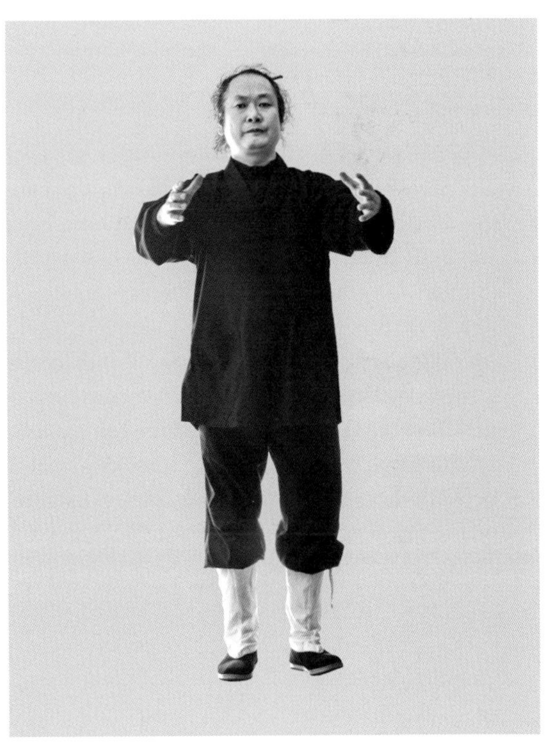

Abb. 33

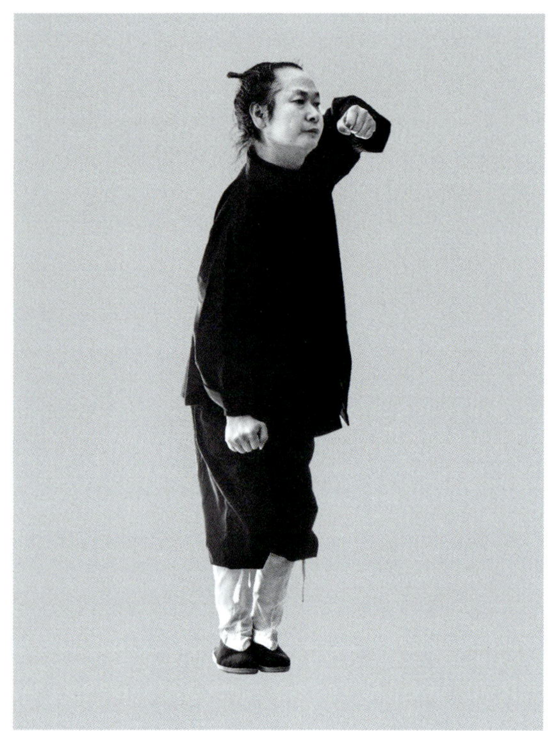

Abb. 34

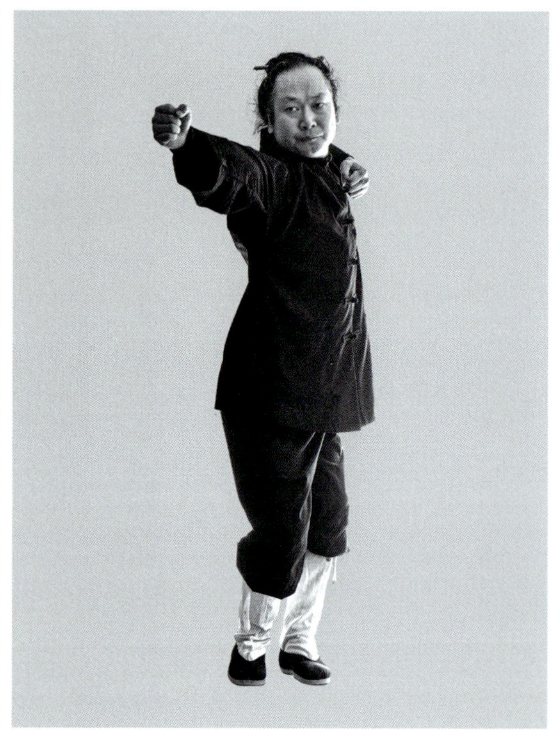

Abb. 35

(17) Mit den Fäusten nacheinander große Kreise malen

Die Fäuste zu Hohlfäusten schließen, die Daumen liegen auf den Grundgelenken der Ringfinger. Variante dieser Übung: Die Daumen liegen auf den Endgliedern der Zeigefinger.

Nacheinander rückwärts kreisend bewegen, die Ellenbogen führen die Bewegung an. Den rechten Arm diagonal nach links vorne strecken, vorne angekommen, das Faustauge nach innen drehen. Gleichzeitig den linken Arm mit der Faust bis zur linken Brust ziehen. Die Wirbelsäule dreht sich um ca. 45 Grad in Richtung des vorderen Arms mit weit ausholenden spiraligen Bewegungen. Die vordere Faust aus der Mitte heraus nach vorne drücken, gleichzeitig den hinteren Arm mit den Ellenbogen nach hinten ziehen (▶ Abb. 34 und 35).

Durch diese Übung wird die Brust geweitet und die *jiájǐ*-Punkte, die beidseits neben der Wirbelsäule liegen, werden verdichtet. Anschließend die Richtung wechseln. Bei dieser Übung werden die Funktionskreise Milz *pí*, Magen *wèi* und Niere *shèn* reguliert.

(18) Die *shènshù*-Punkte (Blase 23) und den unteren Rücken massieren

Die Hände wiederholt warm reiben, zu den *shènshù*-Punkten (Blase 23) führen und diese und den unteren Rücken mit kreisenden Bewegungen massieren (▶ Abb. 36 bis 39). Die *láogōng*-Bereiche (Herzhülle 8) sind dem Funktionskreis Herz *xīn*, damit dem Feuer zugeordnet, die *shènshù*-Bereiche (Blase 23) dem Funktionskreis Niere *shèn*, dem Wasser. Durch diese Übung werden die polaren Kräfte Feuer und Wasser, Yáng und Yīn miteinander in Verbindung gebracht und aktiviert.

(19) Mit dem Becken kreisen und den Rücken massieren

Die Hände liegen mit den Fingern auf dem Beckenkamm, Fingerspitzen nach hinten, Daumen nach vorn (▶ Abb. 39). Es folgen kreisende Bewegungen mit dem Becken, der ganze Körper macht spiralige Bewegungen mit. Das Kreisen mit dem Becken erfolgt nacheinander in beide Richtungen jeweils neun Mal oder ein Vielfaches davon, zuerst im Uhrzeigersinn dann in die andere Richtung (▶ Abb. 40 und 41). Anschließend die Hände reiben, sie auf die Nierengegend legen und den unteren Rücken seitlich der Lendenwirbel bis Kreuzbein/Steißbeinhöhe kräftig massieren und wärmen.

(20) Die Schildkröte pendelt mit Kopf und Schwanz

Die Füße werden zusammengestellt, die Knie durchgedrückt, der Oberkörper wird horizontal gebeugt mit geradem Rücken. Die Hände liegen auf den gestreckten Knien, der Kopf wird in den Nacken genommen, der Blick ist nach vorn gerichtet. In dieser Haltung den Oberkörper langsam nach links und rechts schwingen (▶ Abb. 42 und 43).

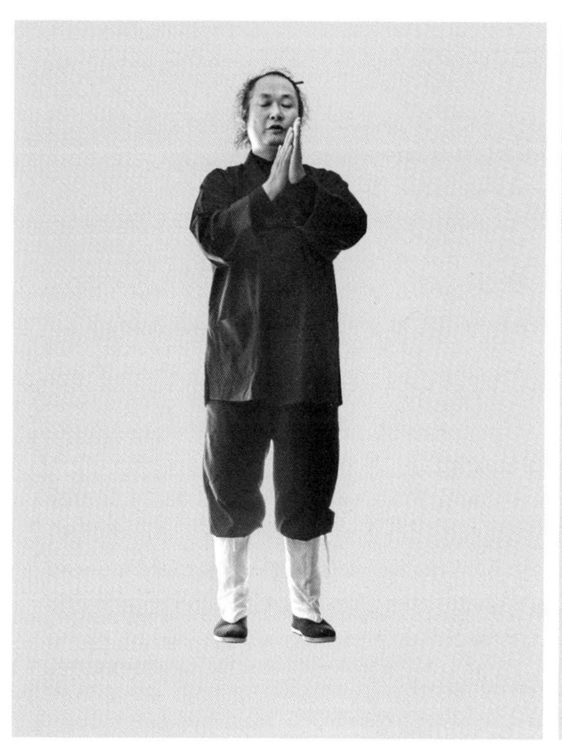
Abb. 36

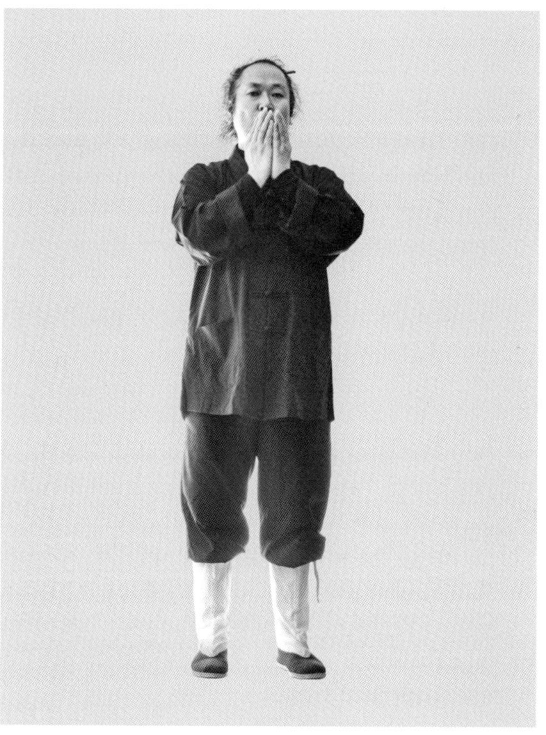
Abb. 37

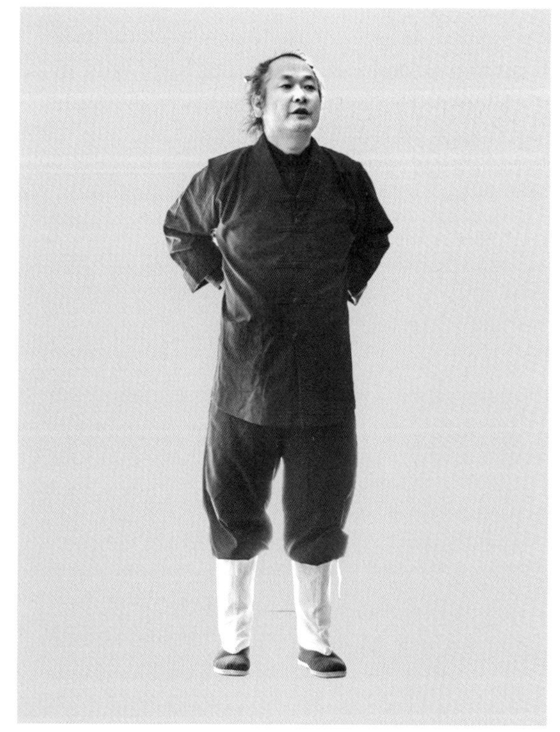
Abb. 38

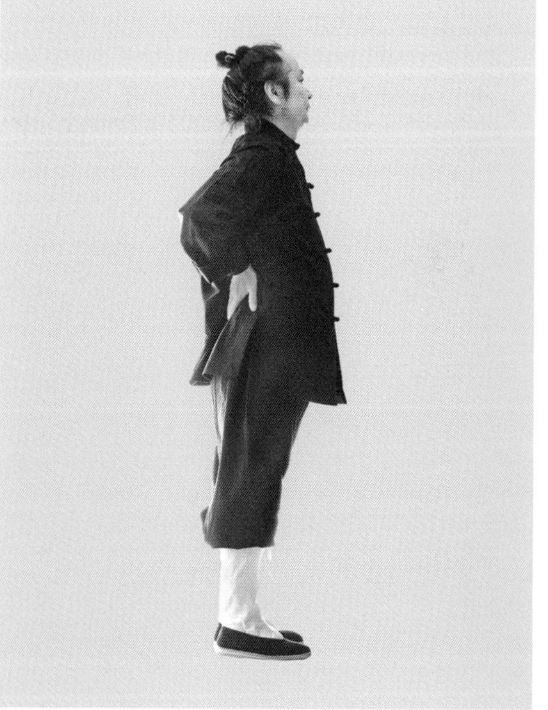
Abb. 39

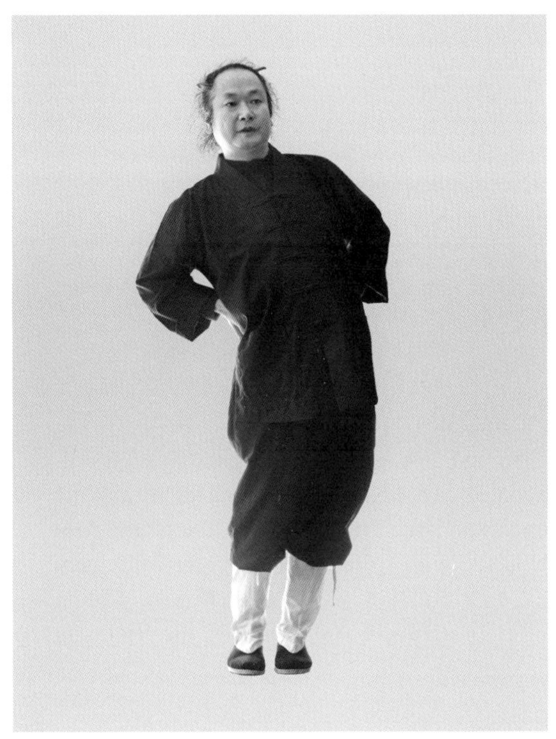

Abb. 40

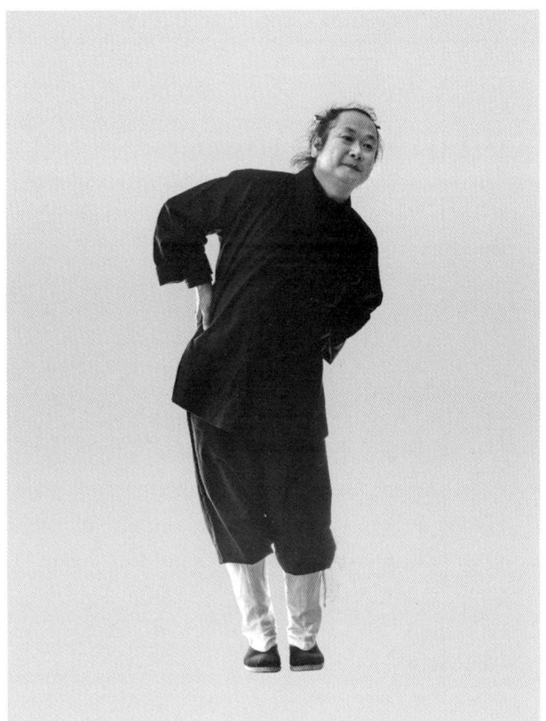

Abb. 41

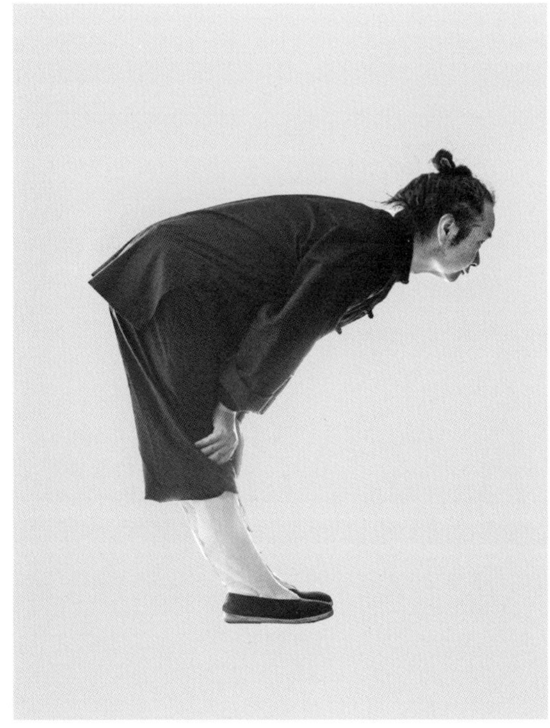

Abb. 42

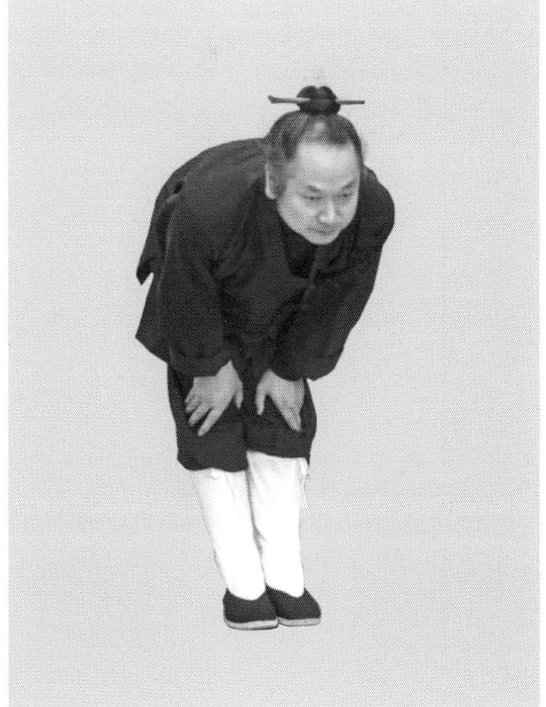

Abb. 43

(21) Mit den Knien kreisen

Die Füße bleiben zusammengestellt, mit den Knien nacheinander in beide Richtungen Kreise malen, dabei halb in die Hocke gehen (▶Abb. 44). Beim Kreisen nach hinten werden die Knie durchgedrückt.

Anschließend im schulterbreiten Stand mit den Knien von außen nach innen und von innen nach außen und kreisen (▶Abb. 45).

(22) Im Pferdschritt den Kranichen hinterher schauen

Die Füße breiter als schulterbreit auseinanderstellen und sich auf einen imaginären Pferderücken setzen. Die Fußspitzen dürfen sich nach außen öffnen. In dieser Pferdschritthaltung die Hände auf die Knie legen, die rechte Schulter zum linken Knie drehen, so dass der rechte Arm gestreckt und die Leiste gedehnt wird. Die Wirbelsäule wird spiralig gedreht, der Blick geht nach hinten und oben, die spiralige Drehung setzt sich im Blick weiter fort (▶Abb. 46 und 47). Man kann sich vorstellen, Kranichen hinterher zu schauen. Anschließend die Richtung wechseln.

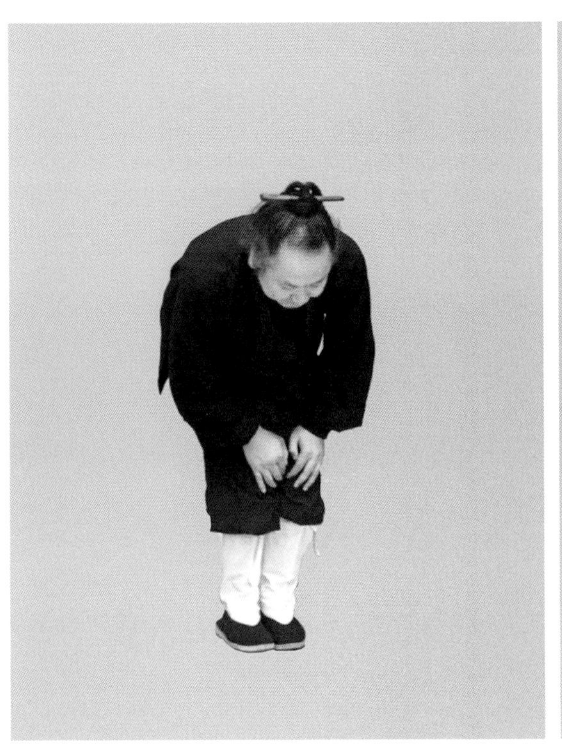

Abb. 44

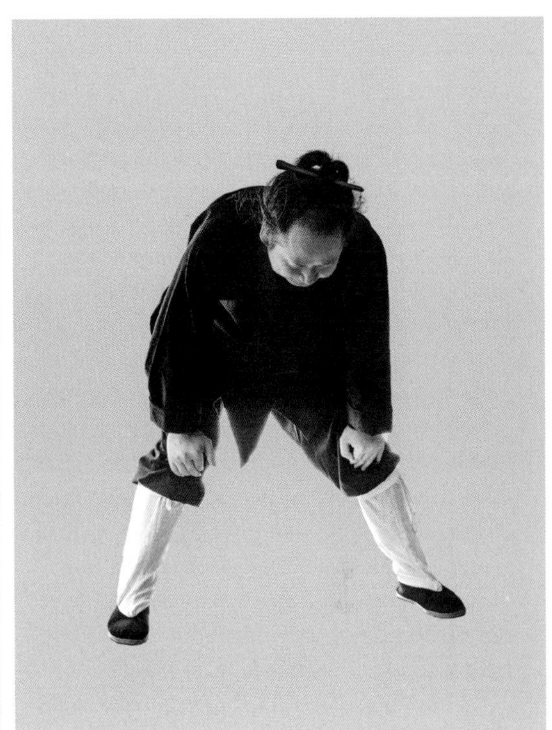

Abb. 45

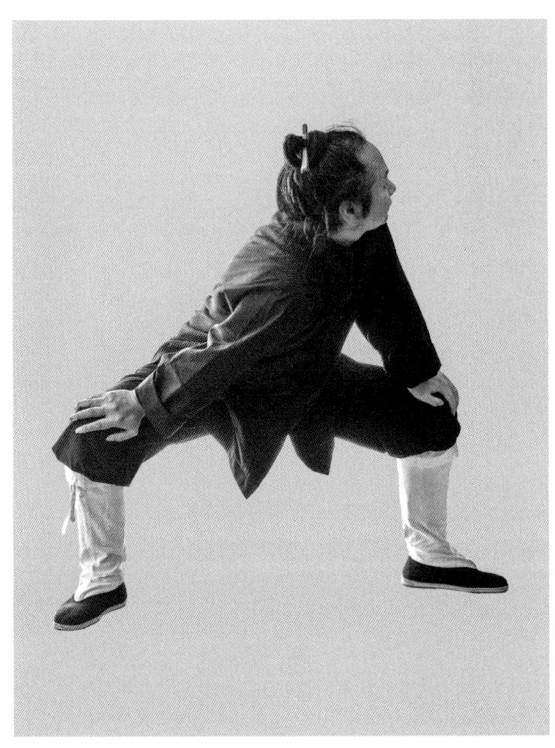

Abb. 46

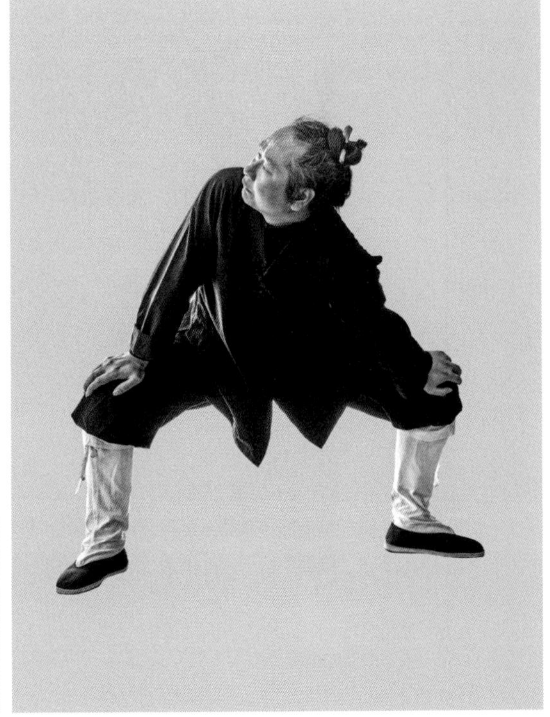

Abb. 47

(23) Schwingen der Arme und klopfen der Achseln

Bei gebeugtem Rumpf, die Knie sind durchgestreckt, die Arme locker hängen lassen und nach vorne und hinten am Rumpf vorbei schwingen. Anschließend die Arme vor den Beinen nach links und rechts schwingen, sich dabei langsam aufrichten und zum schulterbreiten Stand zurückkehren. Dabei schlägt die untere Hand die Achsel des nach oben geschleuderten Armes. Der obere Arm streckt und dehnt sich weit nach oben und hinten. Der Körper dreht sich in die Richtung des oberen Armes, das Gewicht wird dorthin verlagert, die Ferse der Gegenseite hebt sich. Die Wirbelsäule dreht sich spiralig mit. Der Blick folgt dem oberen Arm (▶ Abb. 48 bis 50).

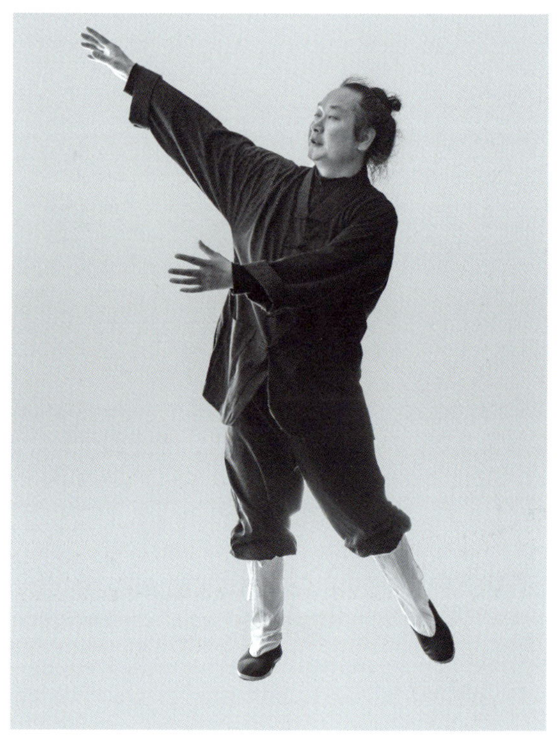

Abb. 48

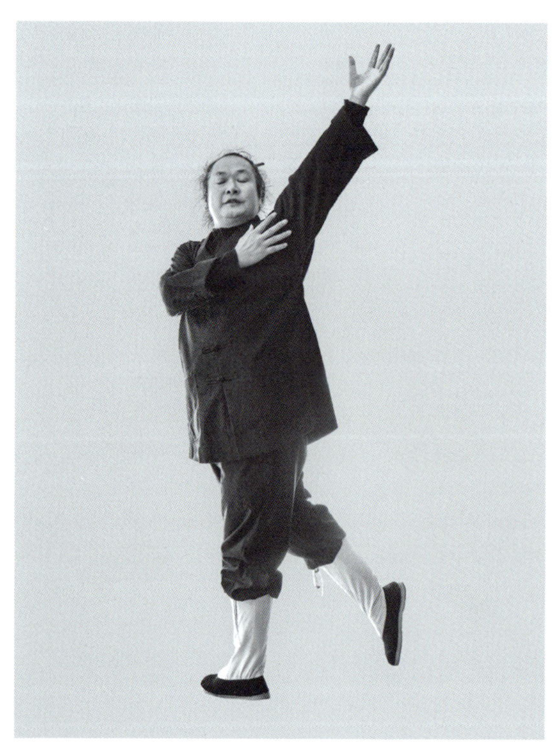

Abb. 49

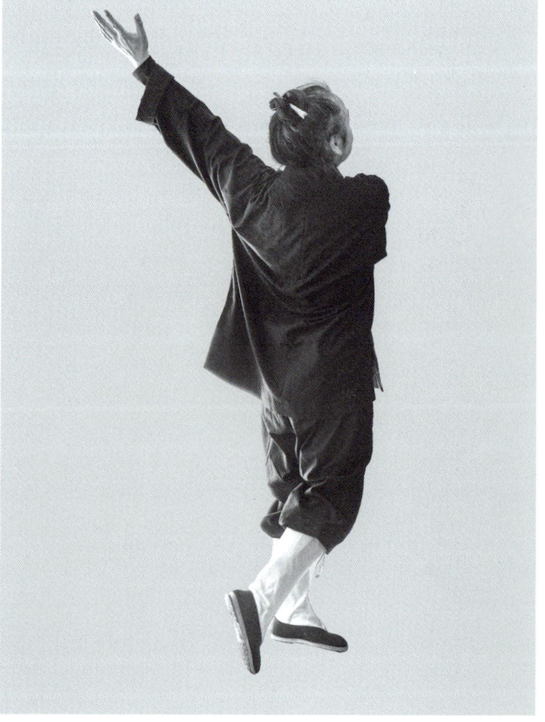

Abb. 50

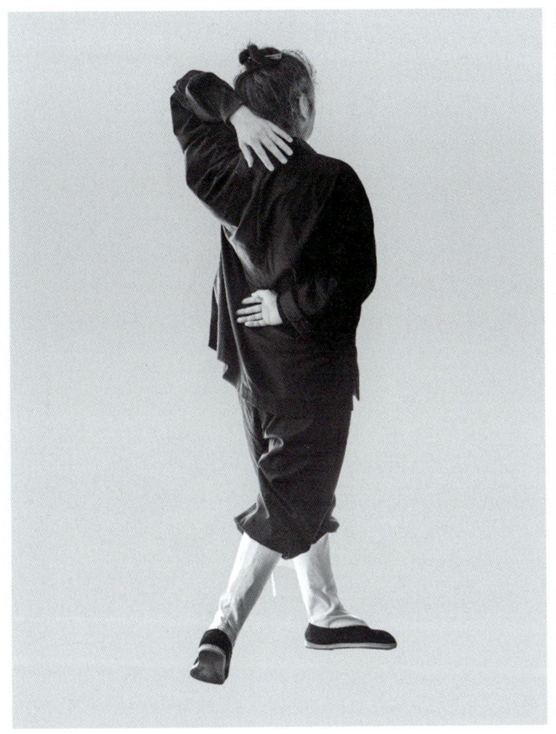

Abb. 51

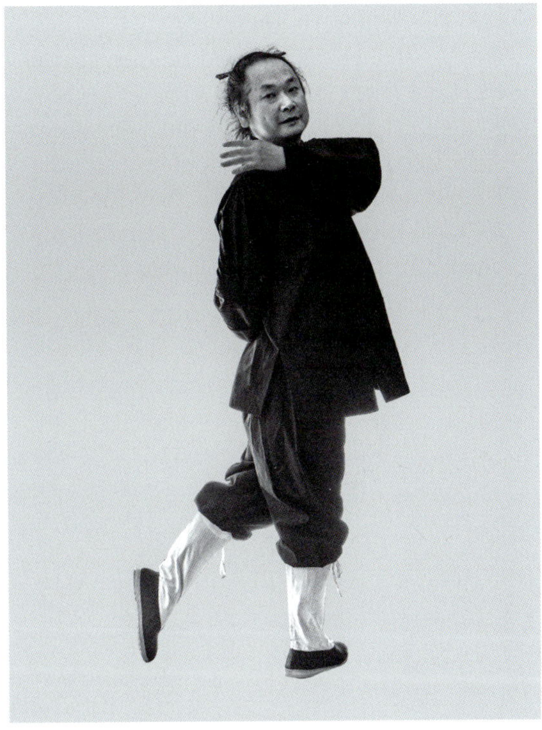

Abb. 52

(24) *Dàzhuī* (*dūmài* 14) und Schultern schlagen

Den rechten Handrücken auf *mìngmén* (*dūmài* 4) legen. Mit der Drehung des Körpers nach rechts schlägt die freie linke Hand die rechte Schulter, mit der Drehung nach links den *dàzhuī* (*dūmài* 14).

Der Körper dreht sich dabei um jeweils 90 Grad, die Ferse der Gegenseite wird angehoben. Dann die Hände wechseln (▶ Abb. 51 und 52).

(25) Die Schultern umarmen

Beide Schultern umarmend klopfen, dabei die Knie leicht beugen (▶Abb. 53 bis 55). Mal ist der rechte, mal der linke der obere Arm. Beim Öffnen der Arme streckt sich der Körper, beim Schließen der Arme werden die Knie leicht gebeugt. Das Einatmen kann beim Öffnen der Arme laut hörbar erfolgen.

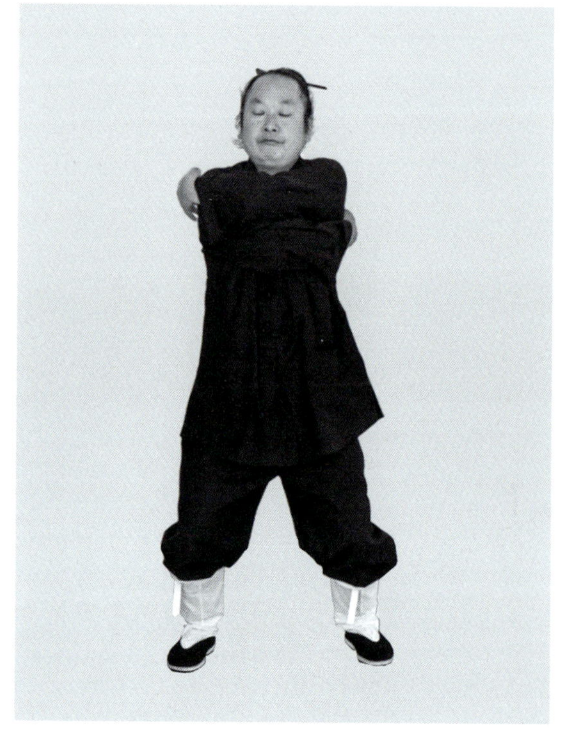

Abb. 53

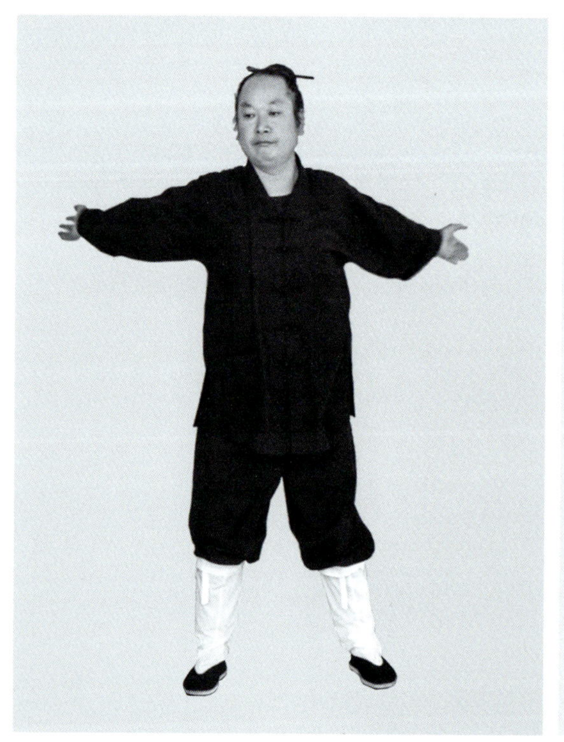

Abb. 54

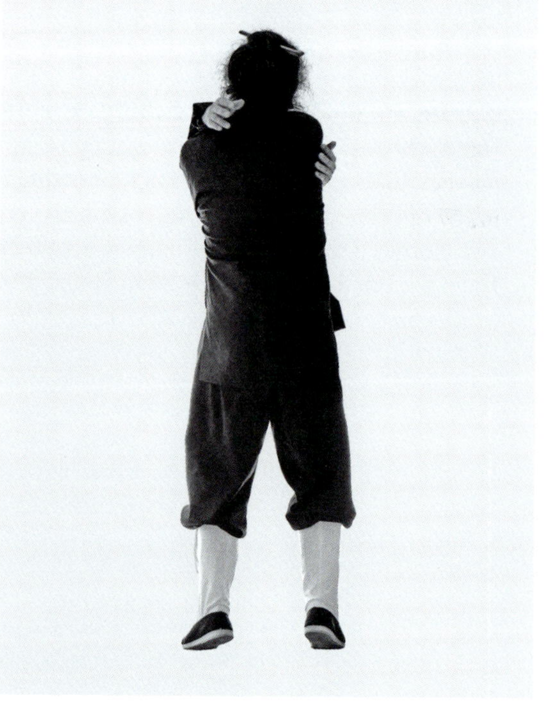

Abb. 55

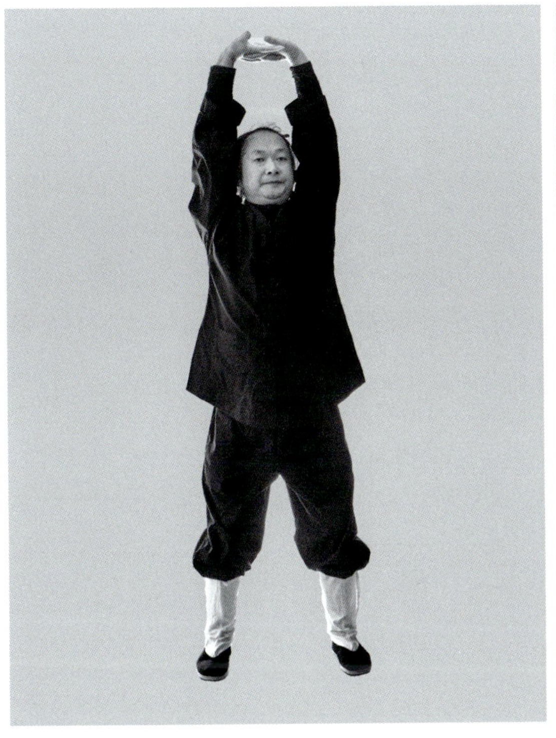

Abb. 56

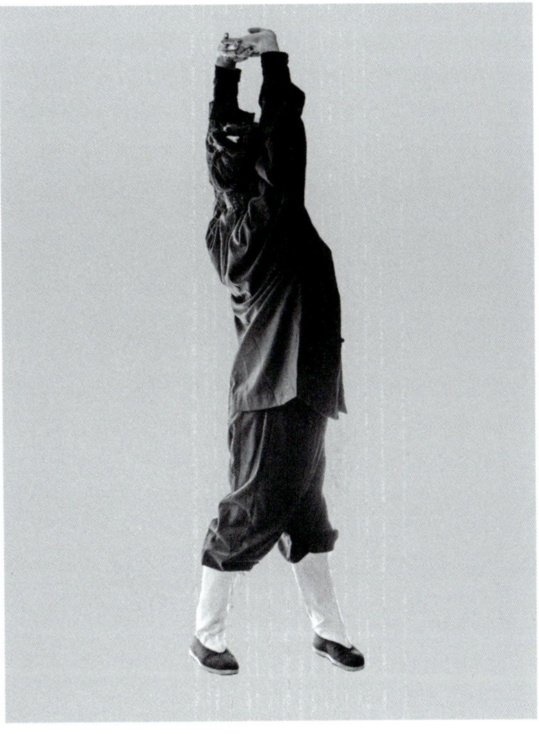

Abb. 57

(26) Den Himmel stützen und die Erde drücken

Die Hände verschränken, nach oben drücken, die Handflächen zeigen als Yáng-Hände zum Himmel. In dieser Haltung den Körper langsam nach links und nach rechts drehen (▶Abb. 56 und 57). In der jeweiligen Endposition kann man den Atem kurz anhalten.

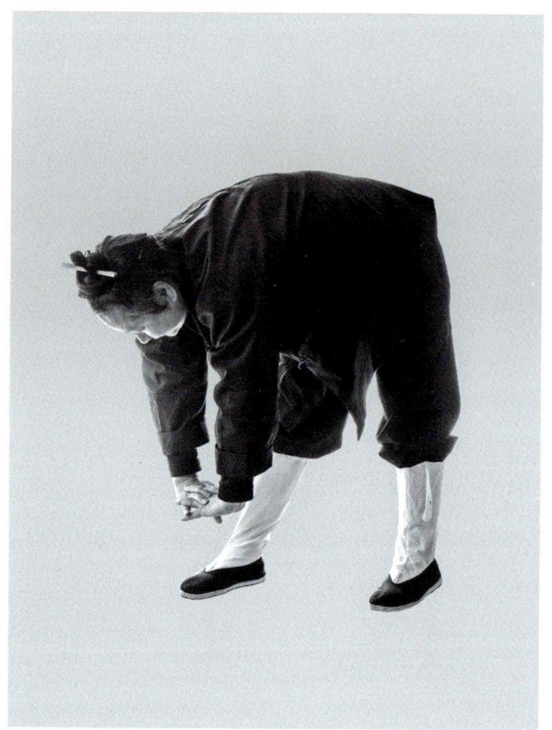

Abb. 58

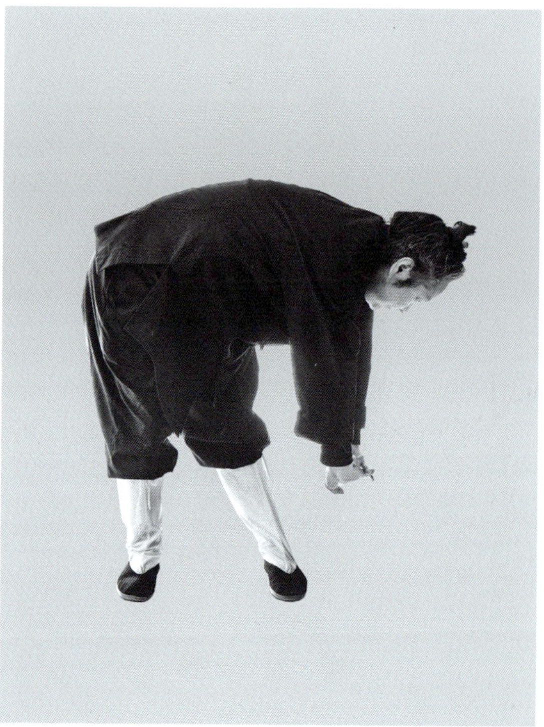

Abb. 59

Anschließend sich mit geradem Rücken nach vorne beugen, den Kopf leicht in den Nacken nehmen, die verschränkten Hände zeigen mit den Handflächen zum Boden. Mit verschränkten Händen mittig und jeweils deutlich neben dem rechten und linken Fuß kurz innehalten (▶ Abb. 58 und 59).

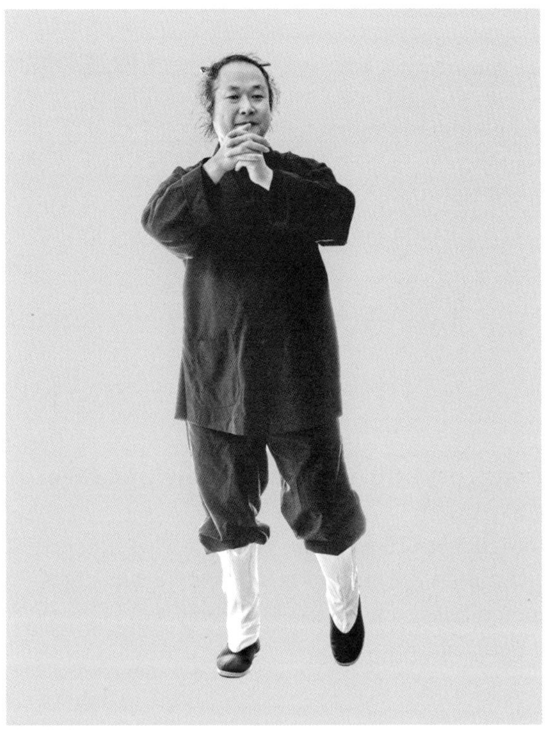

Abb. 60

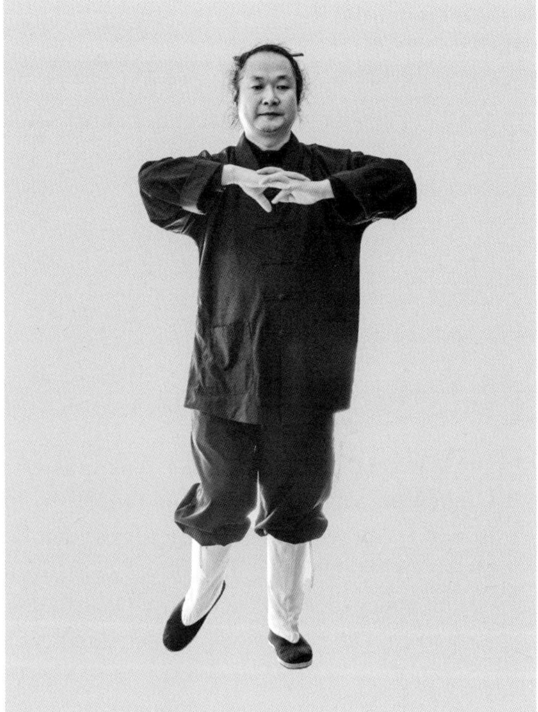

Abb. 61

(27) Die Hände und Arme wie eine Schlange bewegen
Den Körper aufrichten, die verschränkten Hände bis Brusthöhe heben, dann wellenförmig und locker im Handgelenk bewegen. Wie eine Welle läuft die Kraft über die Unterarme und Handgelenke, dabei abwechselnd rechts und links den Vorfuß aufsetzen und kreisen lassen (▶Abb. 60 und 61).

Wirkpotential der 1. Vorbereitungsübung

Nachgeburtliches Qì in vorgeburtliches Qì, in den uranfänglichen Zustand, zurückführen.
Muskeln und Gelenke bewegen, Leitbahnen durchgängig machen.
Beschwerden der Wirbelsäule vorbeugen bzw. lindern.
Speicher- und Durchgangsorgane *zàngfǔ* werden zur Harmonie geführt und die Funktionskreise Herz *xīn* und Lunge *fèi*, Leber *gān* und Niere *shèn* gestärkt und reguliert. Der Körper soll in den ursprünglichen Zustand zurückgeführt werden.
Dieser Zustand soll bewahrt und durch die 2. Vorbereitungsübung gefestigt werden.

2. Vorbereitungsübung

Die Wurzel festigen und das Ursprungs-Qì stärken, die Leitbahnen durchgängig machen.
Gù běn péi yuán, shū jīng huó luò, 固本培元, 舒经活络
In der 2. Vorbereitungsübung gilt es, den bestmöglichen Zustand aus der 1. Vorbereitungsübung zu übernehmen, die Wurzel zu festigen und diesen Zustand zu bewahren. Verbrauchtes Qì soll abgegeben, das numinose Qì aufgenommen werden, um so das Ursprungs-Qì, *yuánqì,* zu stärken. Die Leitbahnen werden durchgängig gemacht.

Es folgen sechs einzelne Abschnitte.

(1) Pfahlübung der Unbegrenztheit, *wújí*-Haltung
Ausgangshaltung ist die Pfahlhaltung der kosmischen Grußform, auch als daoistische Grußhaltung bekannt (▶ Abb. 62).
In Höhe der *dàimài*-Leitbahn die Arme zur Seite führen und den Schritt nach links öffnen. Im schulterbreiten Stand die Knie lockern, die Arme mit kleinem Abstand vom Körper seitlich hängen lassen, die Handrücken zeigen nach vorne, die Achselhöhlen sind frei (▶ Abb. 63). Diese Haltung wird *wújí*-Haltung genannt und kann auch als Pfahlübung einige Minuten geübt werden. Dadurch wird Qì trainiert und reguliert.
In dieser Haltung Körper und Geist entspannen, die umherirrenden Gedanken ziehen lassen.

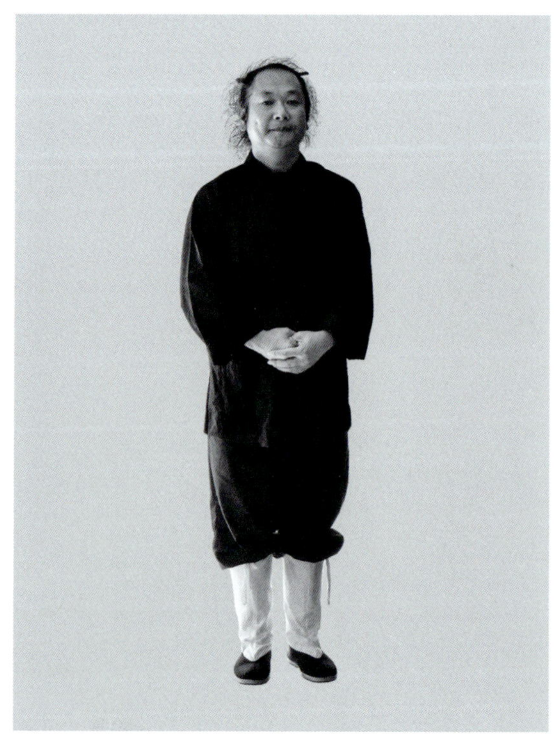

Abb. 62

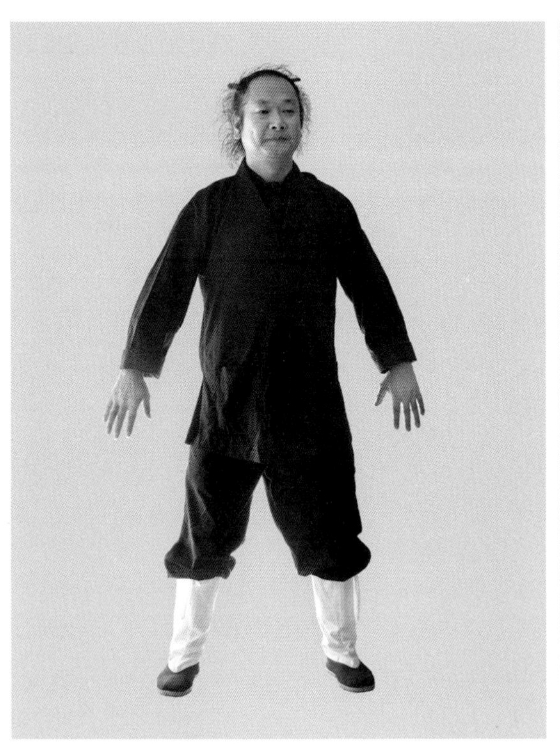

Abb. 63

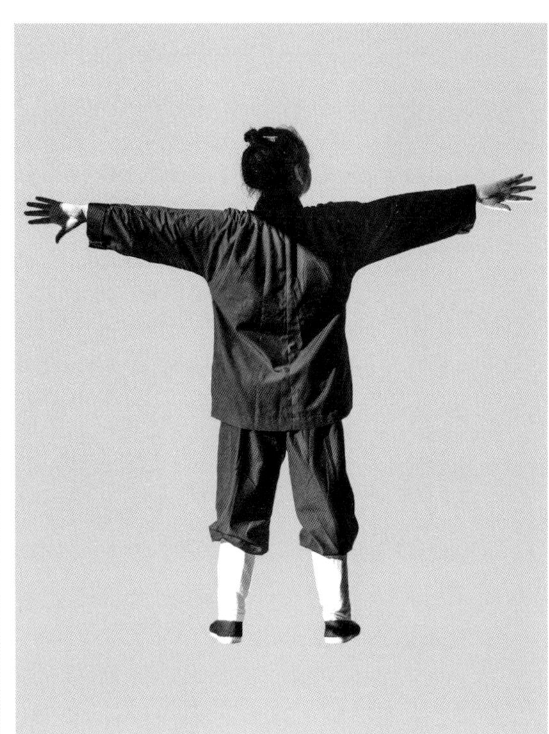

Abb. 64

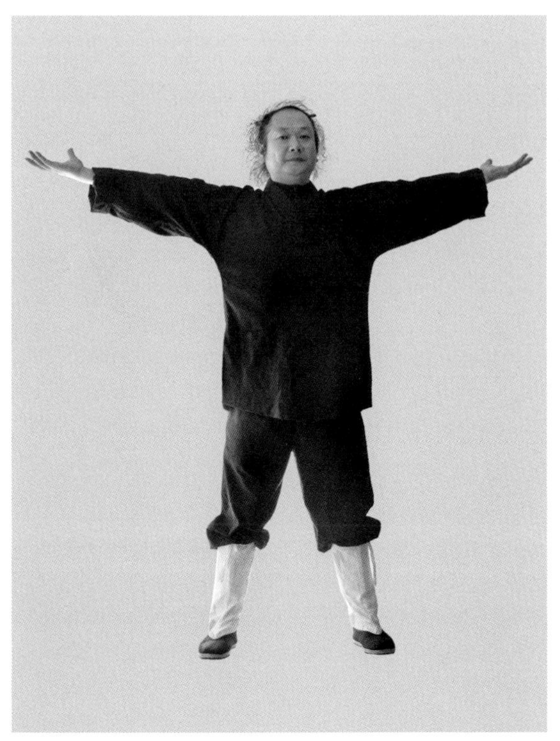

Abb. 65

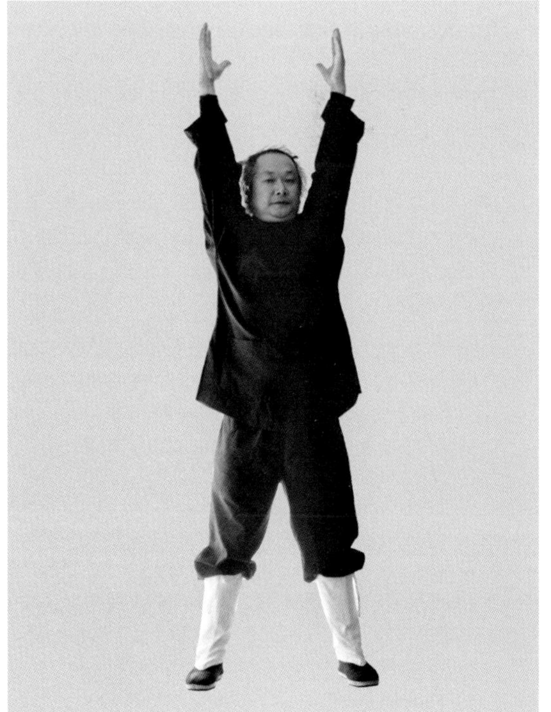

Abb. 66

Anmerkung

Wújí ist ein Begriff aus der chinesischen Philosophie. Er kann übersetzt werden mit „Unendliches“, „Gipfel des Nichts“ oder das „Nicht-Höchste“. Das Schriftzeichen *wú* stellt eine Verneinung dar, *jí* war ursprünglich der „Dachfirst“ und nahm später die Bedeutung von „Pol, Extrem, äußerst, höchst“ an. *Wújí* kann als Beschreibung eines undifferenzierten Zustands des Universums aufgefasst werden, der reine Potentialität darstellt, noch keine voneinander unterschiedenen Objekte enthält und zugleich Ursprung aller Objekte ist. *Wújí* verweist also auf einen gestaltlosen Ur-Grund, zu dem alles auch wieder zurückkehrt.
Aus dem *wújí* entsteht das *tàijí*, welches die Ursprungskraft aller kosmischen Manifestationen ist. Daraus entstehen die Fünf Wandlungsphasen Holz, Feuer, Erde, Metall und Wasser, im Wandel von Yīn und Yáng. Yīn und Yáng sind eins im *tàijí*, dem Allerhöchsten.
Wújí ist dem *tàijí* vorangestellt.

(2) Heben der Arme

Die Arme und Beine strecken, dann die Arme seitlich ganz langsam nach oben steigen lassen, die Handrücken zeigen weiterhin nach vorne (▶Abb. 64). Mit Hilfe der Vorstellungskraft wird Qì von den Fußsohlen – *yǒngquán* (Niere 1) – über die Wirbelsäule bis über die Fingerspitzen und weiter nach außen geführt. Das trübe, verbrauchte Qì wird mit der Vorstellungskraft über die Fingerspitzen und Füße ausgeleitet. Die Fuß-Juéyīn-Leber-Leitbahnen werden reguliert.
Beide Arme bilden in Verlängerung des Rumpfes eine horizontale Linie. Die Fingerspitzen erreichen eine unbegrenzte Weite. Widerstreitende Kräfte werden wirksam zwischen *bǎihuì* (*dūmài* 20) und *yǒngquán* (Niere 1) sowie zwischen den Fingerspitzen links und rechts.

In Schulterhöhe langsam die Handflächen nach oben wenden, sie werden zu Yáng-Händen (▶Abb. 65). Die Arme weiter nach oben bewegen. Oben angekommen zeigen die Handflächen zueinander, die Arme sind schulterbreit geöffnet (▶Abb. 66).
Diese Übung dient der Regulierung der Fuß-Juéyīn-Leber-Leitbahnen und Fuß-Shàoyáng-Gallenblasen-Leitbahnen.
Anschließend den Körper, die Schultern, die Ellenbogen und die Knie entspannen und die Arme in balltragender Haltung langsam vor dem Körper sinken lassen, mit der Vorstellung, den Kosmos zu umschließen (▶Abb. 67). Die Hände bis zum unteren *dāntián* führen und die daoistische Grußhaltung einnehmen (▶Abb. 68).

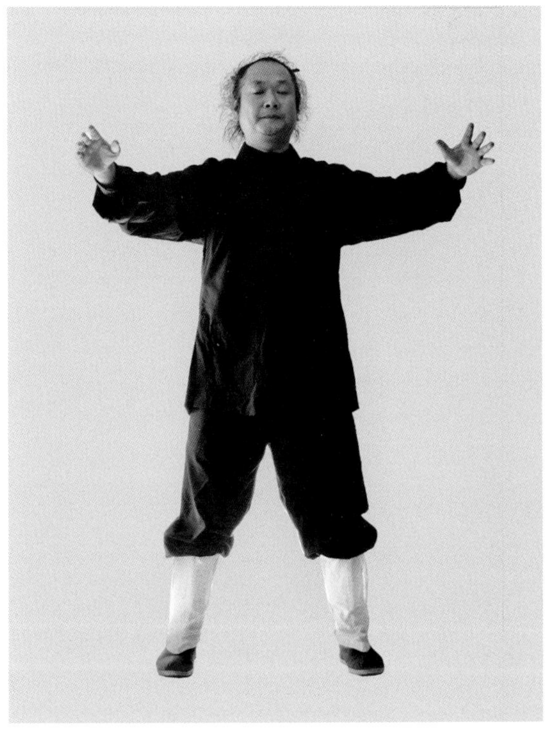

Abb. 67

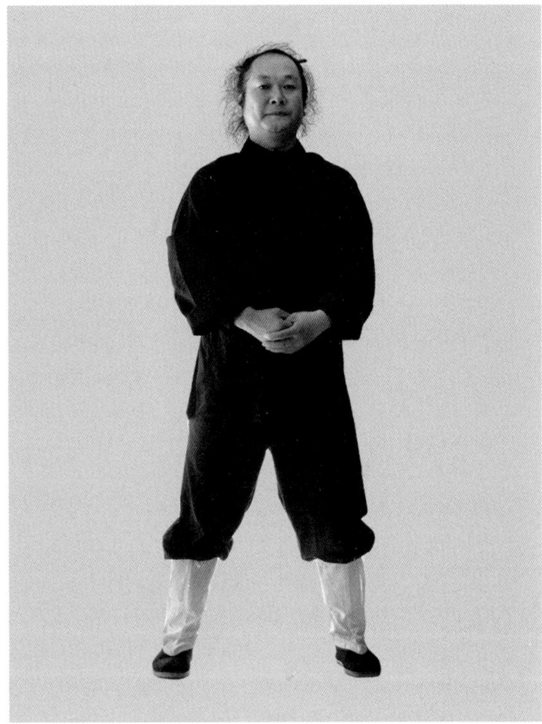

Abb. 68

Variante:
Sind die Arme ausgestreckt und in Schulterhöhe, die Handflächen mit Betonung der Kleinfingerseite nach hinten drehen. Mit dieser Arm- und Handhaltung langsam schreiten oder auf einem Bein stehen. Wirkpotential: Klären der Funktionskreise Leber *gān* und Gallenblase *dǎn* sowie Regulierung der entsprechenden Leitbahnen.

(3) Mit den Zähnen klappern

Mit den Zähnen 36 Mal oder 72 Mal klappern, leise oder auch laut hörbar. Dadurch werden die Zähne gekräftigt, der Speichelfluss wird angeregt und die Funktionskreise Niere *shèn* und Milz *pí* können gestärkt werden. Den Atem regulieren, er wird langsam und gleichmäßig.

(4) Das *dāntián* reiben

Die Handteller mit den *láogōng*-Punkten (Herzhülle 8) übereinanderlegen. Die Hände liegen auf dem unteren *dāntián*, *qìhăi* „Meer des Qì“ (*rènmài* 6).

Mit angemessenem Druck zuerst im Uhrzeigersinn, beginnend von rechts oben nach links unten, massieren (▶ Abb. 69). Der Körper dreht sich spiralig mit, die Kreise werden größer. 36 bis 108 Mal im Uhrzeigersinn mit der Vorstellung, trübes Qì auszuleiten. Dann 36 bis 108 Mal gegen den Uhrzeigersinn, die Kreise kleiner werden lassen.

Diese Übung mit mindestens zweistündigem Abstand zum Essen praktizieren. In liegender Position vor dem Schlafengehen oder Aufstehen die Häufigkeit vermehren, bis zu 365 Mal. Bei Einschlafstörungen kann diese Übung hilfreich sein.

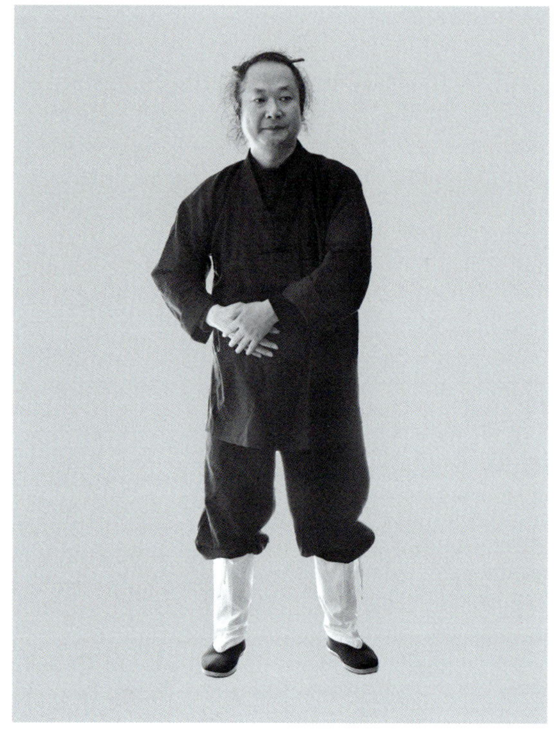

Abb. 69

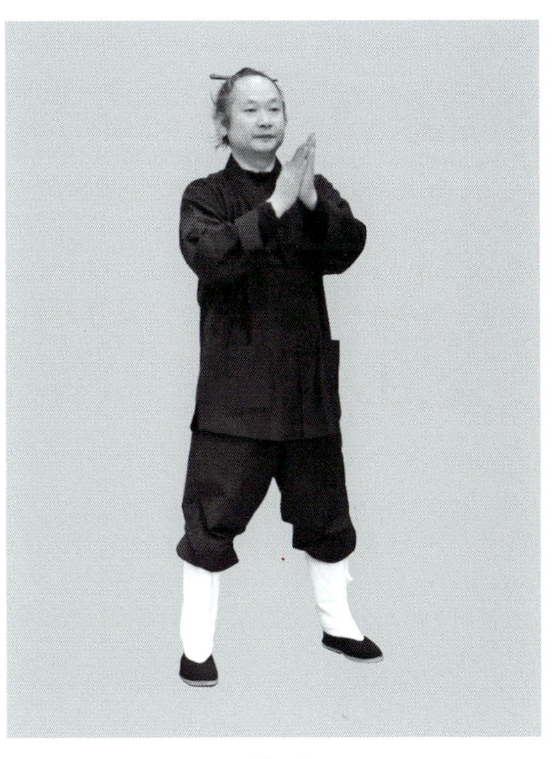

Abb. 70

(5) Das Gesicht waschen und die Leitbahnen abklopfen

Zuerst die Hände mehrfach reiben und danach das Gesicht waschen (▶Abb. 70 und 71), die Ohren kneten, den Nacken massieren, die *fēngchí*-Punkte (Gallenblase 20) reiben und die *yùzhěn*-Punkte (Blase 9) klopfen.

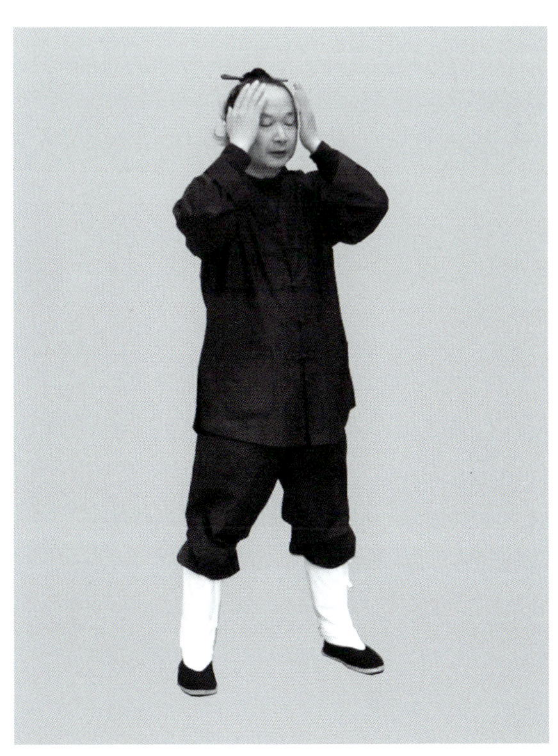

Abb. 71

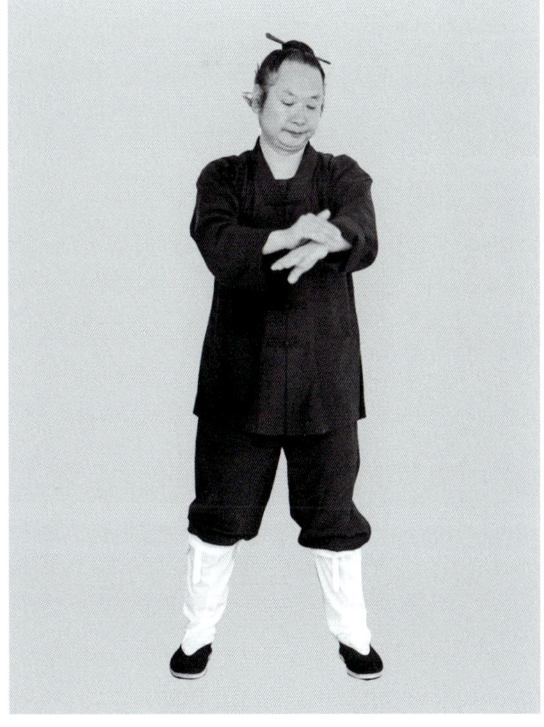

Abb. 72

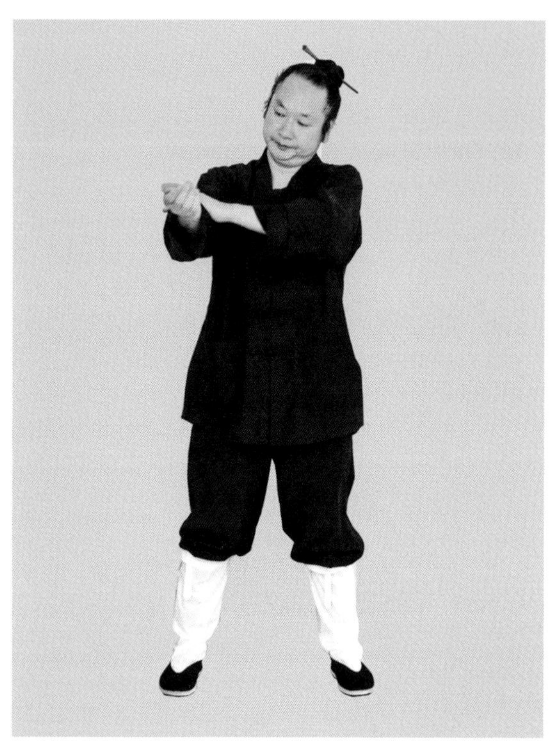

Abb. 73

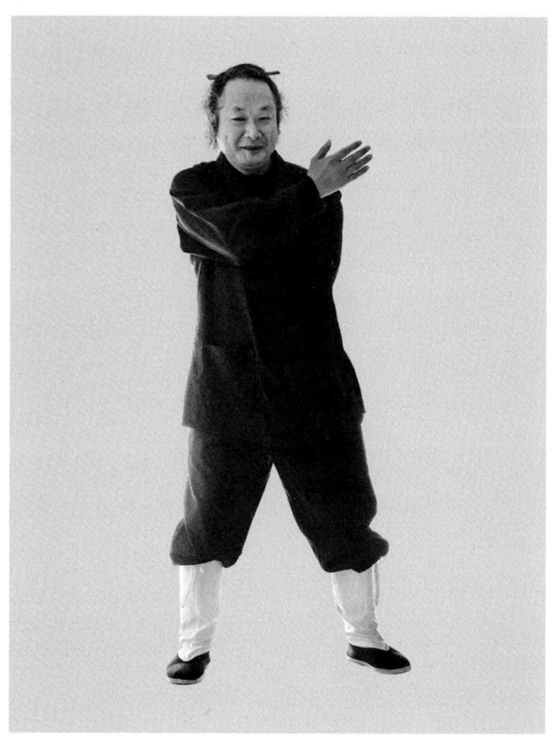

Abb. 74

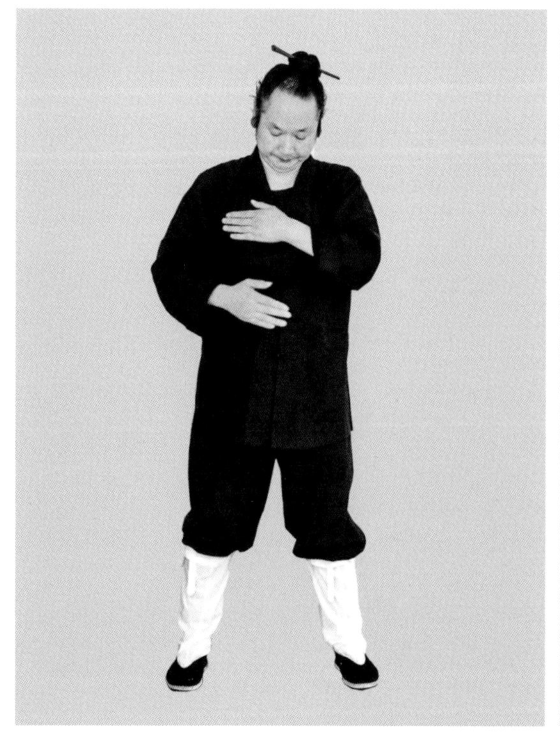

Abb. 75

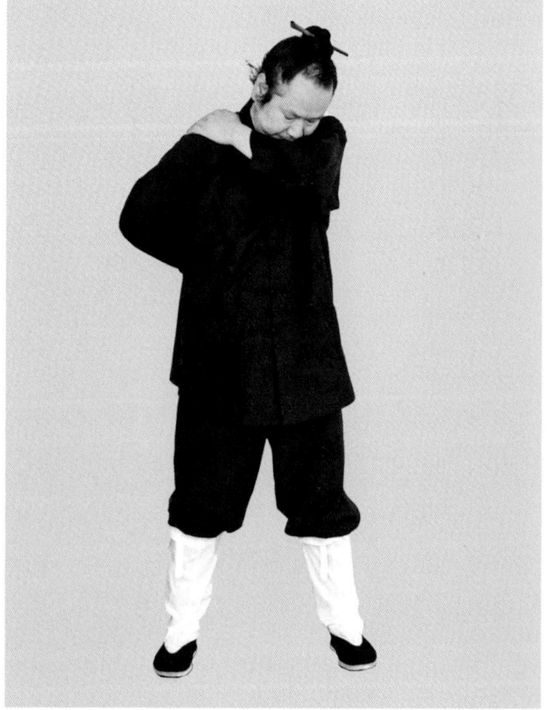

Abb. 76

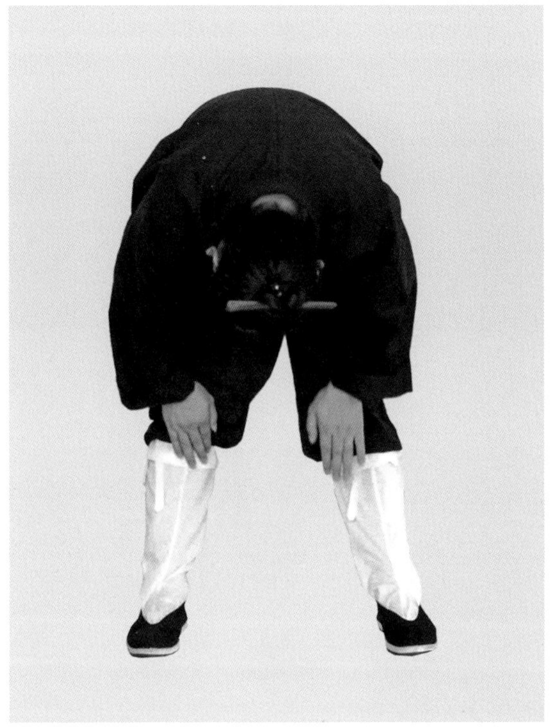
Abb. 77

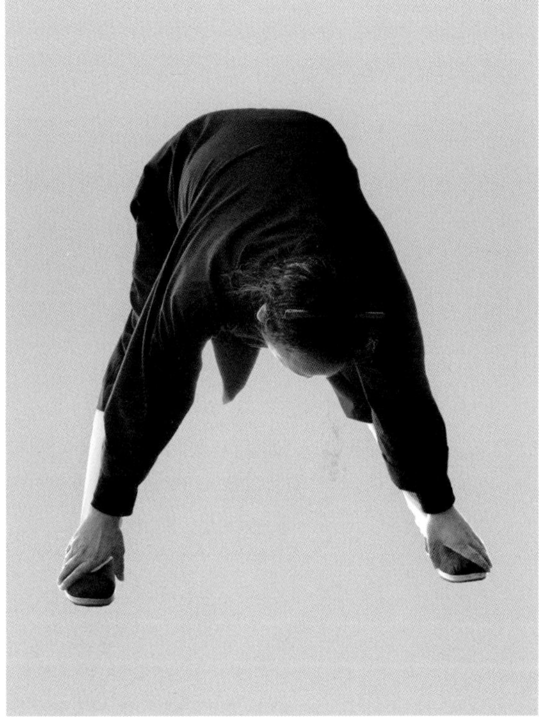
Abb. 78

Anschließend die Hand-Leitbahnen mit der Handfläche abklopfen: zuerst die Yáng-Leitbahnen der Hände (Hand-Yángmíng-Dickdarm-Leitbahnen, Hand-Shàoyáng-Drei-Erwärmer-Leitbahnen, Hand-Tàiyáng-Dünndarm-Leitbahnen) von den Fingerspitzen bis zum Rumpf (▶ Abb. 72), dann die Yīn-Leitbahnen der Hände (Hand-Tàiyīn-Lungen-Leitbahnen, Hand-Juéyīn-Herzhülle-Leitbahnen, Hand-Shàoyīn-Herz-Leitbahnen) vom Rumpf bis zu den Fingerspitzen (▶ Abb. 73).
Brust, Becken und Rücken abklopfen (▶ Abb. 74 bis 76), dann die Yáng-Leitbahnen der Beine (Fuß-Yángmíng-Magen-Leitbahnen, Fuß-Shàoyáng-Gallenblasen-Leitbahnen, Fuß-Tàiyáng-Blasen-Leitbahnen) außen und hinten von oben nach unten, die Yīn-Leitbahnen der Beine (Fuß-Tàiyīn-Milz-Leitbahnen, Fuß-Juéyīn-Leber-Leitbahnen, Fuß-Shàoyīn-Nieren-Leitbahnen) innen von unten nach oben (▶ Abb. 77 und 78). Das Abklopfen der Beine drei Mal durchführen.

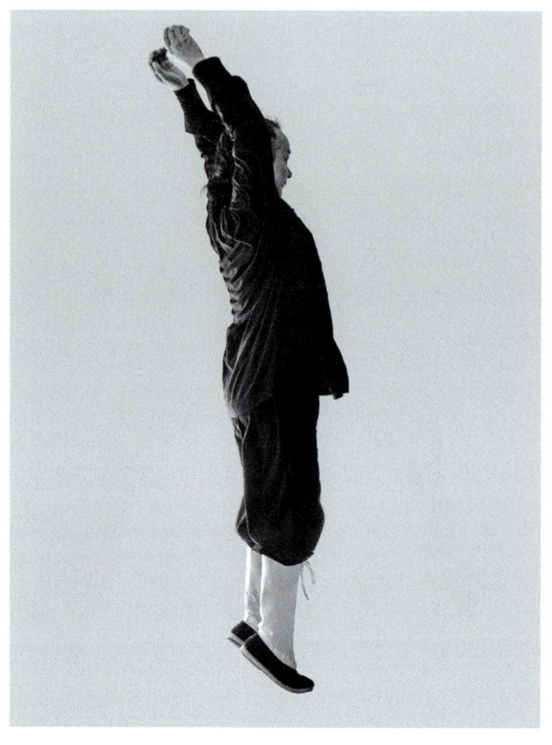

Abb. 79

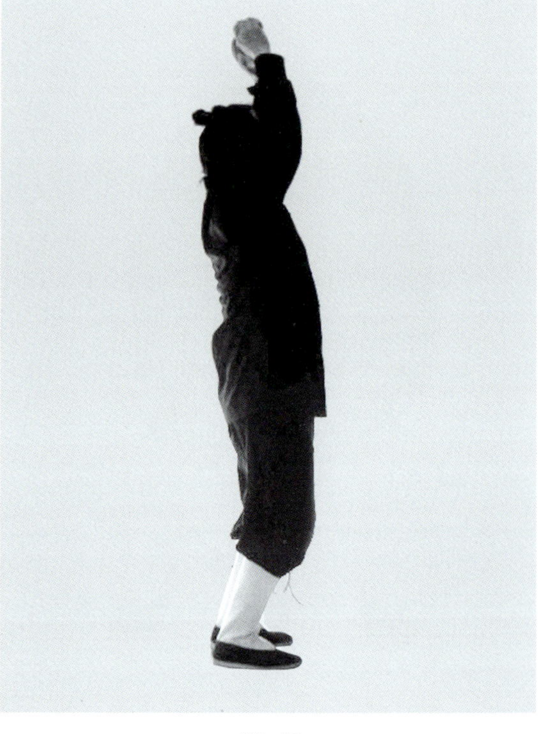

Abb. 80

(6) Die Beine lockern und sich auf die Fersen fallen lassen
Die Beine kurz lockern und ausschütteln. Die Füße zusammenstellen, lockere Hohlfäuste bilden, die Fersen anheben. Die Arme heben, schulterbreit bis über Kopfhöhe die Arme schleudern, oben die Ellenbogen abwinkeln und die Hohlfäuste nach hinten Richtung Schultern fallen lassen, gleichzeitig mit den Fersen kräftig aufsetzen (▶Abb. 79 und 80). In einer Variante können die Hohlfäuste die Punkte *jiānjǐng* (Gallenblase 21) klopfen.

Wirkpotential der 2. Vorbereitungsübung

Den bestmöglichen Zustand aus der 1. Vorbereitungsübung bewahren und durch die 2. Vorbereitungsübung die Wurzel festigen und das Ursprungs-Qì, *yuánqì*, stärken.
Die Leitbahnen durchgängig machen. Beschwerden der Wirbelsäule vorbeugen bzw. lindern. Speicher- und Durchgangs-Organe *zàngfǔ* zur Harmonie führen. Die Funktionskreise Lunge *fèi*, Leber *gān* und Niere *shèn* werden gestärkt und reguliert.
Beide Vorbereitungsübungen sind hilfreich zur Gesunderhaltung. Nicht nur der Körper, sondern auch unsere Gemütslage soll in einen guten Zustand gebracht werden.

Kapitel 5

1. Sequenz, Einführung

Die 1. Sequenz besteht aus zwei Vorbereitungsübungen, zehn Übungen sowie vier Abschlussübungen.

Die zwei Vorbereitungsübungen und auch die vier Abschlussübungen sind mit denen aus der 2. Sequenz identisch.

Vorbereitungsübungen

1. Qì zum Ursprung zurückführen
Yǐn qì guī yuán 引炁皈元

Dieser Teil der Vorbereitungsübungen besteht aus 27 einzelnen Abschnitten, die insgesamt oder auch auszugsweise geübt werden können (s. Kap. 4, S. 81 f).

2. Die Wurzel festigen und das Ursprungs-Qì stärken, die Leitbahnen durchgängig machen
Gù běn péi yuán, shū jīng huó luò 固本培元, 舒经活络

Der zweite Teil der Vorbereitungsübungen umfasst sechs Abschnitte, die insgesamt oder auch auszugsweise geübt werden können (s. S. 110 f).

1. Sequenz, bestehend aus 10 Übungen

1. Das tàijí umarmen
Huán bào tàijí 环抱太极

2. Der Kosmos besteht aus dem uranfänglichen Qì
Hùn yuán yī qì 混元一炁

3. Yīn und Yáng sind harmonisch verschmolzen
Yīn Yáng xiāng tōng 阴阳相通

4. Der Knabe stellt Fragen an den Himmel
Tóng zǐ wèn tiān 童子问天

5. Den Körper mit Qì des Kosmos füllen
Yùn zhuǎn qián kūn 运转乾坤

6. Den Himmel stützen und die Erde stemmen
Dǐng tiān lì dì 顶天立地

7. Wolkenhände
Yún shǒu 云手

8. Die Wolken schieben und den Mond heranziehen
Tuī yún lǎn yuè 推云揽月

9. 1000 Pfund Last an sich ziehen
Lì bá qiān jīn 力拔千斤

10. Sehnen und Knochen dehnen
Chēn jīn bá gǔ 抻筋拔骨

Abschlussübungen

Die Abschlussübungen bestehen aus vier Übungen (s. Kap. 7, S. 250-258).

1. Das Alte ausstoßen, das Neue aufnehmen
tǔ gù nà xīn 吐故纳新

2. Alle Methoden beruhen auf einem Grundprinzip
wàn fǎ cháo zōng 万法朝宗

3. Yīn und Yáng werden ausgeglichen
píng héng yīn yáng 平衡阴阳

4. Alle Fünf Wandlungsphasen entsprechen dem dào
wǔ xíng guī yī 五行归一

Ausgangshaltungen

Die zwei Ausgangshaltungen die „Pfahlhaltung der kosmischen Grußform“ und die „*wújí*-Haltung, Haltung der Unbegrenztheit“ sowie die erste Übung „Das *tàijí* umarmen“ können jeweils als Pfahlübungen über längere Zeit geübt werden. Die zweite bis zehnte Übung sind Übungen in Bewegung.

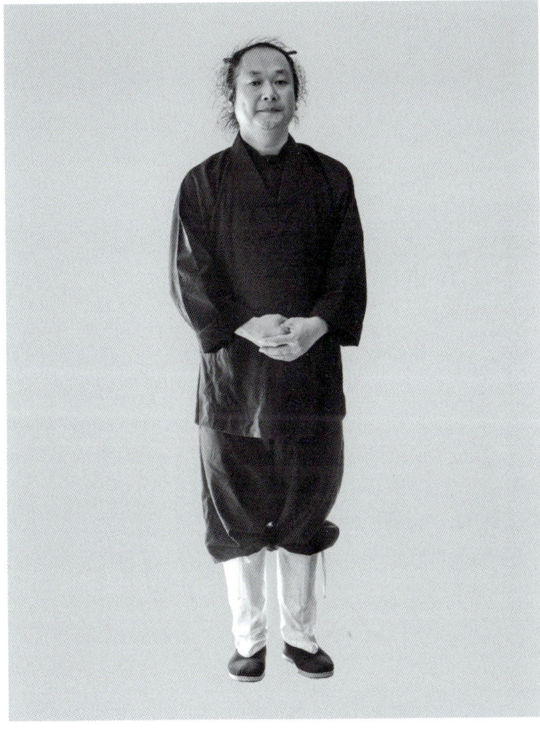

Abb. 1.1

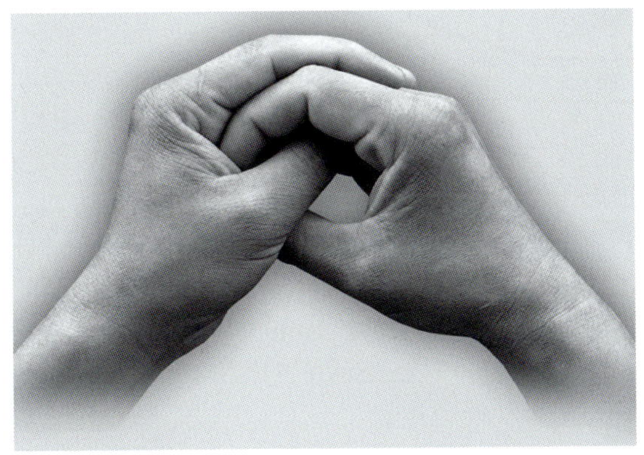

Abb. 1.2

1. Ausgangshaltung „Pfahlhaltung der kosmischen Grußform“

Im geschlossenen Stand die Hände vor dem Unterbauch in die daoistische Handhaltung bringen. Dabei berühren sich der rechte Daumen und der rechte Mittelfinger und bilden einen Kreis, der linke Daumen wird durch diesen Kreis geführt, die linke Hand umschließt die rechte und der linke Daumen berührt das Grundgelenk des rechten Ringfingers. So entsteht – von oben auf die beiden Hände geblickt – das *tàijí*-Symbol, das Yīn-Yáng-Emblem (▶ Abb. 1.1, 1.2 und 1.3), (s. Kap. 4, S. 88–90).

Frauen können optional die Hände so verschränken, dass die rechte Hand die linke umschließt.

Anmerkung

Die Handhaltung leitet sich von der chinesischen Kalenderkosmologie ab. Im chinesischen Kalender wird jedem der zwölf Tiere eine Erdzweig-Nummer zugeordnet, so dass die Erdzweige dem Chinesischen Tierkreis entsprechen (s. Abb. 1.3).

Zusammen mit den zehn Himmelsstämmen ergeben sie den Sechzigjahreszyklus des chinesischen Kalenders. Gleichzeitig stehen sie auch jeweils für eine Doppel-Stunde des Tages und die drei Monate der Jahreszeiten.

Die Berührung von Daumen und Ringfingergrundgelenk sowie von Daumen und Mittelfinger entsprechen den Erdzweigen *zǐ* und *wǔ*.

Die Zählweise der Erdzweige beginnt am Ringfingergrundgelenk:
zǐ, chǒu, yín, mǎo, chén, sì, wǔ, wèi, shēn, yǒu, xū, hài

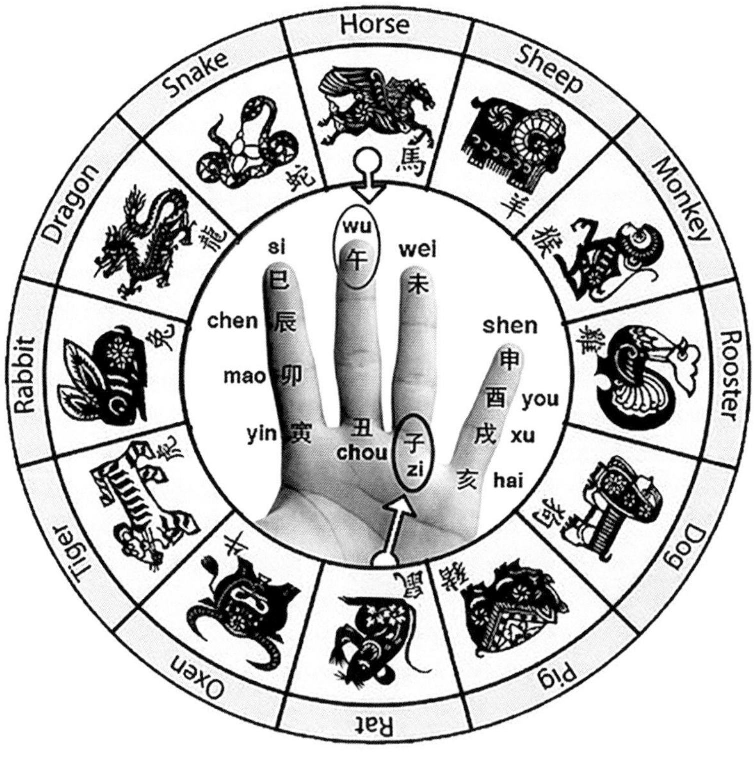

Abb. 1.3
Bild mit freundlicher Genehmigung von Yürgen Oster

So entspricht *zǐ* am Grundgelenk des Ringfingers zeitlich der Doppelstunde von 23 bis 1 Uhr, im chinesischen Tierkreiszeichen der Ratte, entsprechend Yīn, sowie *wǔ*, Mittelfinger Endglied, Doppelstunde von 11 bis 13 Uhr, Pferd, entsprechend Yáng.

2. Ausgangshaltung „*Wújí*-Haltung, Haltung der Unbegrenztheit"

Anmerkung

Wújí ist ein Begriff aus der chinesischen Philosophie. Er ist übersetzbar mit „Unendliches", „Gipfel des Nichts" oder das „Nicht-Höchste". Das Schriftzeichen *wú* stellt eine Verneinung dar, *jí* war ursprünglich der „Dachfirst" und nahm später die Bedeutung von „Pol, Extrem, äußerst, höchst" an. *Wújí* kann als Beschreibung eines undifferenzierten Zustands des Universums aufgefasst werden, der reine Potentialität darstellt, noch keine voneinander unterschiedenen Objekte enthält und zugleich Ursprung aller Objekte ist. *Wújí* verweist also auf einen gestaltlosen Ur-Grund, zu dem alles auch wieder zurückkehrt (s. Kap. 4, S. 110).

Aus dem *wújí* entsteht das *tàijí*, welches die Ursprungskraft aller kosmischen Manifestationen ist. Daraus entstehen die Fünf Wandlungsphasen Holz, Feuer, Erde, Metall und Wasser, im Wandel von Yīn und Yáng. Yīn und Yáng sind eins im *tàijí*, dem Allerhöchsten. *Wújí* ist dem *tàijí* vorangestellt.

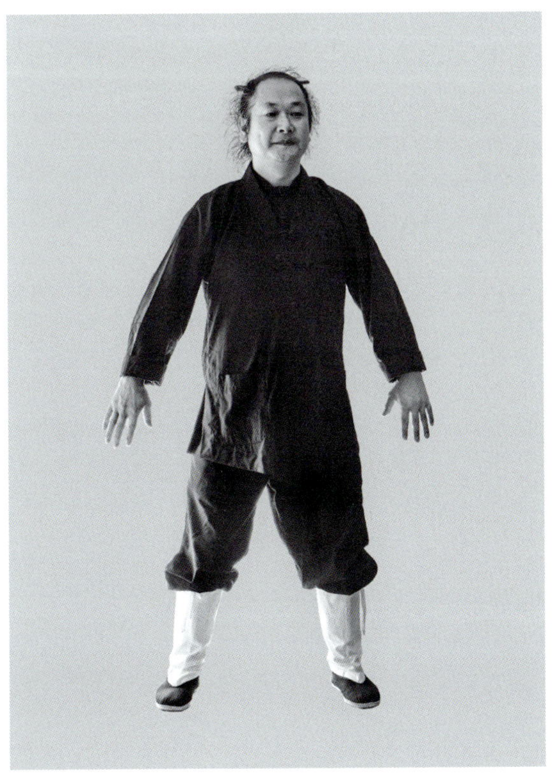

Abb. 1.4

Übungsbeschreibung

Aus der „Pfahlhaltung der kosmischen Grußform" kommend, den Schritt schulterbreit nach links öffnen, die Hände trennen und seitlich neben den Körper führen (▶ Abb. 1.4). Die Arme bilden Bogenlinien, die Handflächen sind nach hinten gewendet, die Finger sind leicht gespreizt. Die Gesäßkraft ist nach unten gerichtet, die Knie sind gelockert. In dieser Haltung einige Zeit verweilen.

1. Übung: Das tàijí umarmen
Huán bào tàijí 环抱太极

Diese Übung „Das *tàijí* umarmen" stellt ebenfalls eine Pfahlübung dar und kann über längere Zeit praktiziert werden.

Übungsbeschreibung

Aus der *wújí*-Haltung, der Haltung der Unbegrenztheit, kommend ganz langsam die Arme leicht zur Seite öffnend schräg nach vorne oben bis Schulterhöhe anheben (▶ Abb. 1.4 und 1.5). Die Kraft dazu aus den Füßen kommen lassen. Fußherzen (*yǒngquán*, Niere 1), Knie, Becken, Schultern nacheinander lockern und entspannen. Die Handflächen zeigen nach unten. Die Arme liegen wie auf Wolken und werden von diesen nach oben getragen (▶ Abb. 1.6). Dabei die Arme entspannen, keine beabsichtigte Kraft einsetzen.

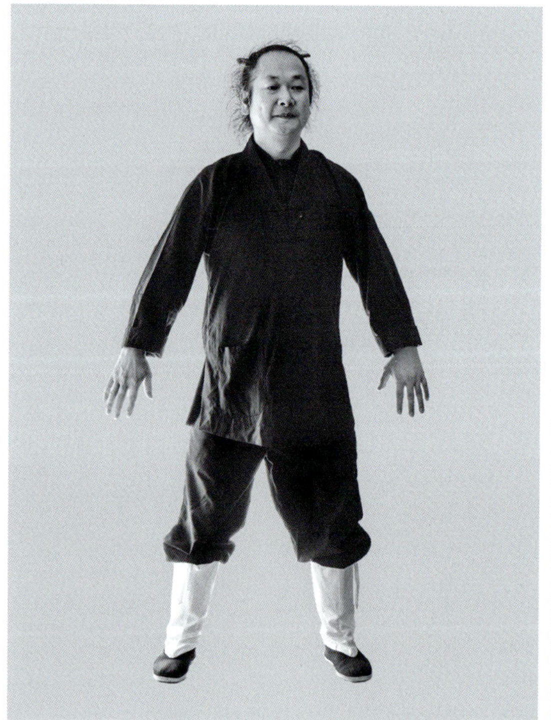

Abb. 1.4

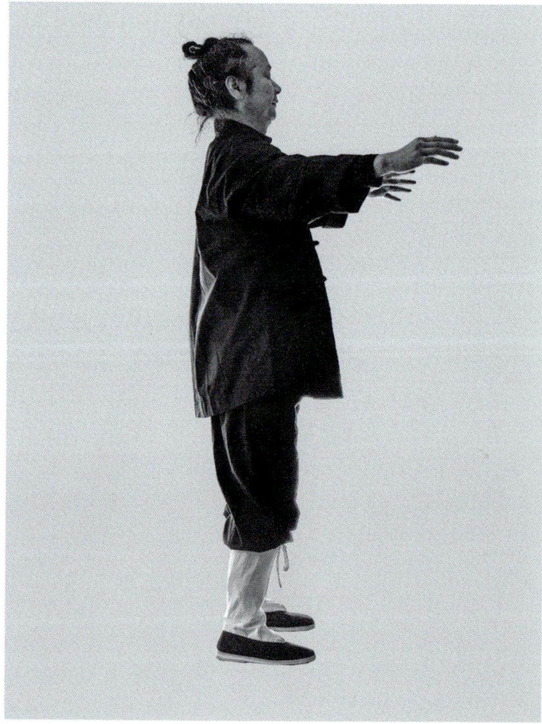

Abb. 1.5

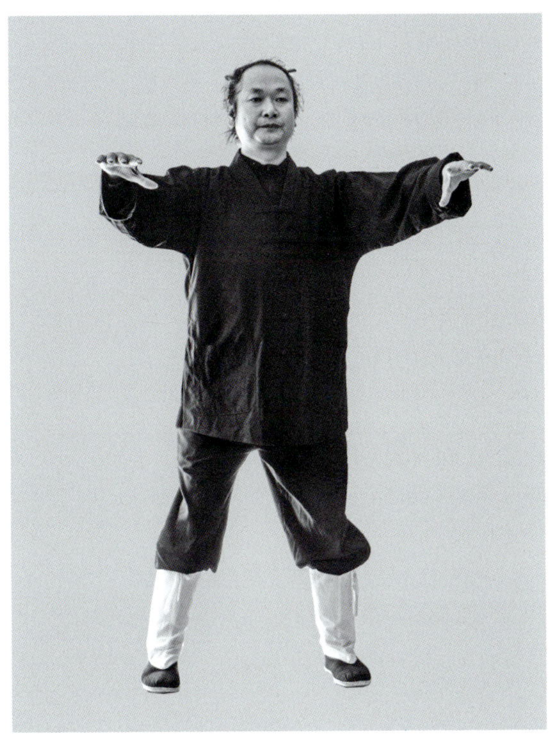

Abb. 1.6

Dann in Schulterhöhe die Handflächen zueinander wenden, Arme und Hände nähern sich langsam ringförmig (▶ Abb. 1.7), der Abstand beträgt eine Handspannenbreite, dann erneut öffnen und zu einem großen Kreis 'aufgespannt' in Schulterhöhe halten, dabei die Handflächen wieder nach unten wenden. So entsteht ein geöffneter Kreis, die Handgelenke sind etwas breiter als schulterbreit auseinander (▶ Abb. 1.8).

Die Daumen, als Endpunkte der Hand-Tàiyīn-Lungen-Leitbahnen, stehen in Verbindung mit den Bereichen *zhōngfŭ* (Lunge 1) und *yúnmén* (Lunge 2).

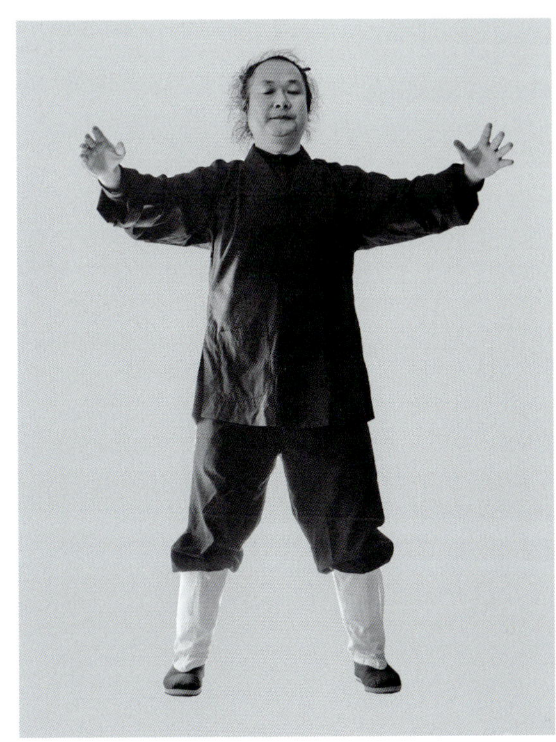

Abb. 1.7

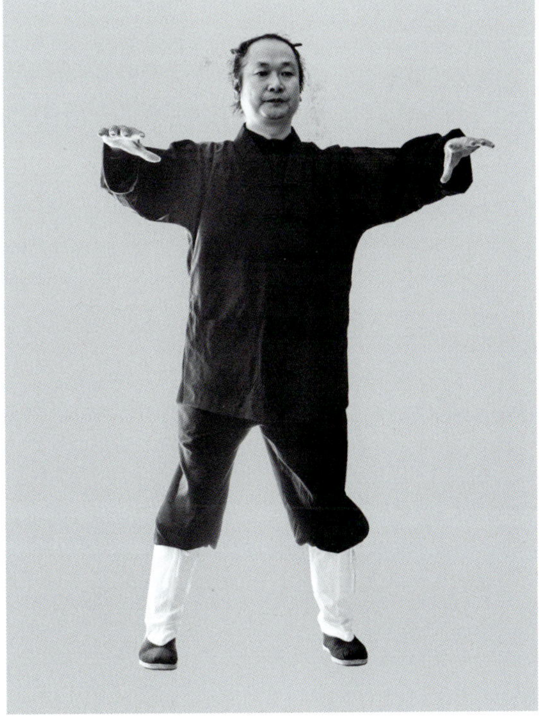

Abb. 1.8

Anmerkung
Die Haltung „Das *tàijí* umarmen" dient dem Ausgleich und der Balance und wird nach jeder Übung als Pfahlübung eingenommen.

Vorstellungskraft
Qì aus der Erde aufnehmen, dadurch bewegen sich die Arme leicht und wie schwebend nach oben. Die Arme entspannen, keine beabsichtigte Kraft einsetzen.

Wirkpotential
Die Haltung „Das *tàijí* umarmen" dient der Regulierung des Qì. Angesprochen werden die Funktionskreise Herz *xīn*, Lunge *fèi*, Leber *gān* und Niere *shèn*.

2. Übung: Der Kosmos besteht aus dem uranfänglichen Qì
Hùn yuán yī qì 混元一炁

Vier Haltungsmerkmale spielen bei dieser Übung eine wesentliche Rolle:

- *zhōng* – mittig
- *zhèng* – gerade
- *píng* – ausgeglichen
- *hé* – harmonisch

Diese vier Begriffe, die die Übung anleiten, werden ergänzt durch den Hinweis „entspannt, aber nicht schlaff".

Übungsbeschreibung

Aus der Haltung „Das *tàijí* umarmen" kommend die Hände lockern und die Arme schulterbreit vor dem Körper bis Kopfhöhe steigen lassen, wobei die Handflächen nach vorne zeigen (▶Abb. 2.1). Dann die Arme nah am Kopf und Körper nach unten führen, die Ellenbogen sind nah am Rumpf, die Handflächen zeigen weiterhin nach vorn (▶Abb. 2.2). Wenn die Hände in *dāntián*-Höhe (*qìhǎi*, *rènmài* 6) sind, sinkt der Körper bis zur halben Hocke, der Oberkörper bleibt aufrecht, gerade. Es folgt die Bewegung mit nach vorne drückender Kraft der Hände, die Arme bleiben weiterhin schulterbreit (▶Abb. 2.3). Die widerstreitenden Kräfte zwischen den Händen nach vorne und dem Rücken nach hinten werden wirksam. Der Körper richtet sich auf, die Hände malen vertikale Kreise vor dem Körper, ab Brusthöhe führen die Handgelenke das Steigen der Hände an. Die Arme erneut bis Kopfhöhe steigen lassen.

Die Übung neun Mal oder ein Vielfaches davon wiederholen.

Dann mit einer Übergangsbewegung zur Haltung „Das *tàijí* umarmen" zurückkehren.

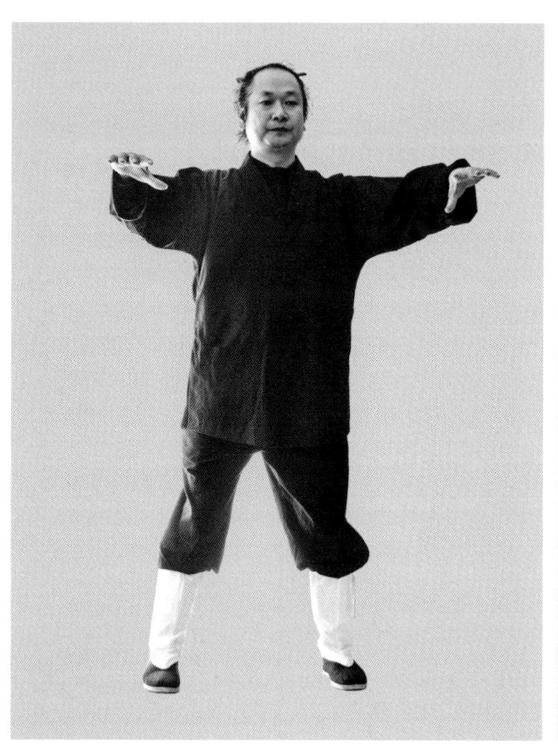
Abb. 2.0

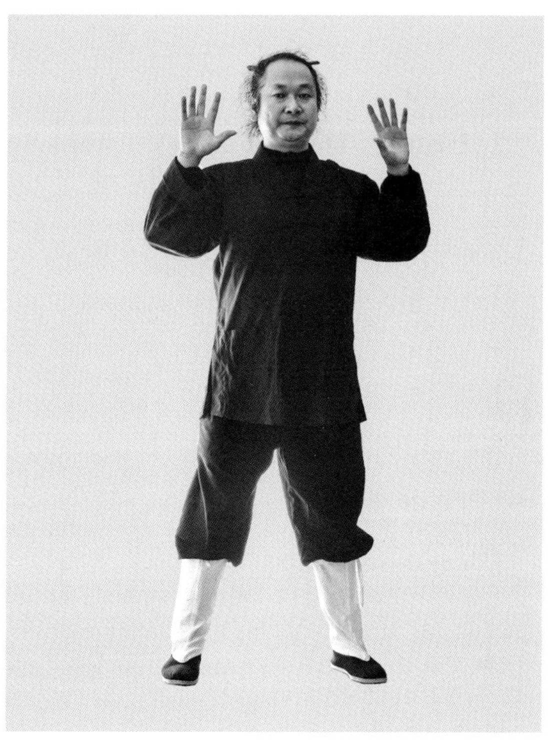
Abb. 2.1

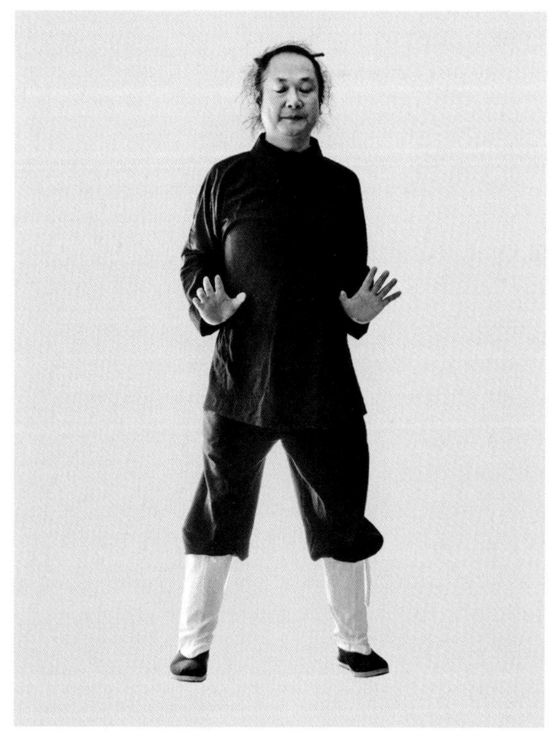
Abb. 2.2

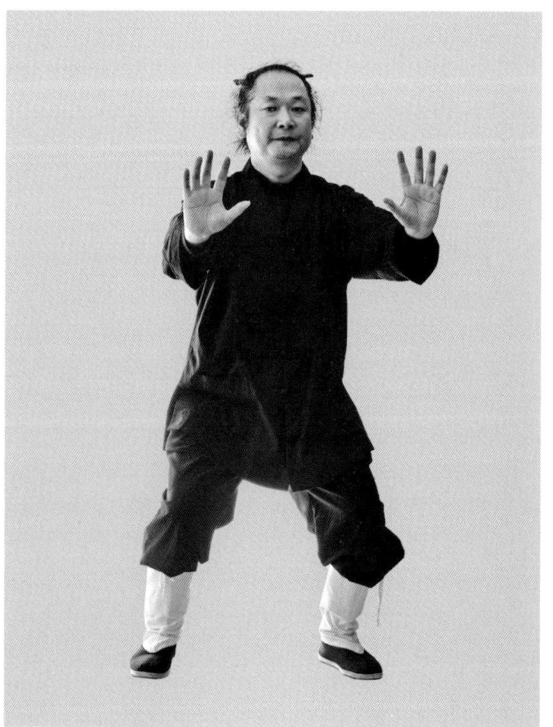
Abb. 2.3

Anmerkung

Vier Bewegungsabschnitte der Hände werden mit folgenden Begriffen beschrieben (s. Kap. 3, S. 71):

péng – abwehren, drücken, fernhalten. Ein *tàijí*-typischer Begriff, der eine Grundkraft bezeichnet, mit der eine innere Körperhaltung (physisch, psychisch und energetisch) aufgebaut wird.

lǚ – aufnehmen, die Kraft des Gegners übernehmen, die Hände bewegen sich zum Körper hin mit „schluckender" Kraft in den *láogōng* Punkten (Herzhülle 8), dann beginnt der Körper zu sinken.

jǐ – fortsetzen, senden, mit der Kraft der Handwurzeln nach unten drücken, Qì zum unteren *dāntián* (*qìhǎi*, *rènmài* 6) führen.

àn – drücken, die Handflächen, mit den *láogōng*-Bereichen (Herzhülle 8), nach vorne drücken, widerstreitende Kraft im Rücken wahrnehmend.

Vorstellungskraft

Beim Sinken des Körpers gilt es, Qì bis in die Fußsohlen zu den sprudelnden Quellpunkten *yǒngquán* (Niere 1) zu leiten. Daraus entspringt die nach vorne drückende Kraft der Hände mit einer widerstreitenden Kraft im Rücken, als wolle man „ein Boot gegen die Strömung stemmen". Es gilt, die Verbindung der „Hand- und Fußherzen" (*láogōng* und *yǒngquán*) zu beachten.

Wirkpotential

Stärkung der Funktionskreise Herz *xīn*, Niere *shèn* und Lunge *fèi,* Verbindung der „Hand- und Fußherzen". Als „Hand- und Fußherzen" bezeichnet man die *láogōng*-Punkte (Herzhülle 8) und die *yǒngquán*-Punkte (Niere 1).

3. Übung: Yīn und Yáng sind harmonisch verschmolzen *Yīn yáng xiāng tōng* 阴阳相通

Übungsbeschreibung

Aus der Haltung „Das *tàijí* umarmen" die Arme mit entspannten und gelockerten Händen nach oben führen, die Handflächen zeigen nach unten, die Finger hängen locker, fast wie „Affenhakenhände". Obwohl die Handgelenke leicht abgewinkelt sind, sind sie locker und beweglich, so dass der Qì Fluss nicht behindert wird. Die Daumen sind gerade, alle anderen Finger haben eine leichte Bogenform. Die Kraft ist nach innen gerichtet mit einem Schließen und Verdichten zu den *láogōng*-Punkten (Herzhülle 8).

Die Arme strecken sich nach oben, als könnten sie den Himmel berühren (▶ Abb. 3.1). Dadurch entsteht eine starke Dehnung des Körpers von den Füßen bis zu den Fingerspitzen. Qì über den Bereich *bǎihuì* (*dūmài* 20) aufnehmen. Dann die Handflächen zueinander drehen und anschließend die Fingerspitzen zueinander wenden (▶ Abb. 3.2), Körper und Arme sinken, dabei die Arme lockern. Die Hände nah am Kopf und Rumpf nach unten führen, die Handflächen zeigen nach unten (▶ Abb. 3.3 und 3.4). Durch Anlegen der Ellenbogen an den Körper die Fingerspitzen vor dem unteren *dāntián* (*qìhǎi, rènmài* 6) nach vorne ausrichten, die Hände trennen (▶ Abb. 3.5) und seitlich neben das Becken führen.

In die tiefe Hocke gehen. Die Hände als Yīn-Hände über den Oberschenkeln nach vorne führen, die Arme werden nach vorne ganz durchgestreckt (▶ Abb. 3.6). Dies führt zu einer ziehenden Dehnung vom Rücken über die Schultern bis zu den Fingerspitzen, wobei die *jiájǐ*-Punkte im Rückenbereich „geöffnet" werden. Die *jiájǐ*-Punkte, nach dem berühmten Arzt Huá Tuó (140–208) auch Huá-Tuó-Punkte genannt, liegen jeweils auf beiden Seiten dicht neben der Brust- und Lendenwirbelsäule.

In der tiefen Hocke die gestreckten Arme bis Schulterhöhe steigen lassen, dann erst richtet sich der Körper langsam auf. Nicht mit Schwung, sondern mit Kraft, die aus den *yǒngquán*-Bereichen (Niere 1) kommt.

Wenn sich der Körper aufgerichtet hat, die Finger zu geöffneten Hakenhänden entspannen und die Arme erneut bis über den Kopf führen (▶ Abb. 3.7).

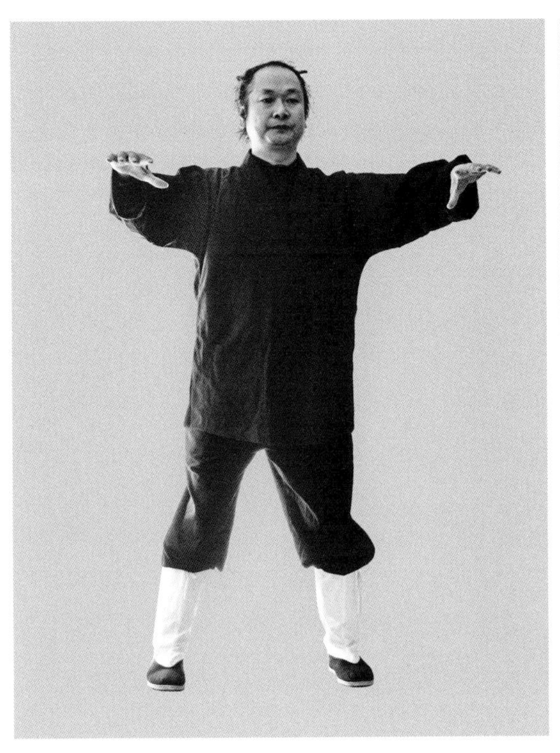

Abb. 3.0

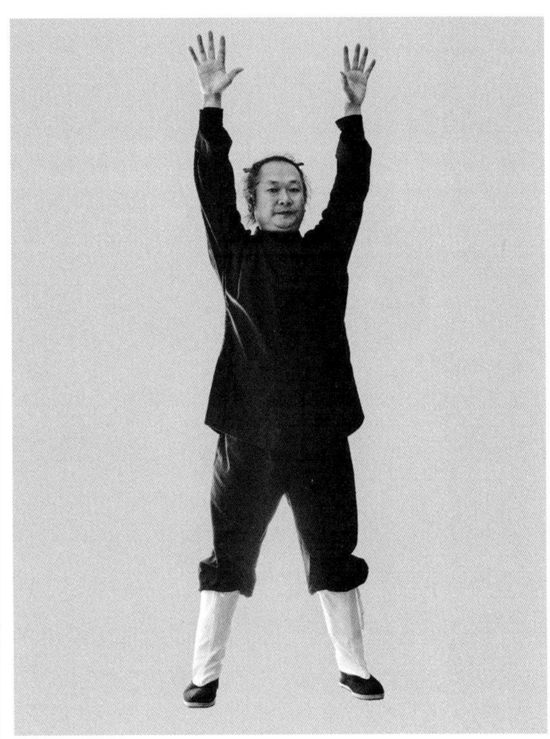

Abb. 3.1

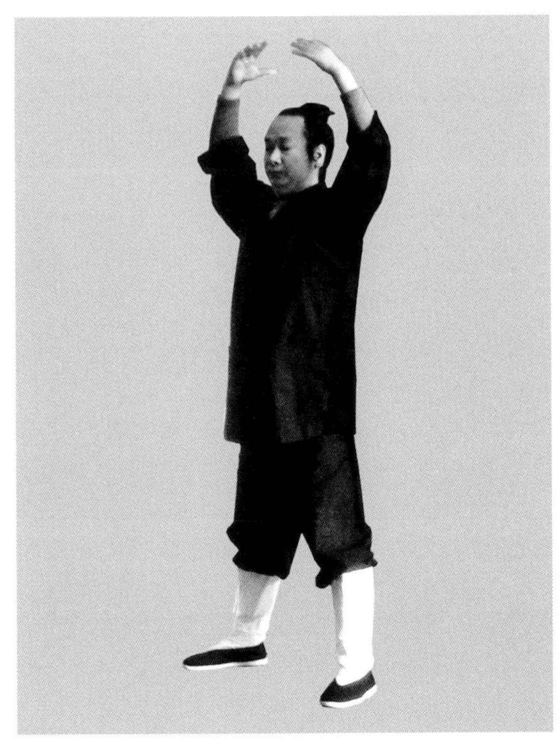

Abb. 3.2

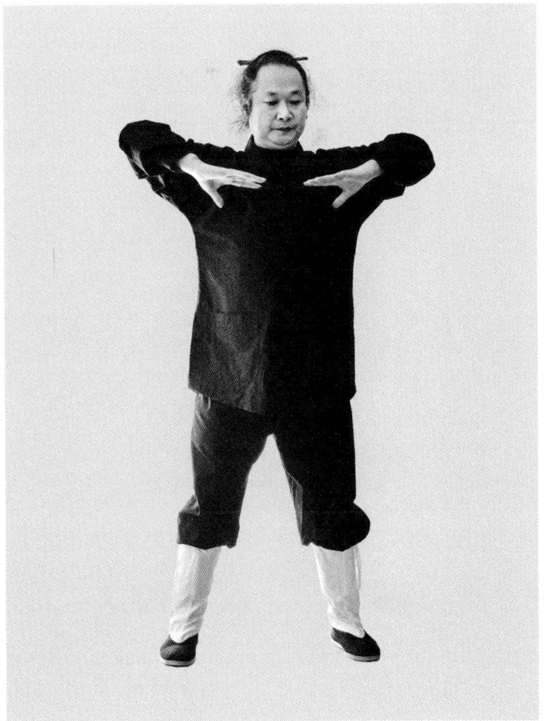

Abb. 3.3

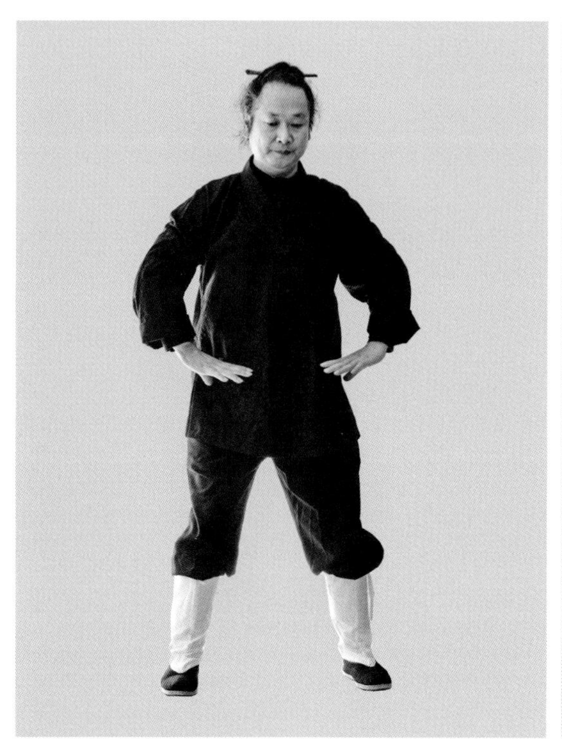
Abb. 3.4

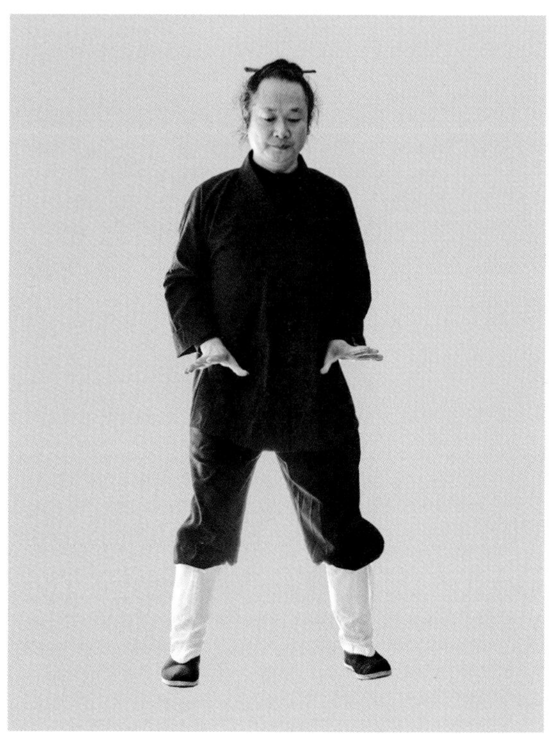
Abb. 3.5

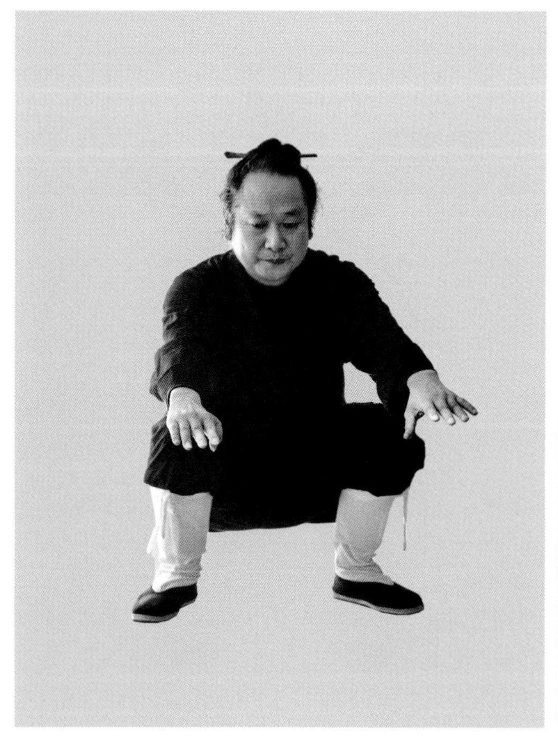
Abb. 3.6

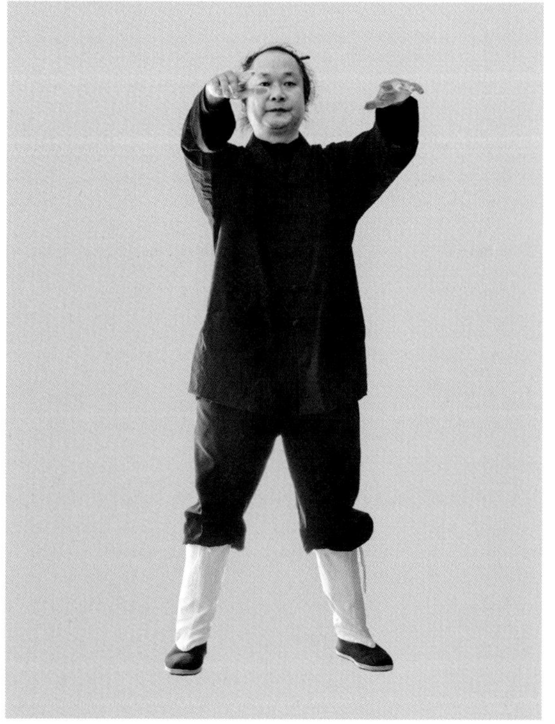
Abb. 3.7

Die Übung neun Mal oder ein Vielfaches davon wiederholen. Dann mit einer Übergangsbewegung zur Haltung „Das *tàijí* umarmen“ zurückkehren.

Anmerkung

1. Teil der Dehnung: wie ein „Aufspannen“ zwischen Himmel und Erde.
2. Teil der Dehnung: wie ein „Anlehnen“ im Rückenbereich zwischen *jiájǐ*-Punkten im Rücken und der nach vorne stechenden Kraft in den Armen.

Vorstellungskraft

In der aufgerichteten Haltung (▶ Abb. 3.1) stellt man sich vor, Erde und Himmel, Yīn und Yáng miteinander zu verbinden.

Wirkpotential

Die Kräfte von Erde und Himmel aufnehmen und den Körper reinigen.
Die Funktionskreise Herz *xīn* und Niere *shèn* werden reguliert und gestärkt.

4. Übung: Der Knabe stellt Fragen an den Himmel *Tóng zǐ wèn tiān* 童子问天

Übungsbeschreibung:
Aus der Haltung „Das *tàijí* umarmen" kommend gibt es zwei Übergangsmöglichkeiten:

a. Die Arme in Schulterhöhe zur Seite mit aufgestellten Händen öffnen, die Handwurzelkraft führt die Bewegung an, die Handflächen zeigen nach außen, die Fingerspitzen nach oben (▶Abb. 4.1).

b. Die Arme nach oben über den Kopf führen, oben über dem Punkt *bǎihuì* (*dūmài* 20) die Handflächen zum Himmel wenden, die Fingerspitzen zeigen zueinander (▶Abb. 4.8). Die Arme seitlich bis Schulterhöhe nach unten führen, die Handwurzelkraft leitet die Bewegung an, die Handflächen zeigen nach außen, die Fingerspitzen nach oben.

Entspannen und die Hände mit leichtem Sinken des Körpers seitlich nach unten führen (▶Abb. 4.2). Vor dem Unterbauch die Hände zusammenführen, die Handteller gegeneinanderpressen, die Fingerspitzen zeigen nach unten. Anheben der Hände bis Oberbauchhöhe, so dass die Unterarme eine horizontale Linie bilden und die Ellenbogen nach außen gedrückt werden. (▶Abb. 4.3) In dieser Haltung darauf achten, dass die Schultern nicht hochgezogen werden.

Anschließend die Handballen trennen, die Finger leicht einrollen, die Fingerspitzen zeigen nach oben, die Hände bis vor den Brustbereich führen und die Handrücken gegeneinanderdrücken (▶Abb. 4.4 und 4.5). Die Hände bis Gesichtshöhe steigen lassen, dann um die Kleinfingerseiten drehend die Handflächen wieder zueinander wenden.

Die Handflächen werden gegeneinandergedrückt, die Arme sinken, bis die Unterarme eine horizontale Linie bilden. Die gegeneinander gedrückten Handflächen körpernah kraftvoll bis über den Kopf führen. Der Blick geht nach oben, die Wirbelsäule biegt sich leicht und elastisch nach hinten (▶Abb. 4.6 und 4.7).

In dieser Haltung kurz innehalten, Strecken und Dehnen der Arme betonen.

Die Handflächen nach oben wenden, als ob man den „Himmel stützen" wolle, die Fingerspitzen zeigen zueinander (▶Abb. 4.8). Im Sinken zur Seite mit aufrechtstehenden Händen die Handflächen nach außen drücken (▶Abb. 4.1) Der Blick geht entspannt zum Horizont. Entspannen und neu beginnen.

Die Übung neun Mal oder ein Vielfaches davon wiederholen.

Dann mit einer Übergangsbewegung zur Haltung „Das *tàijí* umarmen" zurückkehren.

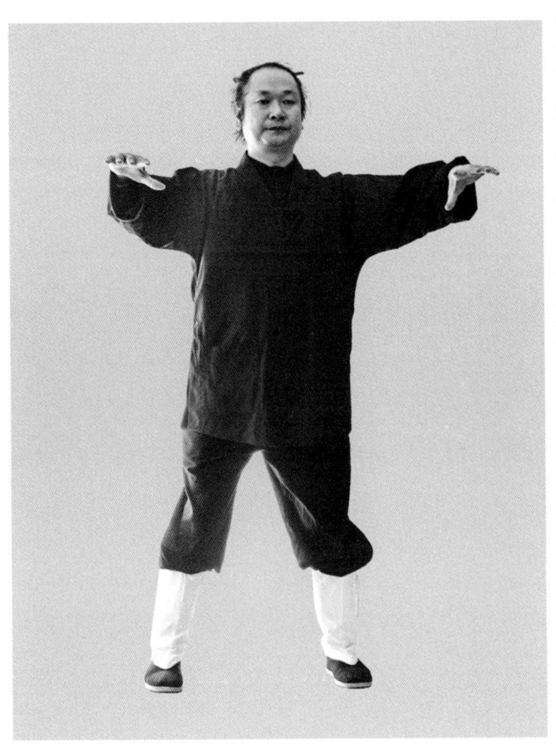

Abb. 4.0

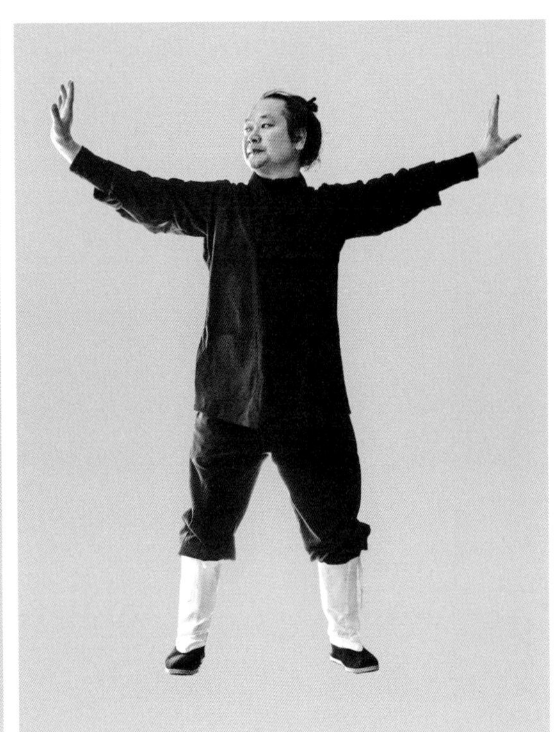

Abb. 4.1

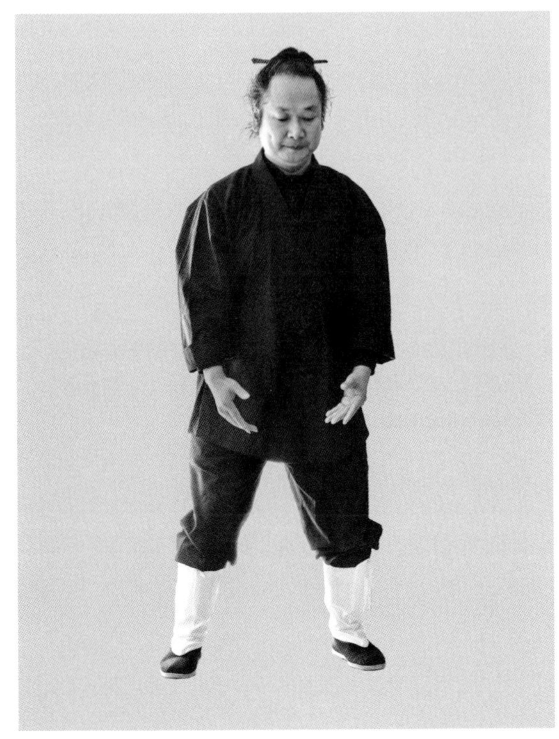

Abb. 4.2

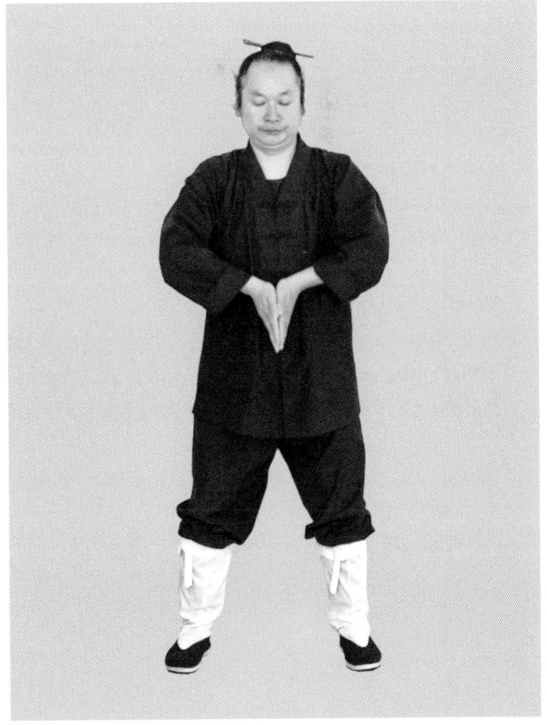

Abb. 4.3

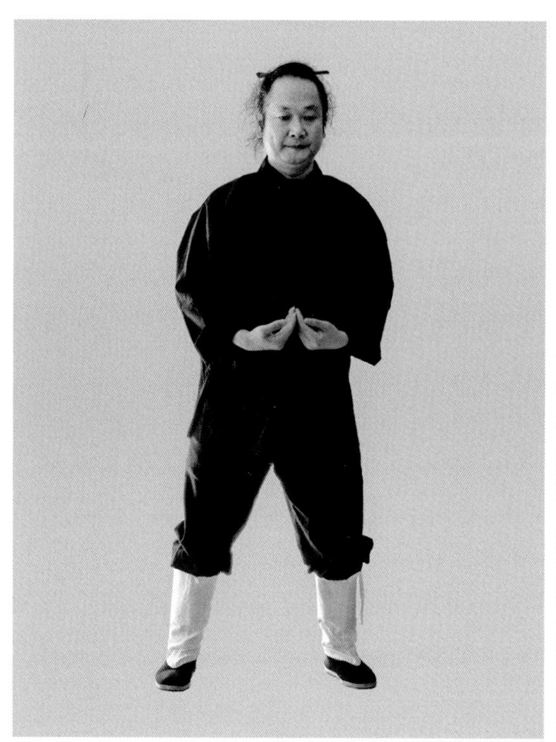

Abb. 4.4

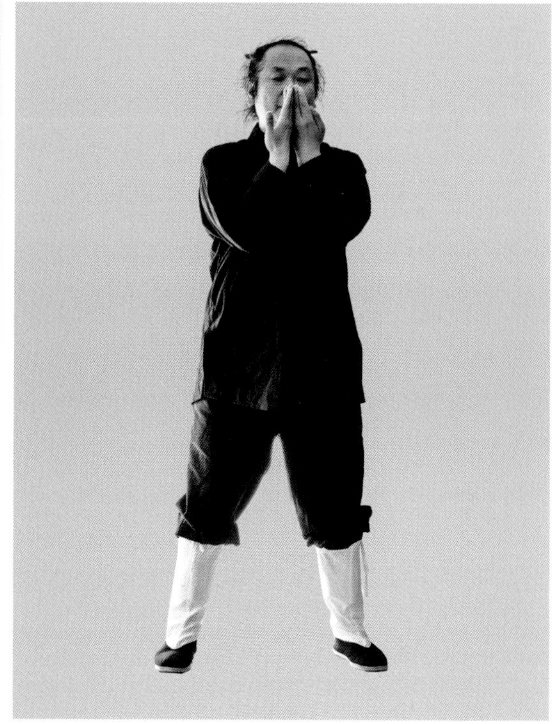

Abb. 4.5

Anmerkung

Die Kraftintensität der gegeneinanderdrückenden Handflächen und Handrücken ist nicht festgelegt, sondern kann individuell im richtigen Maß erfolgen.

Vorstellungskraft

Die inneren und äußeren *láogōng*-Bereiche (Herzhülle 8) werden aktiviert. Die Vorstellungskraft wird entlang des *rènmài* (Aufnehmende Leitbahn) geführt.

Wirkpotential

Die Funktionskreise Lunge *fèi*, Niere *shèn*, Herz *xīn* und Leber *gān* werden reguliert. Die drei Yīn-Leitbahnen der Hände werden gedehnt. Das sind Hand-Shàoyīn-Herz-Leitbahnen, Hand-Juéyīn-Herzhülle-Leitbahnen und Hand-Tàiyīn-Lungen-Leitbahnen.

Durch die zentrierende Bewegung der Hände vor dem *rènmài* (Aufnehmende Leitbahn) können die Yīn-Kräfte reguliert und gestärkt werden.

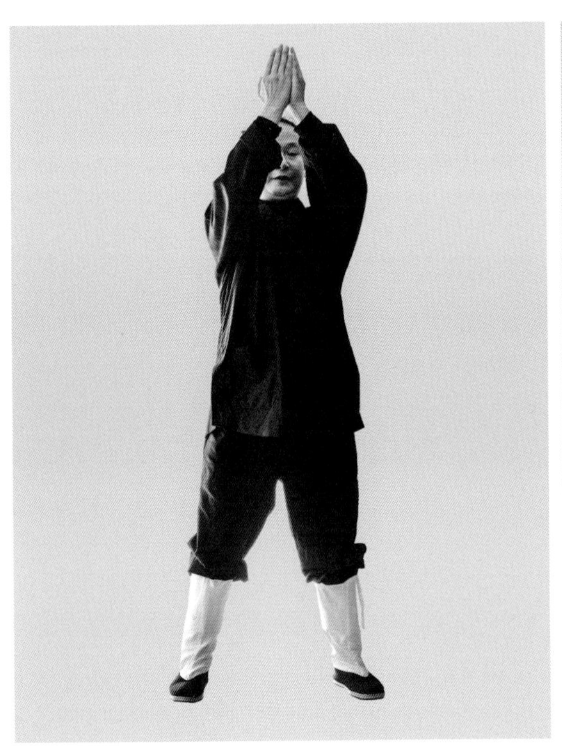
Abb. 4.6

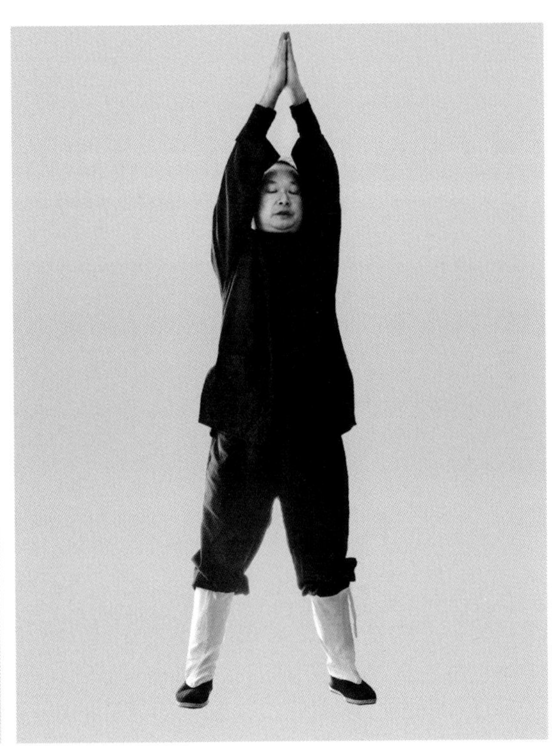
Abb. 4.7

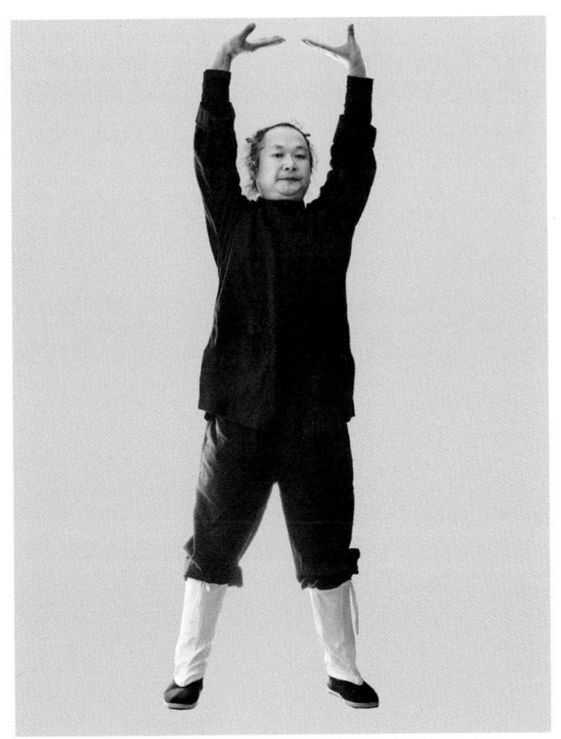
Abb. 4.8

5. Übung: Den Körper mit Qì des Kosmos füllen
Yùn zhuǎn qián kūn 运转乾坤

Qián und *kūn* werden hier als Kosmos übersetzt. Im „Buch der Wandlungen" werden *qián* und *kūn* synonym sowohl für Yáng und Yīn als auch für „Himmel" und „Erde" gebraucht; erklärt werden sie als Prinzipien des „Schöpferischen" und des „Empfangenden".

Übungsbeschreibung

Diese Übung besteht aus zwei Abschnitten: einer vertikalen und einer horizontalen Kreisbewegung.

Abschnitt 1: vertikale Kreisbewegung

Aus der Haltung „Das *tàijí* umarmen" kommend die nachfolgende Übung entweder im schulterbreiten Stand oder mit geschlossenen Füßen durchführen.

Die Hände vor der Brust verschränken, Daumen- und Kleinfingerballen drücken kraftvoll gegeneinander (▶Abb. 5.1). In dieser Haltung vertikale Kreise mittig vor der Körperachse malen. Eine leichte Bewegung nach oben führt die Hauptbewegung, die nah am Körper nach unten geht, an. Den Rumpf beugen, die Knie bleiben durchgedrückt, die verschränkten Hände bis tief nach unten führen (▶Abb. 5.2 und 5.3). Der Rücken, die Fuß-Tàiyáng-Blasen-Leitbahnen und die *dūmài*-Leitbahn (Leitbahn der Steuerung) werden stark gedehnt.

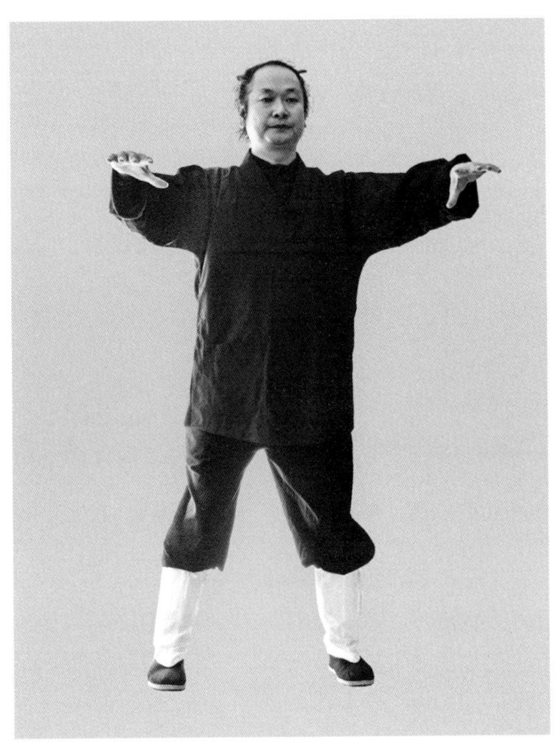
Abb. 5.0

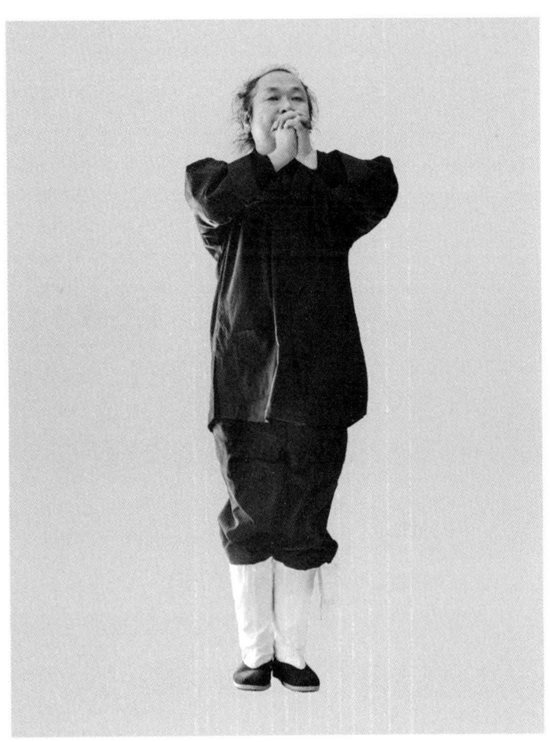
Abb. 5.1

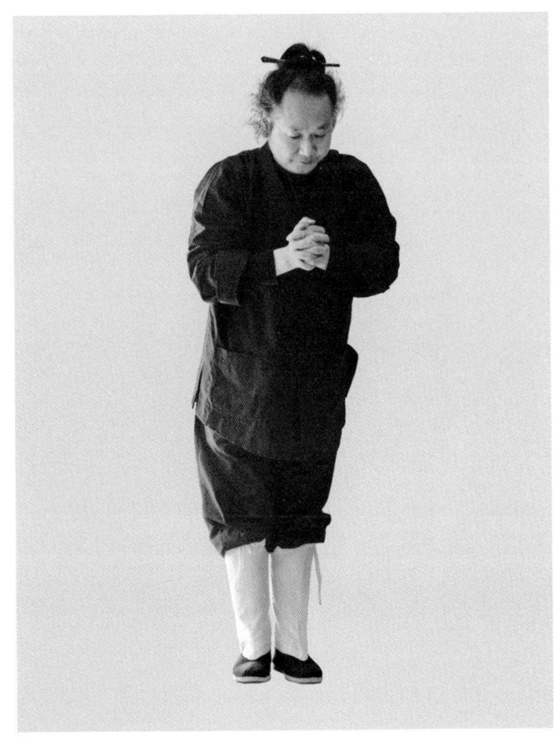
Abb. 5.2

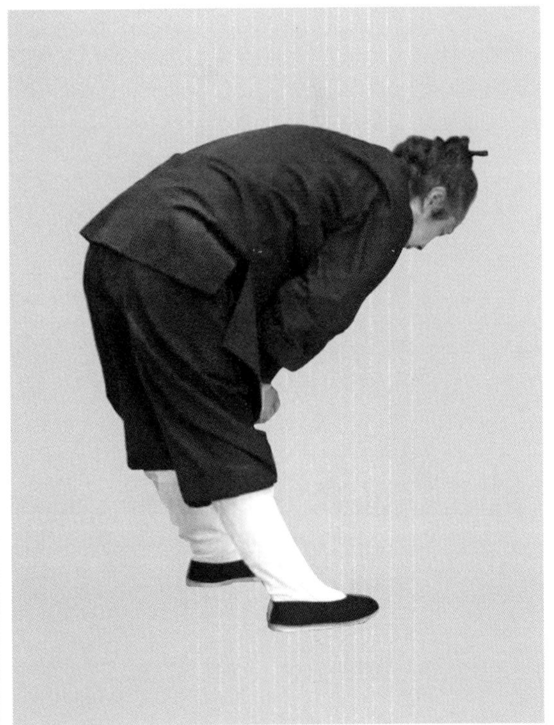
Abb. 5.3

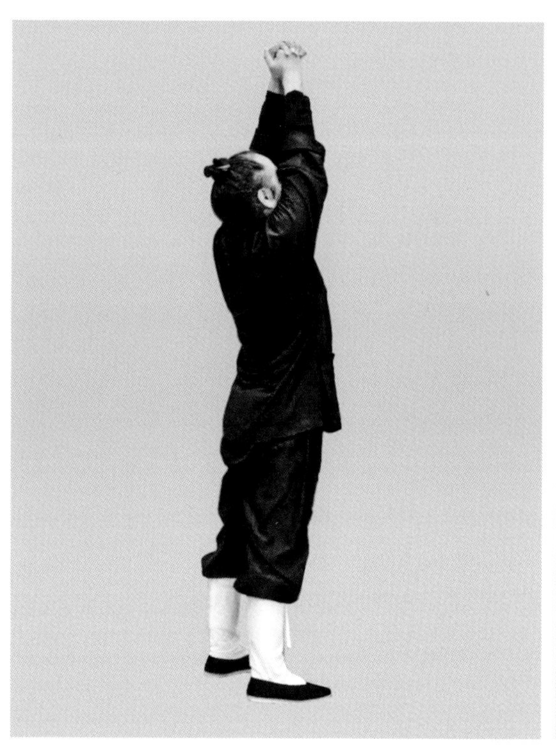
Abb. 5.4

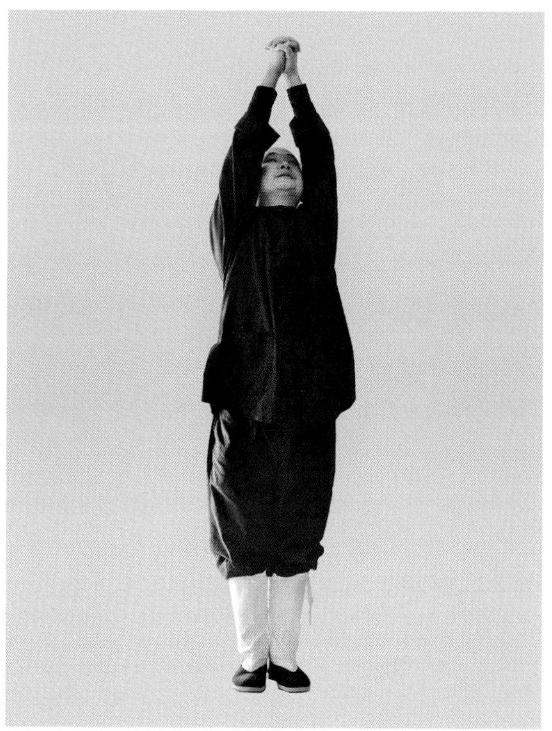
Abb. 5.5

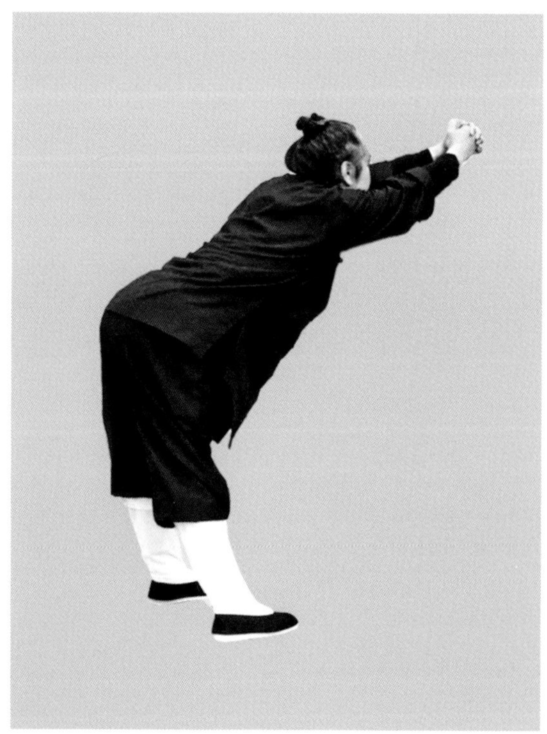
Abb. 5.6

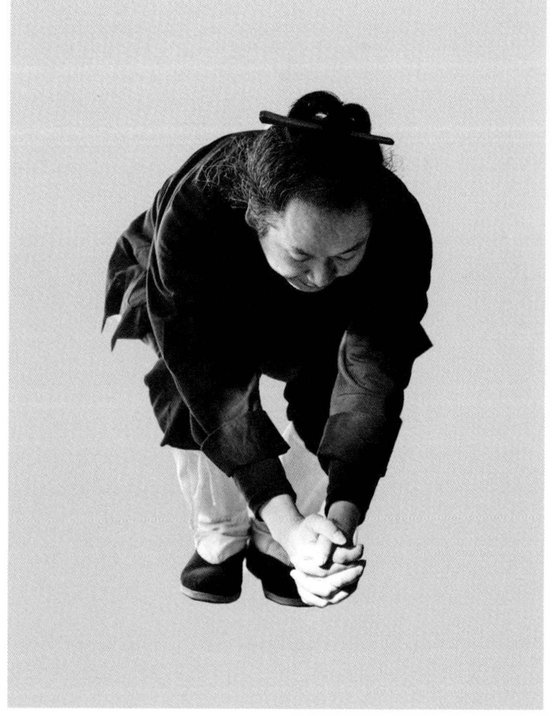
Abb. 5.7

Unten die Arme nach vorne strecken, sich langsam aufrichten und die Arme mit verschränkten Händen bis über den Kopf steigen lassen. Dabei wendet sich der Blick nach oben, der Rumpf beugt sich elastisch nach hinten (▶Abb. 5.4 und 5.5). Diese Übung neun Mal oder ein Vielfaches davon wiederholen.

Es folgt das gleiche Bewegungsmuster in die andere Richtung: Die Arme nach vorn ausstrecken und den Rumpf beugen, dabei die Knie durchgedrückt lassen (▶Abb. 5.6). Die Hände anschließend nah am Körper nach oben führen, wobei der Körper sich aufrichtet. Auch diesen Abschnitt der Übung neun Mal oder ein Vielfaches davon wiederholen.

Variante dieser Übung:
Mit der Bewegung der verschränkten Hände nach unten geht der Körper in die tiefe Hocke (▶Abb. 5.7). Dabei werden *dūmài* (Leitbahn der Steuerung) und die dicht daneben liegenden *jiájǐ*-Punkte gedehnt. Beim Aufrichten die Arme nach vorne strecken und die verschränkten Hände bis über den Kopf steigen lassen.

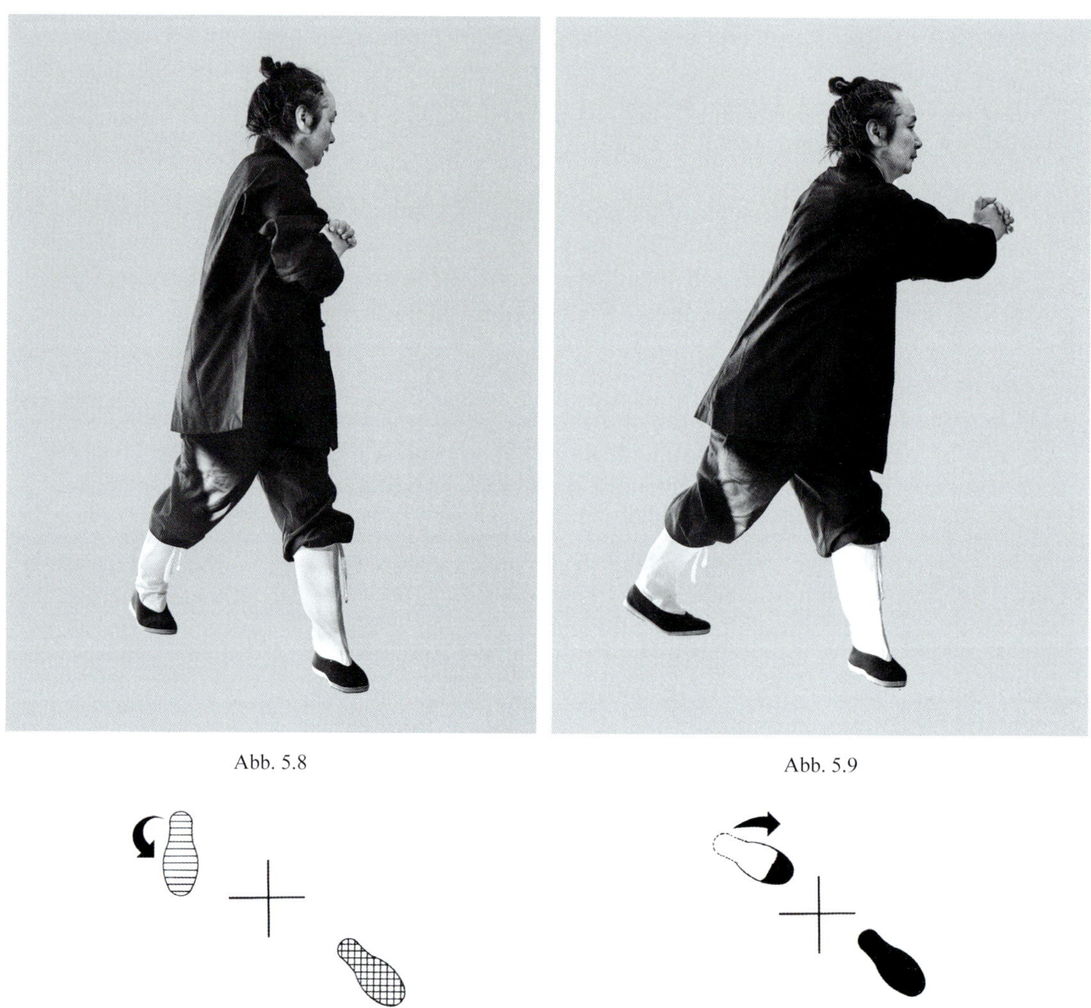

Abb. 5.8

Abb. 5.9

Abschnitt 2: horizontale Kreisbewegung

Den linken Fuß nach vorne stellen in einen Bogenschritt. Die Hände bleiben fest verschränkt, Daumen- und Kleinfingerballen drücken aufeinander und verlieren nicht den Kontakt. In der Ausgangshaltung werden die verschränkten Hände in Brusthöhe nah am Körper gehalten.

Die verschränkten Hände malen einen horizontalen Kreis. Den Körper so weit wie möglich nach links drehen, die rechte Ferse hebt sich, die Hände malen einen horizontalen Kreis von links hinten nach vorne (▶ Abb. 5.8 und 5.9) und dann nach rechts hinten, wobei das Gewicht nach rechts verlagert und die linke Fußspitze gehoben wird (▶ Abb. 5.10 und 5.11). Der Kreis geht dann nah am Körper vorbei, das Gewicht wieder auf den linken Fuß verlagern und die Hände nach links hinten führen. So entsteht ein fast vollständiger 360 Grad Kreis um den Körper herum.

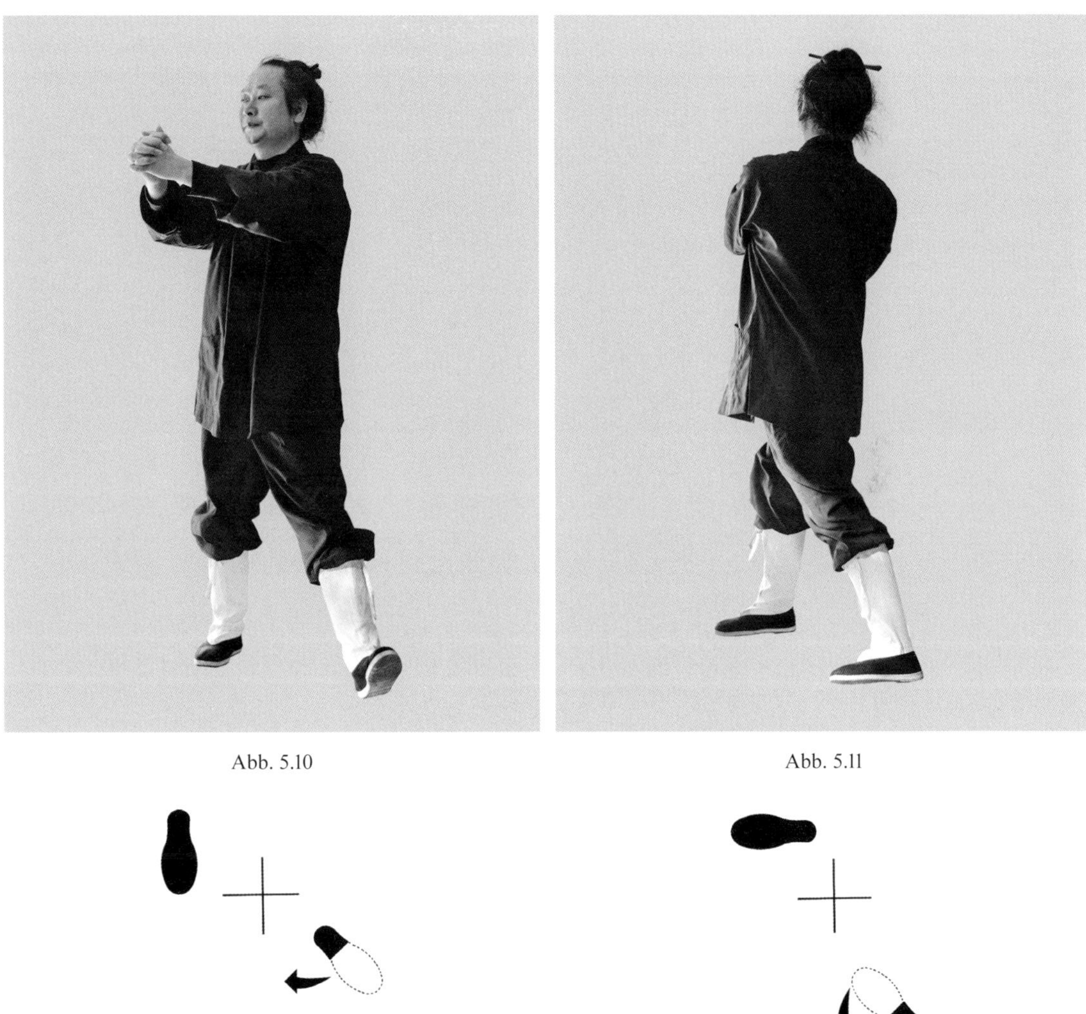

Abb. 5.10

Abb. 5.11

Diese Bewegung neun Mal oder ein Vielfaches davon wiederholen.

Anschließend erfolgt die gleiche Bewegung in die andere Richtung mit der gleichen Anzahl von Wiederholungen.

Ebenso mit dem Bogenschritt nach vorne rechts verfahren.

Dann mit einer Übergangsbewegung zur Haltung „Das *tàijí* umarmen" zurückkehren.

Anmerkung
Die Hände behalten immer guten Kontakt zueinander, die Handballen werden gegeneinandergepresst. Die Kraft, die dabei eingesetzt wird, richtet sich nach dem eigenen Maß.

Vorstellungskraft
Im Abschnitt 1 der Übung wird mit dem Kreis zum Körper hin ein Sammeln und Verdichten assoziiert, mit dem Kreis vom Körper weg ein Sich-Öffnen.

In den Abschnitten 1 und 2 hilft die Vorstellung, den Kosmos in seiner ganzen Ausprägung zu umfahren.

Wirkpotential
Im Abschnitt 1 der Übung werden die Leitbahnen *rènmài* (Aufnehmende Leitbahn) und *dūmài* (Leitbahn der Steuerung) gedehnt und gestärkt.

Im Abschnitt 2 erfolgt eine spiralige Drehung des Rumpfes und der *dàimài* (Gürtelleitbahn) wird reguliert.

Die Funktionskreise Herz *xīn*, Niere *shèn,* Milz *pí* und Magen *wèi* werden reguliert und gestärkt.

6. Übung: Den Himmel stützen und die Erde stemmen
Dǐng tiān lì dì 顶天立地

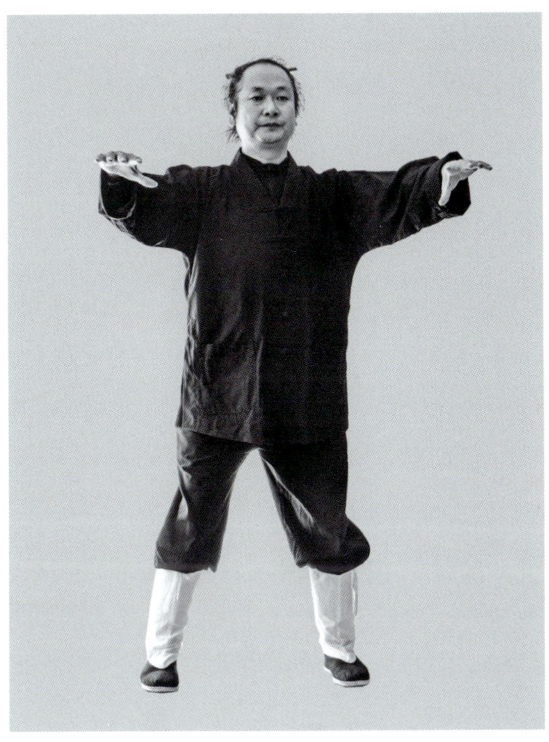

Abb. 6.0

Übungsbeschreibung

Aus der Haltung „Das *tàijí* umarmen" kommend das Gewicht nach links verlagern. Der rechte Arm sinkt spiralig im Bogen über rechts außen nach unten (▶Abb. 6.1). Vor dem dem Unterbauch wird die Hand zur Yáng-Hand, gleichzeitig sinkt der linke Arm – am rechten Ellenbogen außen vorbei – über rechts nach unten neben die linke Hüfte. Die rechte Hand unterkreuzt die linke und richtet sich mit den Fingern nach oben (▶Abb. 6.2 und 6.3).

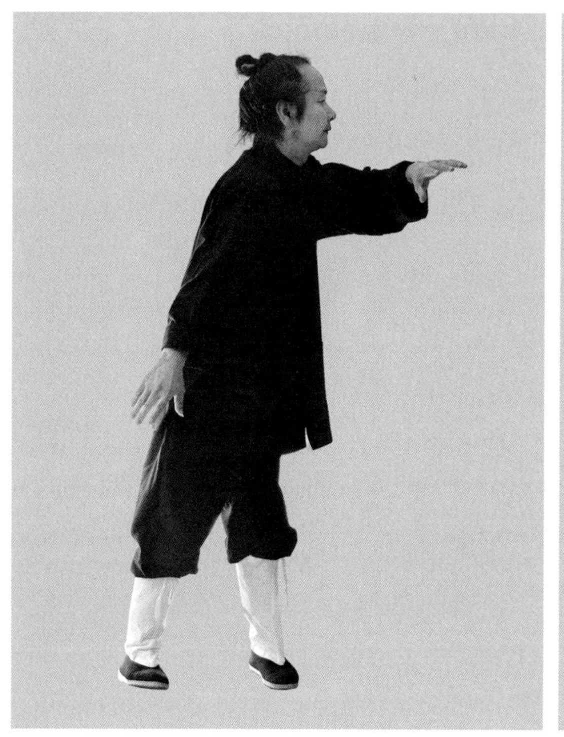

Abb. 6.1

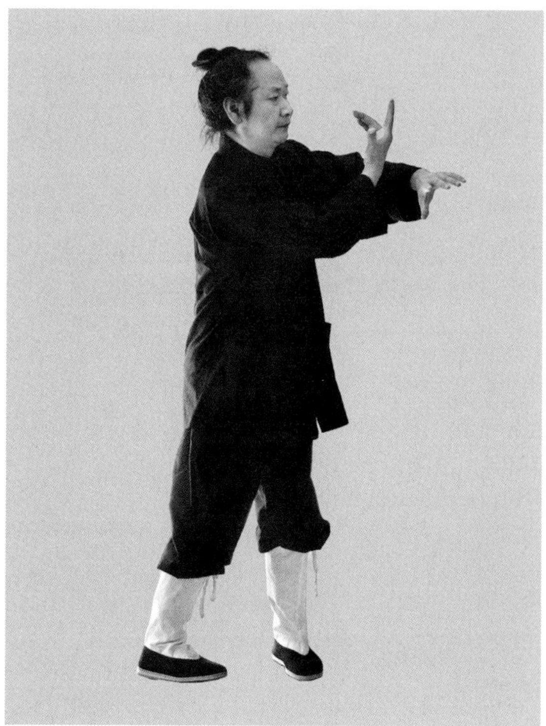

Abb. 6.2

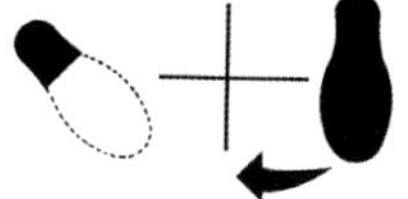

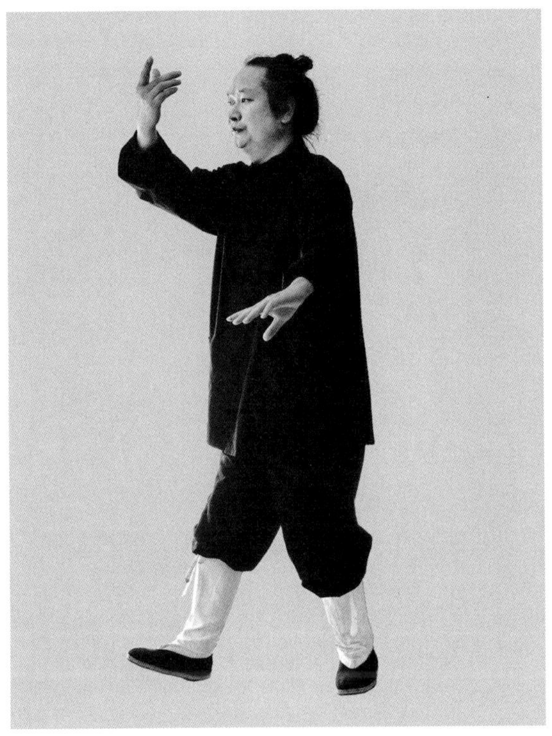

Abb. 6.3

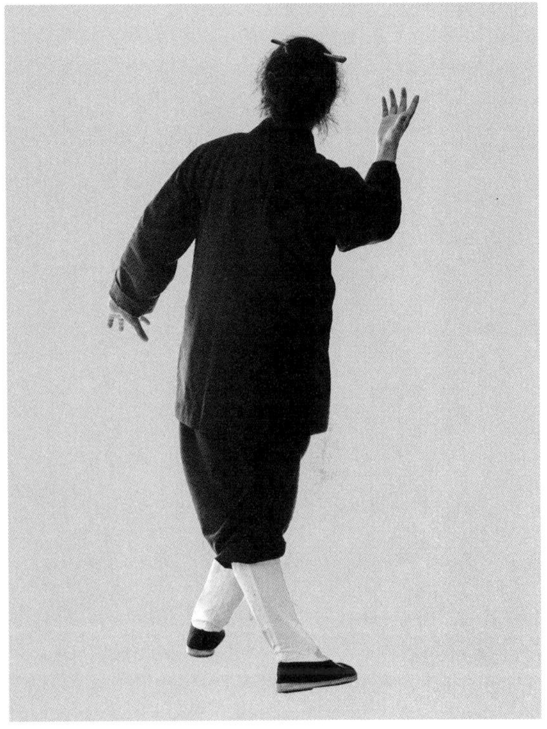

Abb. 6.4

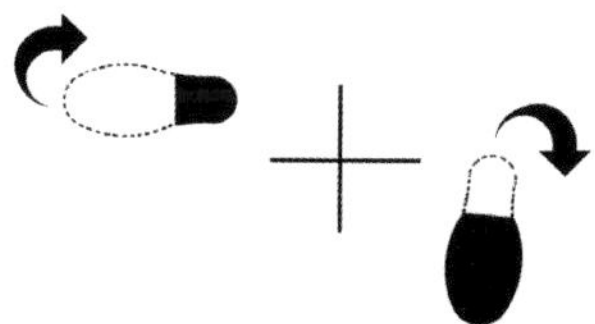

Der rechte Arm wird spiralig mit der Handfläche nach rechts gedreht, die Kleinfingerseite zeigt zum Körper und steigt in Körpermitte als Halb-Yīn-Halb-Yáng-Hand nach oben, wobei sich die rechte Hand dann über die Kleinfingerseite spiralig nach vorn und außen dreht, am rechten Ohr vorbei (▶Abb. 6.4). Oben ist der Arm durchgestreckt, die Hand als Yáng-Hand über dem Punkt *bǎihuì* (*dūmài* 20), die Fingerspitzen zeigen nach links. Gleichzeitig bewegt sich der linke Arm mit der Handfläche nach unten als Yīn-Hand, die Fingerspitzen zeigen nach rechts mit den Fingern zum Becken (▶Abb. 6.5). Beide Arme werden gedehnt, die Hände drücken mit Kraft nach unten und nach oben.

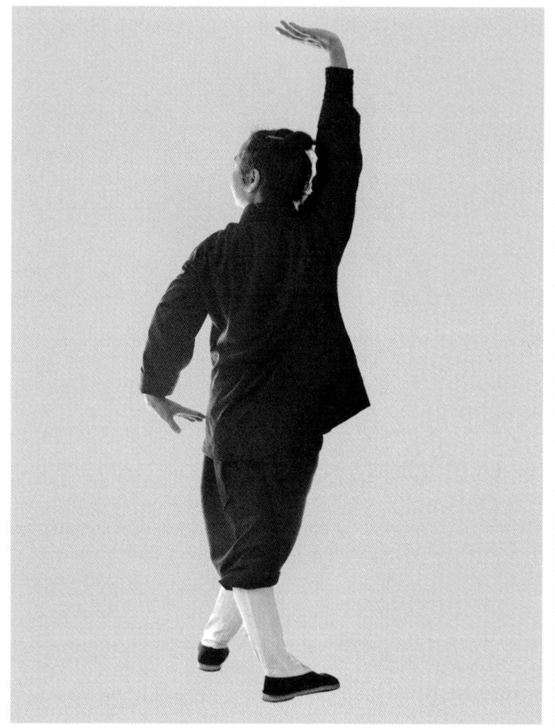

Abb. 6.5

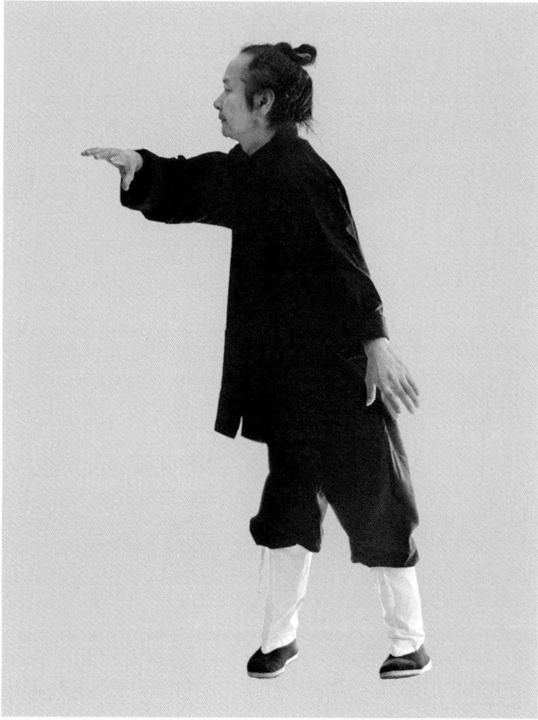

Abb. 6.6

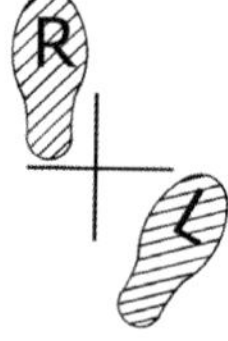

Bewegung der Füße und Drehung des Körpers

Beginnend mit einer kleinen Gegenbewegung nach rechts drehen sich die Füße und der Körper nach links bis zu 90 Grad in den hohen Bogenschritt. Wenn beide Arme sich vor der Mitte kreuzen, wird der linke Fuß wieder geradeaus gestellt, der rechte Fuß über die Ferse nach rechts gedreht. Gleichzeitig dreht der linke Fuß über die Fußspitze nach rechts (s. Abb. 6.3), der Körper dreht sich spiralig um 180 Grad mit, wobei sich die Beine verschränken (s. Abb. 6.4). Das rechte Bein ist das vordere, das linke das hintere. Das linke Knie liegt hinter der rechten Kniekehle (s. Abb. 6.4 und 6.5). Die Gewichtsverteilung in dieser Haltung ist ausgewogen und mittig. Die Füße können sich bei der spiraligen Drehung des Körpers so weit drehen, bis sie nahezu parallel stehen (s. Fußstellungen unter den Abb. 6.5 und 6.10).

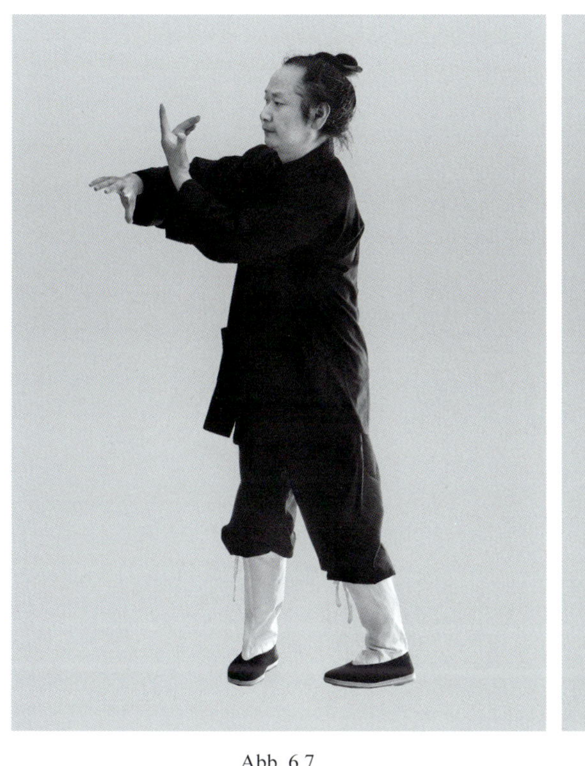

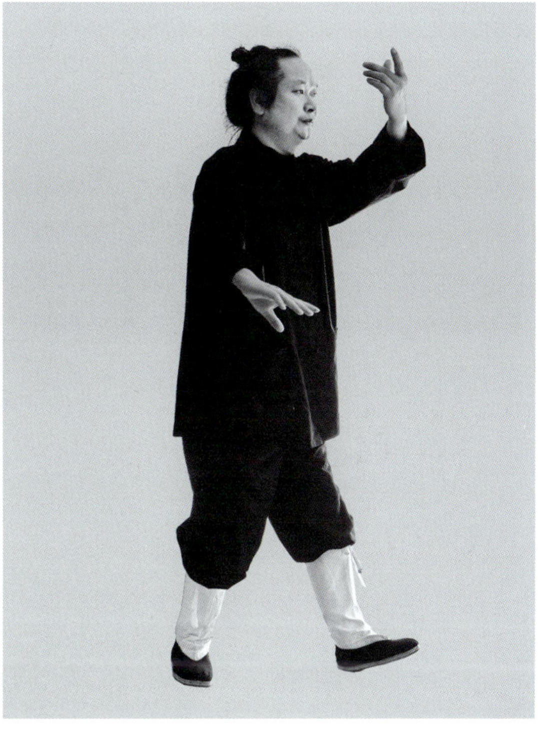

Abb. 6.7

Abb. 6.8

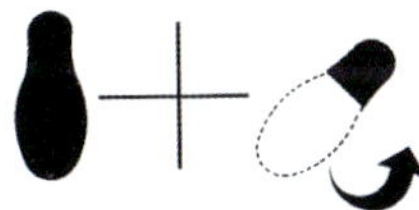

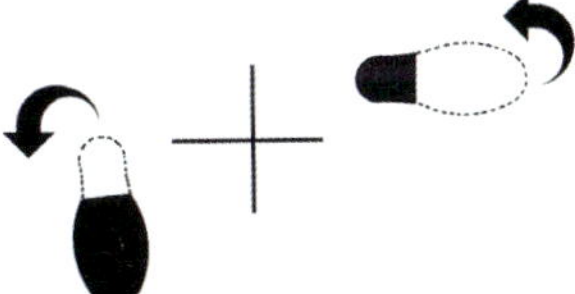

Blick

In der Ruhehaltung geht der Blick in die Ferne, über die „freie" Schulter der unteren Hand.

Wechseln der Arme

Die Spannung in den Armen lösen, spiralig drehend den rechten Arm sinken lassen (▶ Abb. 6.6), die linke Hand steigt bis zum rechten Ellenbogen (▶ Abb. 6.7). Gleichzeitig dreht der rechte Fuß über die Ferse, der linke über die Fußspitze mit der Körperdrehung bis 180 Grad nach links, dann weiter der linke Fuß über die Ferse, der rechte über die Fußspitze mit einer Drehung um weitere 180 Grad (▶ Abb. 6.8). Jetzt ist das linke Bein das vordere, das rechte das hintere und der Körper hat sich insgesamt um 360 Grad gedreht (▶ Abb. 6.10).

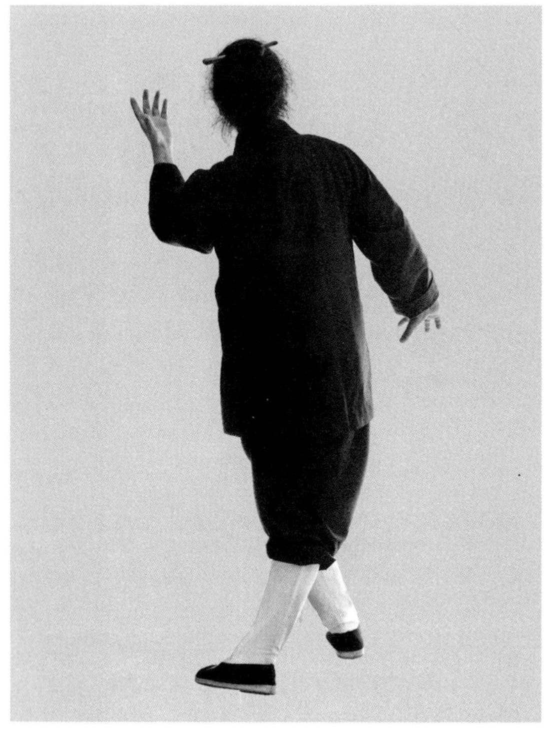

Abb. 6.9

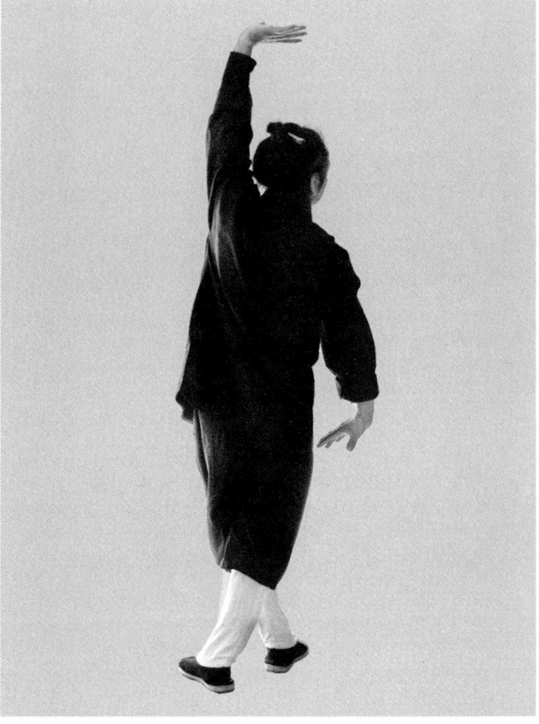

Abb. 6.10

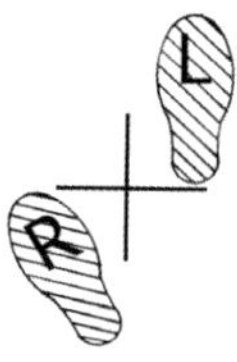

Diese Übung neun Mal oder ein Vielfaches davon wiederholen. Mit einer Übergangsbewegung zur Haltung „Das *tàijí* umarmen" zurückkehren.

Anmerkung
Die spiralige Drehung der Wirbelsäule setzt sich in spiraliges „Verschrauben" der Arme fort. Dadurch kommt es zu einer Aktivierung der Drei Yīn-Leitbahnen der Hände (Hand-Tàiyīn-Lungen-Leitbahnen, Hand-Juéyīn-Herzhülle-Leitbahnen, Hand-Shàoyīn-Herz-Leitbahnen) und der Drei Yáng-Leitbahnen der Hände (Hand-Yángmíng-Dickdarm-Leitbahnen, Hand-Shàoyáng-Drei-Erwärmer-Leitbahnen, Hand-Tàiyáng-Dünndarm-Leitbahnen).

Qì und *xuè* „Blut" der Wirbelsäule werden reguliert.

Alle Körperteile werden in dieser Bewegung miteinander koordiniert und bewegt: Schritt, Körperdrehung, Bewegung der Arme. Dazu kommen der Blick und die Vorstellungskraft.

Vorstellungskraft
Mit Kraftentfaltung von innen heraus den Himmel stützen und die Erde stemmen, dadurch Streckung der Wirbelsäule.

Wirkpotential
Die Funktionskreise Milz *pí* und Magen *wèi* werden reguliert und gestärkt. Durch die Drehung der Füße im Wechsel über die Ferse und die Fußspitze wird der Funktionskreis Niere *shèn* reguliert und gestärkt.

Die Funktionskreise Herz *xīn,* Niere *shèn* und Leber *gān* werden reguliert.

7. Übung: Wolkenhände
Yún shǒu 云手

Diese Übung besteht aus zwei Teilen:
1. Wolkenhände von innen nach außen
2. Wolkenhände von außen nach innen

1. Wolkenhände von innen nach außen

Übungsbeschreibung

Aus der Haltung „Das *tàijí* umarmen" kommend die linke Hand ausdrehen wie mit einer „abwehrenden" Bewegung, gleichzeitig das Gewicht nach rechts verlagern mit Drehung der Körperachse nach links (▶Abb. 7.5). Der Blick geht in Richtung der „abwehrenden" Hand. Gleichzeitig sinkt der rechte Arm und wird nach links unten geführt, um dann vor der linken Brust wieder zu steigen. Der rechte Arm bewegt sich mit einer langsam streichenden Bewegung in Kopfhöhe nach rechts, wobei die Handfläche zum Gesicht zeigt und der Blick der vorbeiziehenden „Wolkenhand" folgt (▶Abb. 7.1, 7.2). Das Gewicht ist noch überwiegend auf dem rechten Fuß.

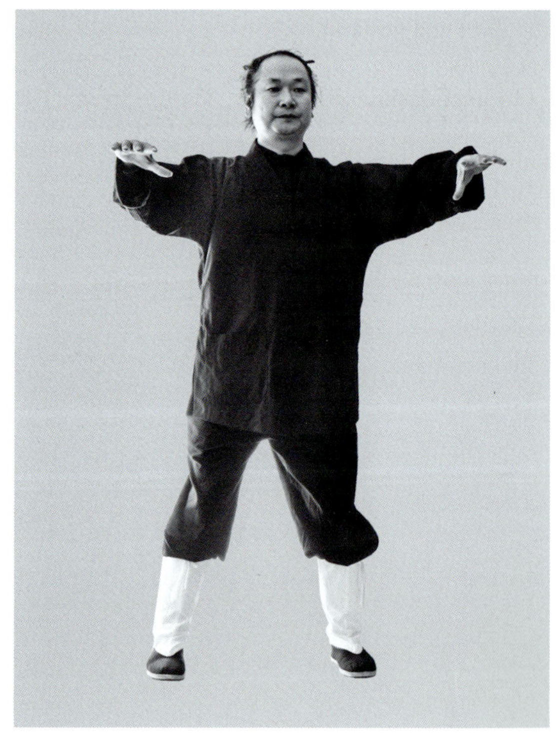

Abb. 7.0

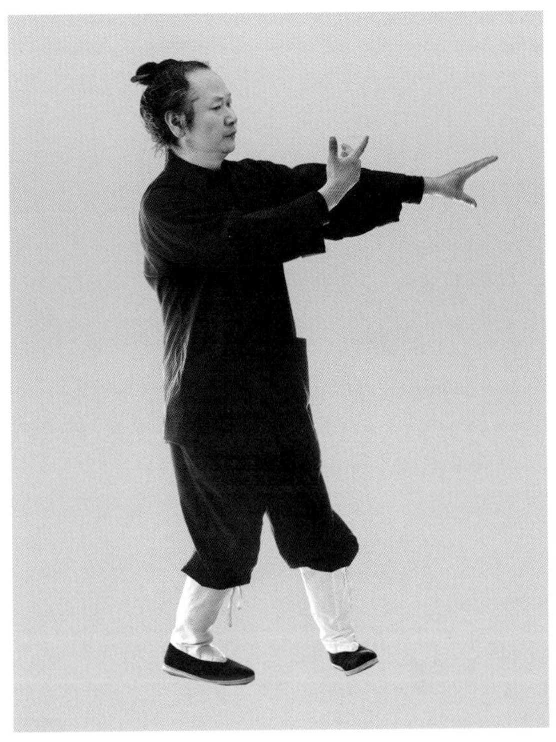

Abb. 7.1

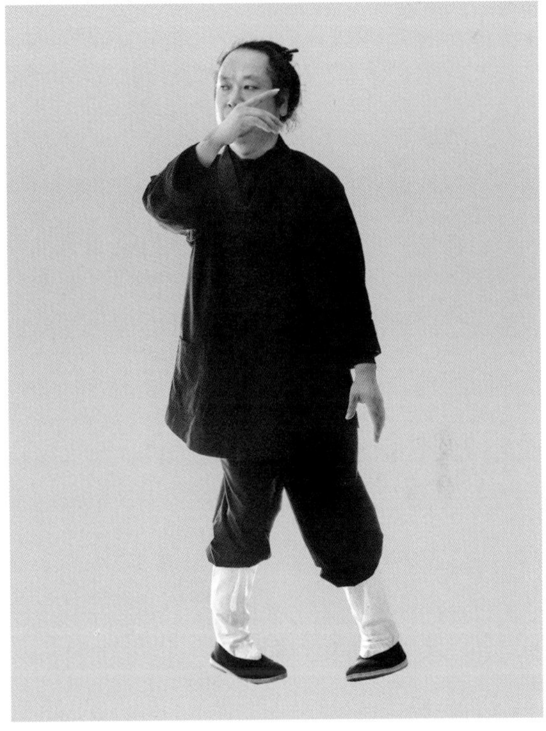

Abb. 7.2

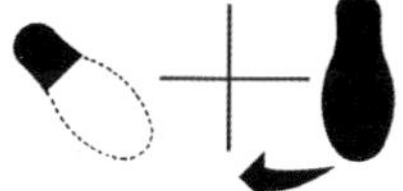

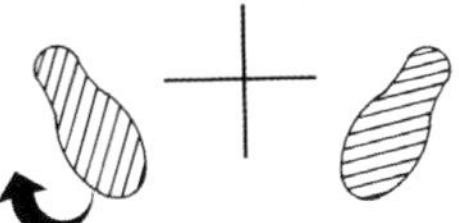

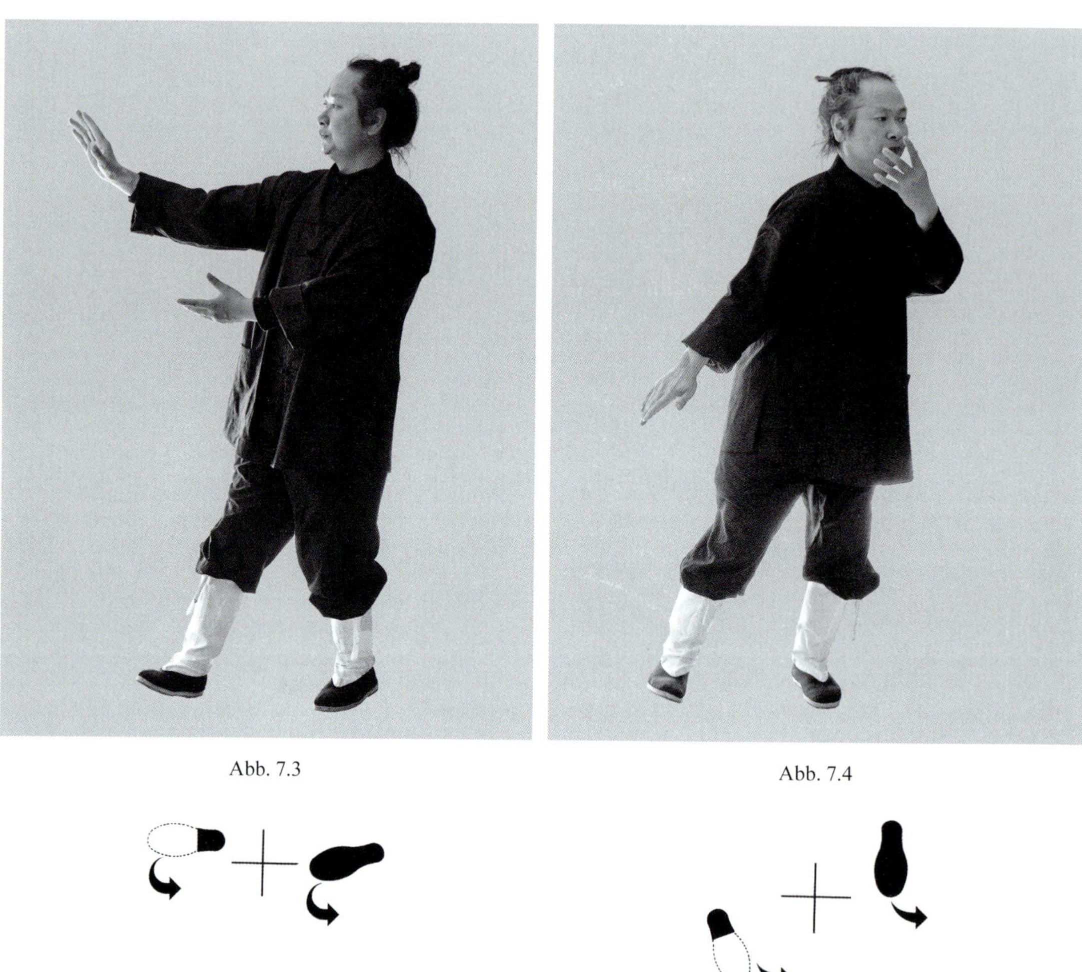

Abb. 7.3

Abb. 7.4

Es folgt die „abwehrende" Drehung der rechten Hand nach außen, wobei sich das Gewicht nach links verlagert (▶ Abb. 7.3). Die linke Hand wird nach rechts geführt, um dann vor der rechten Brust wieder zu steigen. Der linke Arm bewegt sich mit einer langsam streichenden Bewegung in Kopfhöhe nach links, wobei die Handfläche zum Gesicht zeigt und der Blick der vorbeiziehenden „Wolkenhand" folgt (▶ Abb. 7.4).

Diese Bewegung in jede Richtung neun Mal oder ein Vielfaches davon wiederholen.

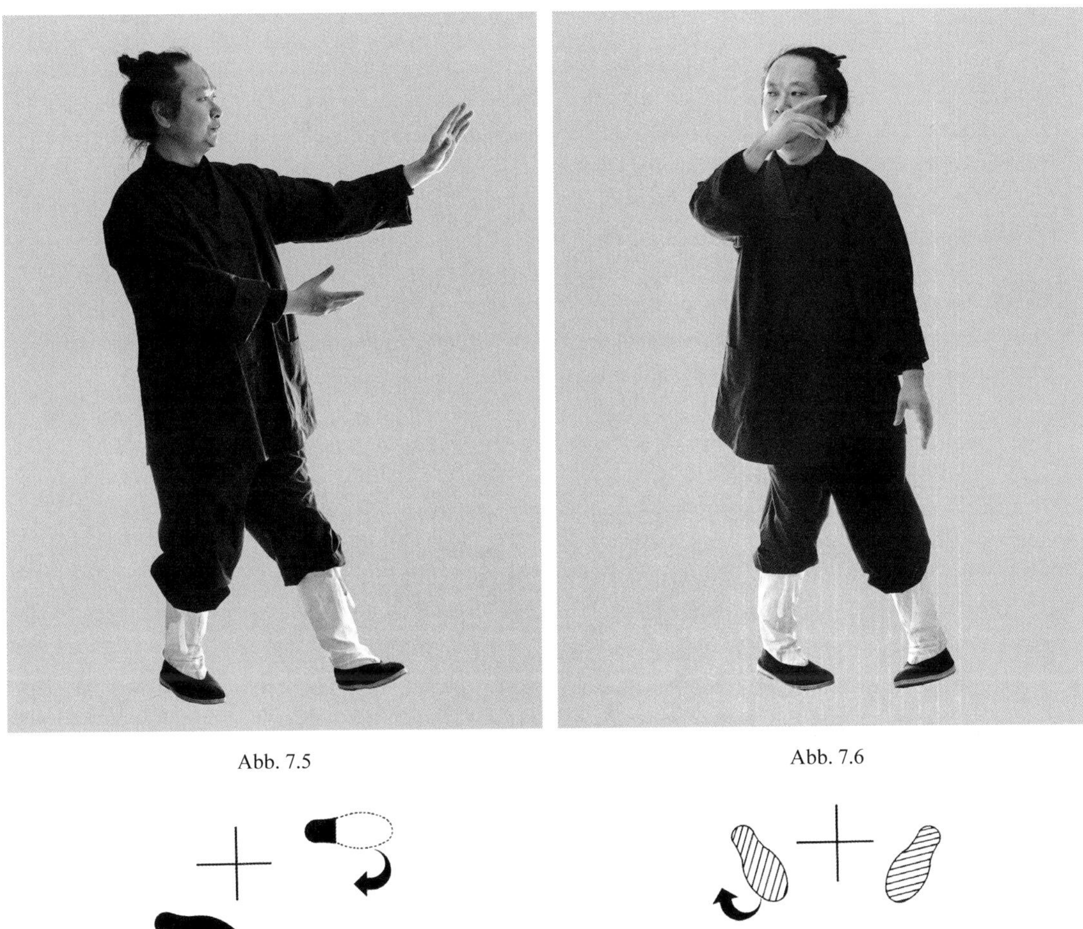

Abb. 7.5

Abb. 7.6

Anmerkung

Im Prinzip malen die Hände vor dem Körper zwei gegensinnige Kreise: Der linke Arm bewegt sich von unten links nach rechts oben, dann von rechts oben nach links oben und zurück nach links unten. Der rechte Arm beginnt vorn und mittig zu steigen, wenn der linke Arm aus der „abwehrenden" Haltung sinkt. Der Kreis vollendet sich über rechts oben nach rechts unten und wieder zurück. Die Bewegung entsteht aus der entspannten, sanften Drehung der Unterarme, mehr aus den Ellenbogengelenken und nicht durch große Bewegung aus den Schultern heraus.

Vorstellungskraft

Die Geschwindigkeit und Zartheit der Bewegung wird in klassischen Schriften verglichen mit dem Ziehen eines Seidenfadens aus einem Kokon: Zieht man zu schnell, reißt er; zieht man zu langsam, löst er sich nicht. Diese Art der Geschwindigkeit ist ein wichtiges Element zur Entwicklung und Pflege des Qì.

Wirkpotential

Ausgleich und Harmonisierung von Yīn und Yáng. Man steht wie eine Waage im Gleichgewicht, aber bewegt sich drehend durch Gewichtsverlagerung wie ein Wagenrad. Die zeitgleichen Gegensätze der Bewegung steigen – sinken, öffnen (abwehren) – schließen (sammeln, verdichten) sind die körperliche Umsetzung des Bildes der Monade.

Die Funktionskreise Lunge *fèi* und Herz *xīn* werden reguliert und gestärkt.

2. Wolkenhände von außen nach innen

Übungsbeschreibung

Ist der linke Arm unten vor der Körpermitte, wird der rechte Arm schräg nach hinten und oben geführt mit deutlicher Dehnung der rechten Seite des Körpers und des Achselbereichs (▶Abb. 7.7).

Der rechte Arm wird daraufhin von schräg hinten oben vor die Körpermitte geführt, wobei das Sinken vom Ellenbogen aus eingeleitet wird (▶Abb. 7.8). Das Gewicht ist dabei auf dem rechten Bein, im tiefen Sitzbogenschritt. Der Körper dreht sich mit der Bewegung des sinkenden Armes zur Gegenseite.

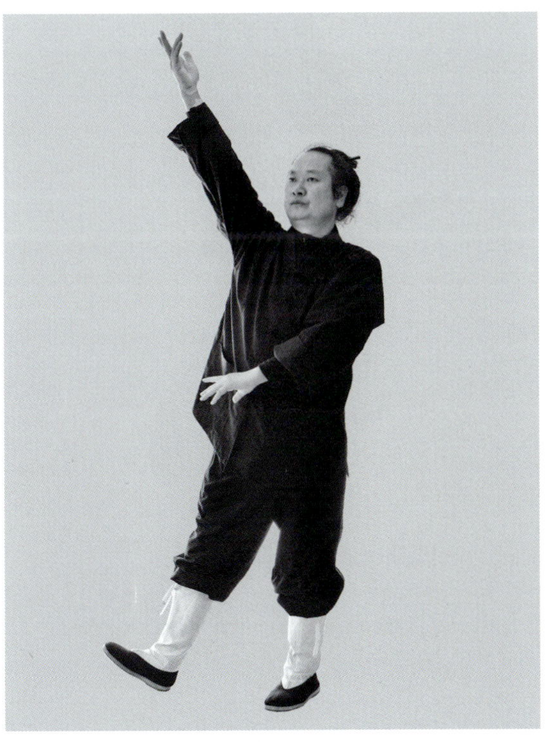

Abb. 7.7

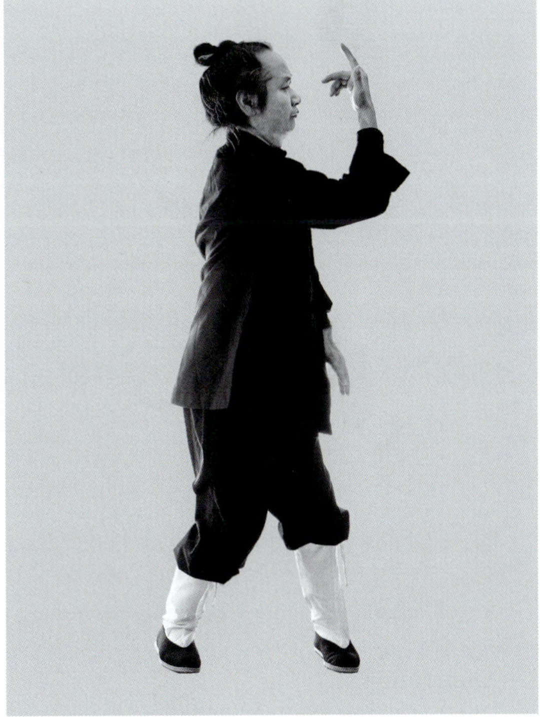

Abb. 7.8

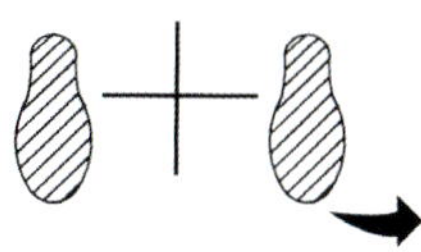

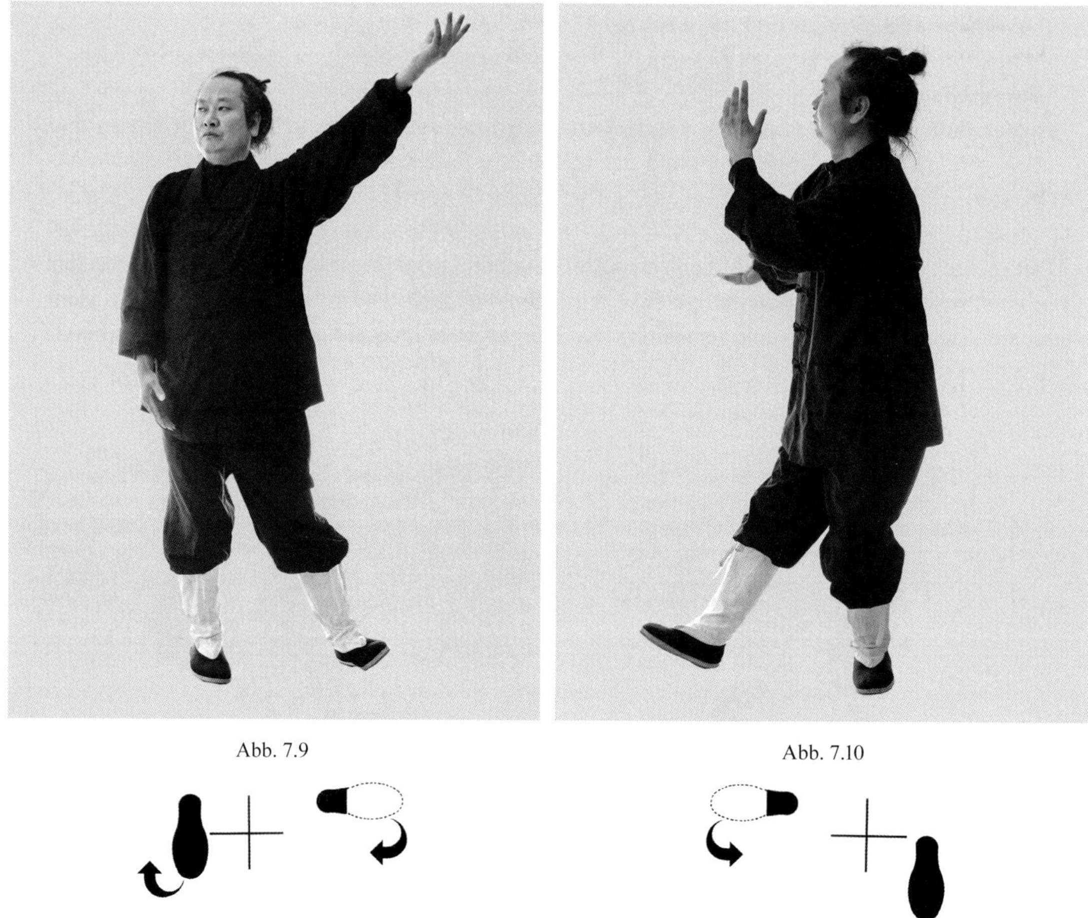

Abb. 7.9

Abb. 7.10

Diese Übung in beide Richtungen neun Mal oder ein Vielfaches davon wiederholen.

Anschließend mit einer Übergangsbewegung zur Haltung „Das *tàijí* umarmen" zurückkehren.

Anmerkung
Der 2. Teil der Wolkenhände ist im Gegensatz zum 1. Teil gekennzeichnet durch eine weit ausholende Bewegung aus der Schulter heraus.

Die Übungen „Wolkenhände von innen nach außen und von außen nach innen" können jeweils in fester Position oder auch im Gehen ausgeführt werden. Es empfiehlt sich, die Übungen erst im Vorwärts- und Rückwärtsgehen zu praktizieren, später auch mit Richtungswechsel.

Vorstellungskraft
Man „angelt“ weit oben nach den hoch entfernten Wolken und zieht sie mit stabiler Wurzel und Verankerung im *yǒngquán*-Bereich (Niere 1) kraftvoll nach unten, wobei die Hände der weichen Wolkenstruktur angepasst sind und sanft die Wolken fassen.

Wirkpotential
Die Kräfte von Himmel und Erde miteinander verbinden.

Die Funktionskreise Herz *xīn* und Niere *shèn* werden reguliert und gestärkt.

8. Übung: Die Wolken schieben und den Mond heranziehen *Tuī yún lăn yuè* 推云揽月

Übungsbeschreibung

Aus der Haltung „Das *tàijí* umarmen“ kommend beide Hände seitlich zum Beckenkamm sinken lassen, wobei sich Hohlfäuste formen (▶Abb. 8.1). Die Endglieder der vier Finger bleiben dabei gestreckt, die Daumen zeigen nach oben (▶Abb. 8.5). Vom Becken bzw. den Füßen ausgehend die schaukelnde Bewegung beginnen. Wenn die Fäuste am Becken sind, den Oberkörper leicht nach vorne neigen. Die Arme mit den Hohlfäusten schulterbreit parallel nach oben bis Schulter- oder Kopfhöhe bewegen, im letzten Moment mit einer nach vorne stoßenden Kraft (▶Abb. 8.2), wobei sich die Hüften nach vorne bewegen. Zurückholen der Fäuste, dabei den Oberkörper wieder leicht nach vorne neigen. Die Daumen zeigen in Hüfthöhe kurz nach außen (▶Abb. 8.3). Wechsel der Handhaltung: Die Finger sind gespreizt, die Handflächen zeigen nach vorne, die Daumen berühren die Grundgelenke der Ringfinger (▶Abb. 8.6). Die Hände mit gestreckten und gespreizten Fingern nach vorne oben bis Schulterhöhe oder Kopfhöhe vorschieben, im letzten Moment mit stoßender Kraft (▶Abb. 8.4).

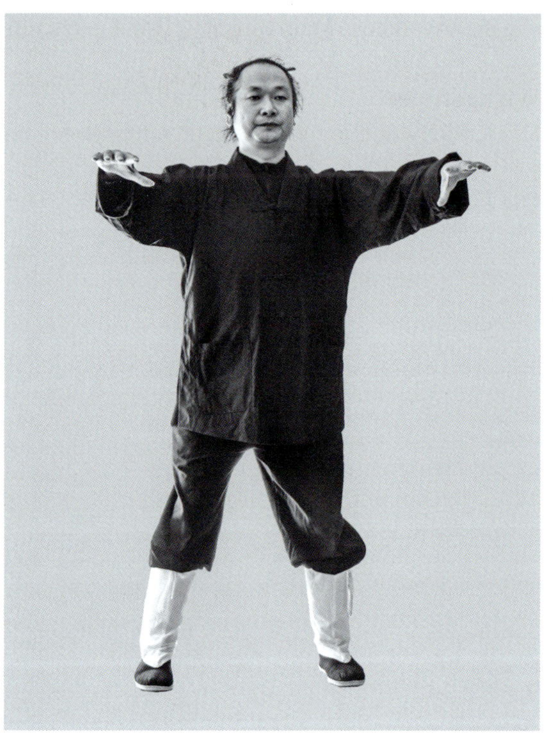

Abb. 8.0

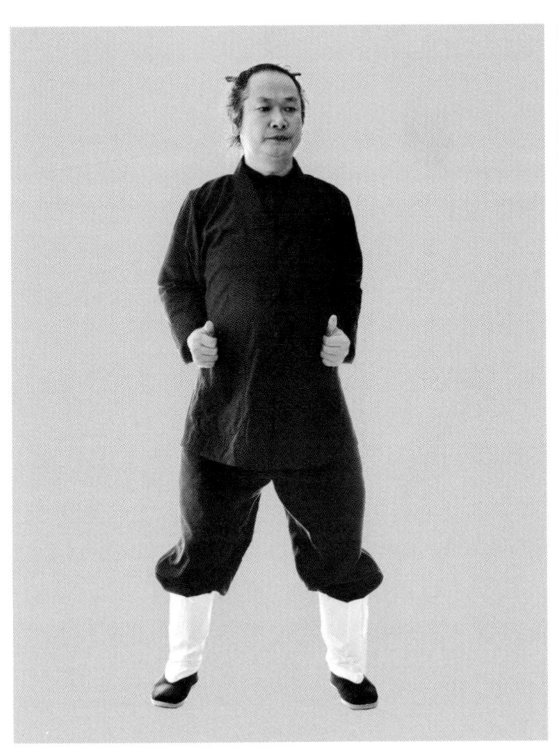
Abb. 8.1

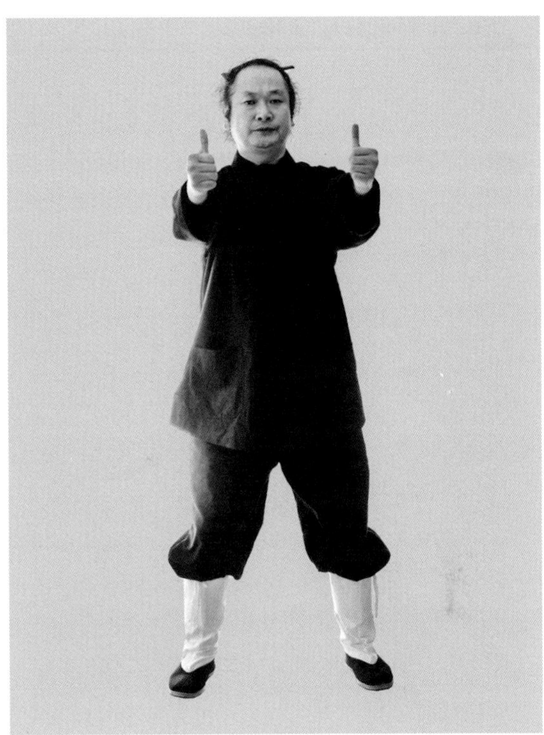
Abb. 8.2

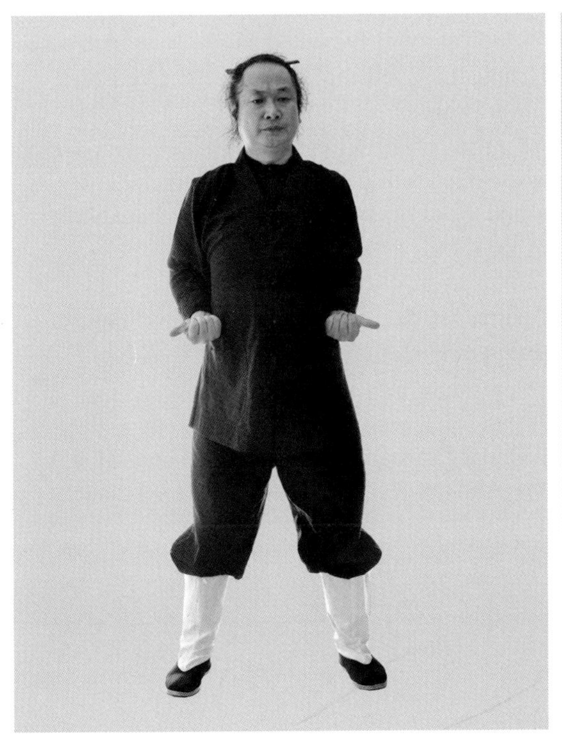
Abb. 8.3

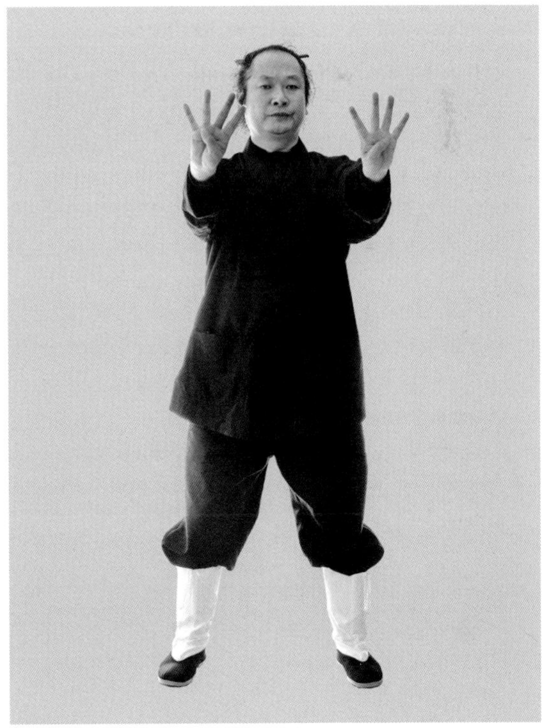
Abb. 8.4

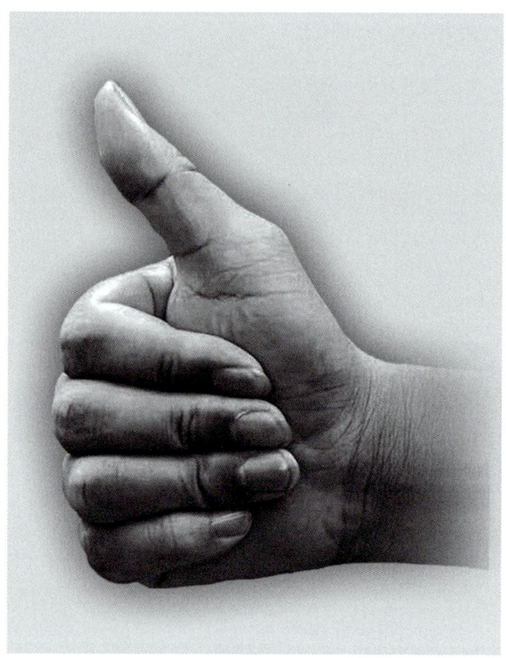

Abb. 8.5

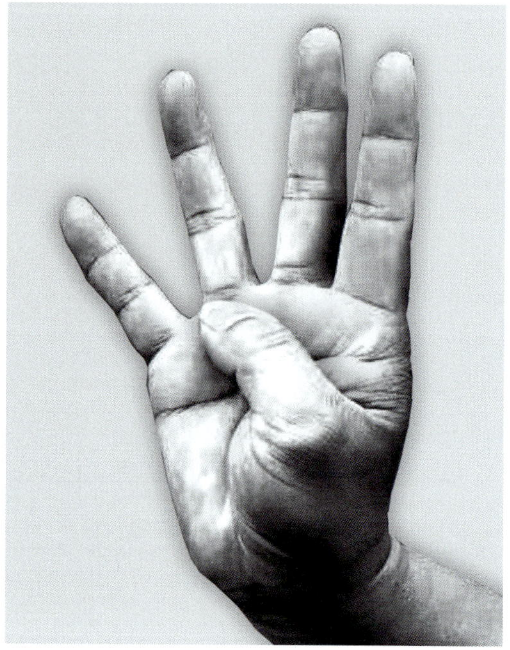

Abb. 8.6

Bei schaukelnder Bewegung des Beckens die Handhaltung jedes Mal wechseln. Die Bewegungen können langsam oder auch schnell ausgeführt werden.

Anschließend die Arme nach vorne und hinten schwingen, mit gleichzeitig schaukelnder Bewegung des Beckens. Dabei wechselnd Fersen und Zehen heben, so dass die schaukelnde Bewegung in den Füßen wahrnehmbar wird (▶Abb. 8.7 bis 8.9).

Beide Bewegungen jeweils neun Mal oder ein Vielfaches davon wiederholen. Anschließend mit einer Übergangsbewegung zur Haltung „Das *tàijí* umarmen" zurückkehren.

Anmerkung
Die Bewegung der Arme mit gleichzeitig schaukelnder Bewegung des Beckens kann schnell ausgeführt werden. Dabei ist auf den korrekten Wechsel der Hand- und Fingerhaltung zu achten.

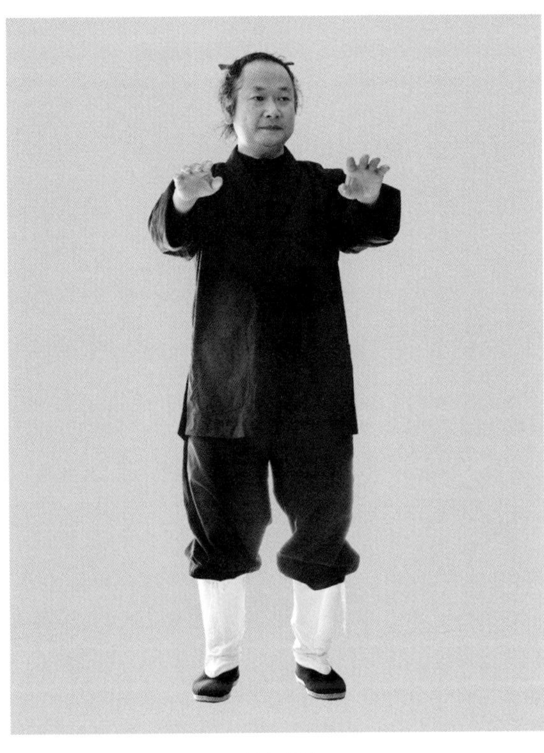

Abb. 8.7

Vorstellungskraft

Bei der schaukelnden Bewegung des Rumpfes wird die Kraft aus den Füßen, aus den *yǒngquán*-Bereichen, Emporsprudelnde Quelle (Niere 1) geholt. Das Spreizen der Finger geht mit einem „Trennen der Leitbahnen", der Drei Yáng-Leitbahnen der Hände und der Drei Yīn-Leitbahnen der Hände einher. Am Daumen enden die Hand-Tàiyīn-Lungen-Leitbahnen. Das Legen der Daumen auf die Grundgelenke der Ringfinger stellt eine Verbindung von Yīn und Yáng dar über die Erdzweige zǐ und *wǔ* (s. Kap. 5, S. 122).

Wirkpotential

Das Abspreizen der Daumen kann zu einer Stärkung des Funktionskreises Lunge *fèi* führen. Die Hand-Tàiyīn-Lungen-Leitbahnen enden an den Daumen. Dadurch können das Atem-Qì gestärkt und die Atmung reguliert werden.

Der schnelle Wechsel der Hand- und Fingerhaltungen stärkt den Funktionskreis Herz *xīn* und fördert die Konzentration.

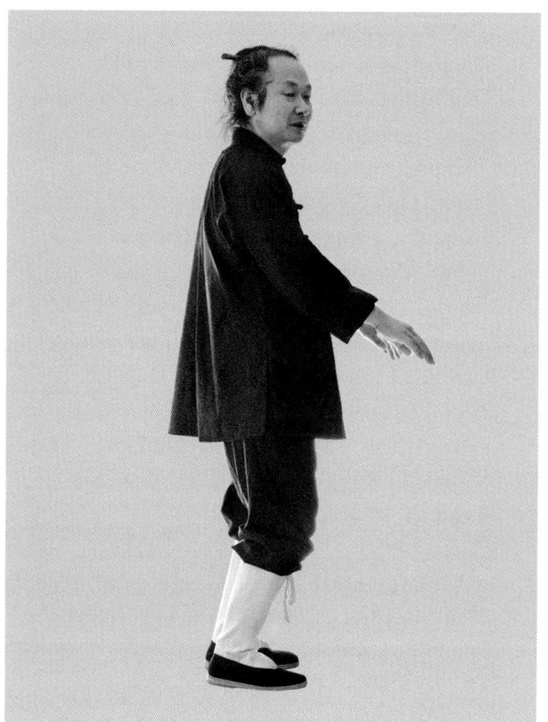

Abb. 8.8

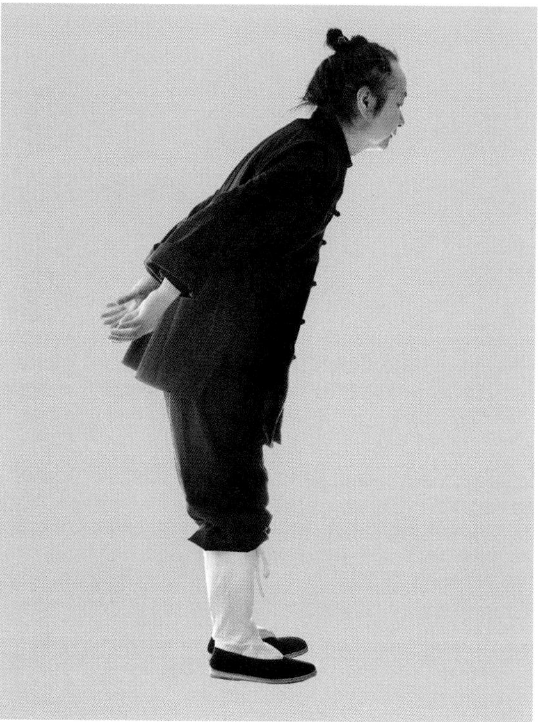

Abb. 8.9

9. Übung: 1000 Pfund Last an sich ziehen
Lì bá qiān jīn 力拔千斤

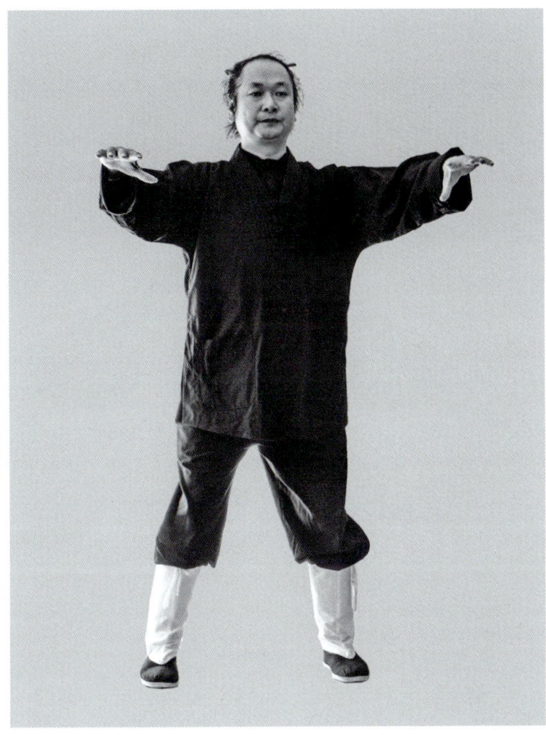

Abb. 9.0

Übungsbeschreibung

Aus der Haltung „Das *tàijí* umarmen“ kommend die Hände zu Hohlfäusten formen und die Fäuste mit den Faustaugen zur Seite in Höhe des *dàimài*, der Gürtelleitbahn, auf die Beckenkämme legen (▶Abb. 9.1). Die Haltung zum mittleren oder tiefen Pferdschritt verändern, bei gleichzeitig verdichtender Kraft im unteren *dāntián (qìhǎi, rènmài* 6, ▶ Abb. 9.2).

Die Körperachse bis zu 90 Grad nach links drehen, die Füße drehen sich nach links in den tiefen Bogenschritt. Der rechte Arm wird mit der Hohlfaust seitlich bis Schulterhöhe gehoben, wobei das Faustauge nach oben gerichtet ist. Gleichzeitig wird die rechte Schulter zur Seite hin ausgerichtet und die rechte Faust zur Seite gestoßen. Dabei eine schraubende Bewegung ausführen, wobei das Faustauge nach unten gerichtet wird. In dieser Position stehen Arme und Schultern senkrecht zur Beinachse (▶Abb. 9.3).

Während dieser Bewegung wird der linke Arm mit der Hohlfaust und dem Faustauge nach oben zeigend bis zum Bereich *tánzhōng* „Mitte der Brust“ (*rènmài* 17) oder Schulterhöhe gehoben. Der Arm ist im Ellenbogenbereich angewinkelt, die linke Faust nah an der Brust. Die ziehende Kraft nach links bewirkt die nach rechts stoßende Kraft.

Das Gewicht ist überwiegend auf dem linken Bein, die rechte Ferse hebt sich leicht.

Die rechte Faust in dieser Position öffnen, die Finger werden gespreizt. Dann mit einer spiraligen, drehenden Bewegung, mit dem kleinen Finger beginnend, ein imaginäres Seil packen (▶ Abb. 9.4), wobei der Körper diese spiralige Bewegung durch leichtes Steigen und Sinken mitmacht. Ist das imaginäre Seil gepackt, den Körper wieder geradeaus drehen, um dann in der Pferdschritthaltung die Faust mit dem Faustauge nach außen zum Beckenkamm zu ziehen.

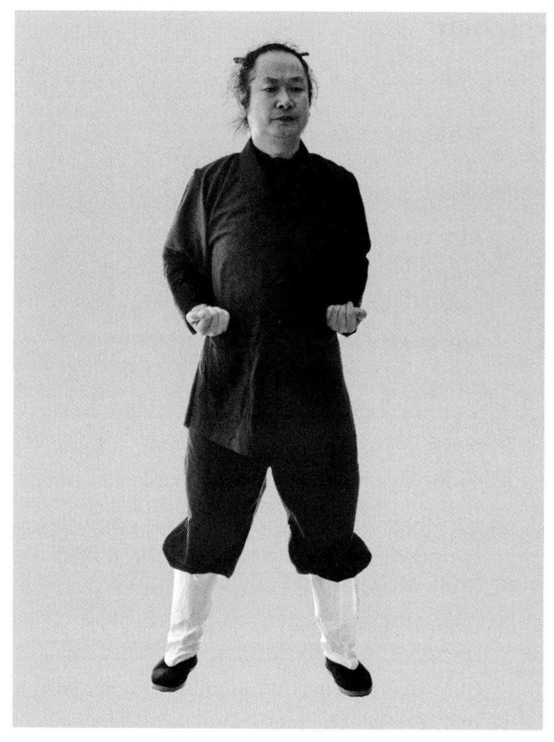

Abb. 9.1

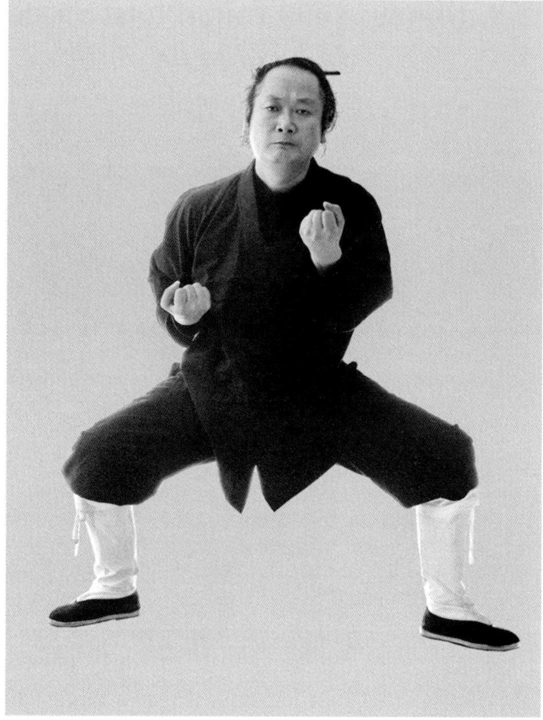

Abb. 9.2

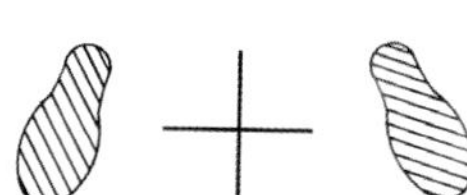

Am Ende dieser kraftvollen, ziehenden Bewegung die linke Schulter nach vorne bringen, den Körper nach rechts in den tiefen Bogenschritt bewegen und die linke Faust nach vorne stoßen. Dabei eine schraubende Bewegung ausführen, das Faustauge zeigt nach unten. Der rechte Arm wird seitlich bis Schulterhöhe gehoben, das Faustauge nach oben zeigend. Der Arm ist im Ellenbogenbereich angewinkelt, die rechte Faust nahe an der Brust. Die nach rechts ziehende Kraft bewirkt die nach links stoßende Kraft.

Das Gewicht ist überwiegend auf dem rechten Bein, die linke Ferse hebt sich leicht.

In dieser Position die linke Faust öffnen, die Handfläche zeigt nach links, die Finger sind gespreizt. Mit dem kleinen Finger beginnend ein imaginäres Seil mit einer spiraligen Bewegung packen, den Körper wieder geradeaus in die Pferdschritthaltung drehen, um dann kraftvoll „1000 Pfund Last an sich zu ziehen".

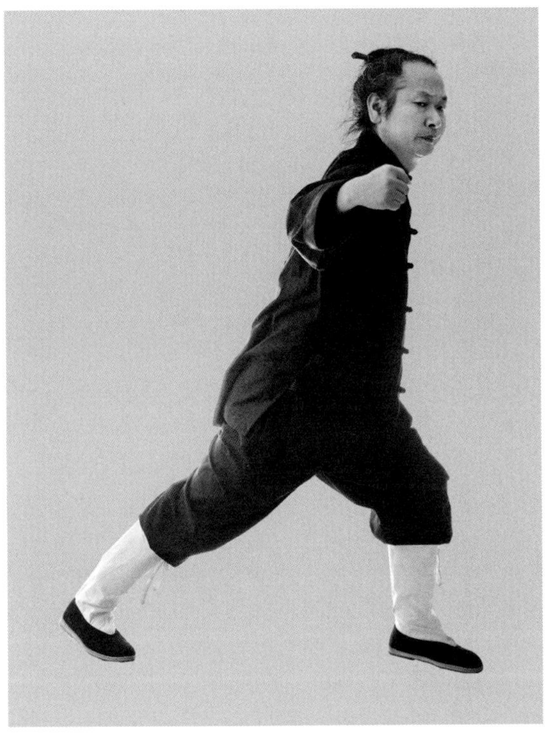

Abb. 9.3

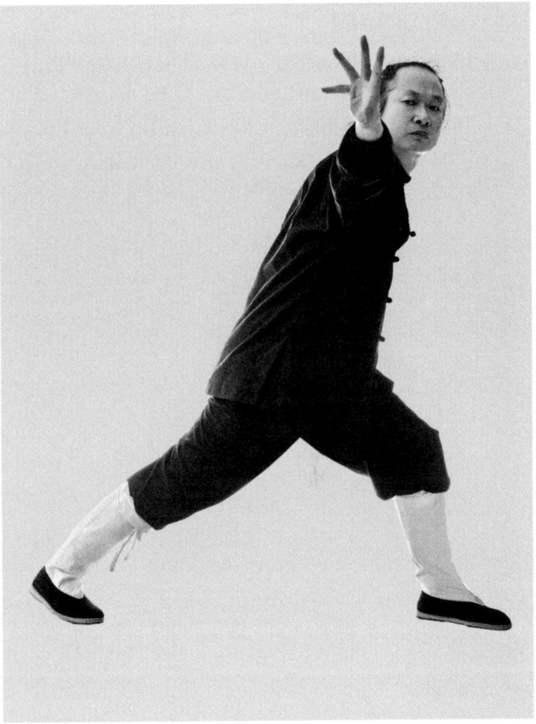

Abb. 9.4

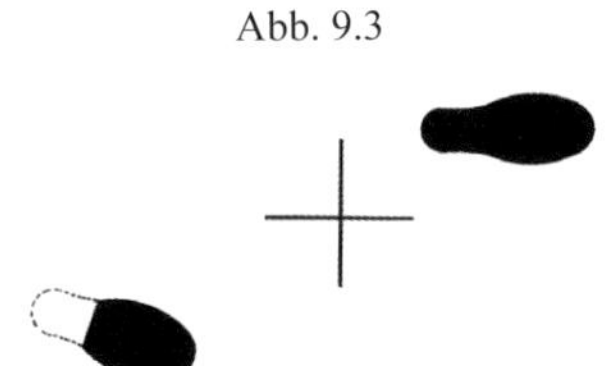

Diese Übung jeweils neun Mal oder ein Vielfaches davon wiederholen. Dann mit einer Übergangsbewegung zur Haltung „Das *tàijí* umarmen“ zurückkehren.

Anmerkung
Das kraftvolle Zurückziehen des imaginären Seils wird im Pferdschritt ausgeführt. Am Ende dieser Bewegung erzeugt die zurückziehende Faust eine Kraft, die die andere Faust nach vorne bringt, bei gleichzeitiger Drehung des Körpers in die Richtung der zurückziehenden Faust.

Vorstellungskraft
Die Kraft für diese Übung kommt nicht aus den Armen, nicht aus den Schultern, sondern aus dem unteren *dāntián*, Elixierfeld, Mitte des Körpers. Das *dāntián* wiederum ist verbunden mit den *yǒngquán*-Bereichen (Niere 1).

Wirkpotential

Durch die drehenden und schraubenden Bewegungen werden nicht nur die Arme, sondern auch die Flanken gedehnt. Dies ist dem Funktionskreis Leber *gān* förderlich. In der Pferdschritthaltung lässt sich Kraftfülle über die *yǒngquán*-Bereiche (Niere 1) in den Füßen aufbauen, der Funktionskreis Niere *shèn* wird gestärkt.

10. Übung: Sehnen und Knochen dehnen
Chēn jīn bá gǔ 抻筋拔骨

Diese Übung besteht aus drei Abschnitten.

Übungsbeschreibung

1. Abschnitt

Aus der Haltung „Das *tàijí* umarmen" kommend die Arme horizontal in Schulterhöhe nach außen führen. Die Handflächen mit Kraft zur Seite strecken, die Finger sind gespreizt, die Fingerspitzen zeigen zum Himmel, die Arme sind gestreckt, die Ellenbogen entspannt (▶Abb. 10.1 bis 10.3).

Die Arme rückwärts kreisen lassen: zuerst nach oben, nach hinten, nach unten und nach vorn, wobei der Körper steigende und sinkende Bewegungen mitmacht. Die Kreise nicht zu klein ausführen. Das Kreisen der Arme in beide Richtungen, rückwärts und vorwärts, jeweils neun Mal oder ein Vielfaches davon wiederholen.

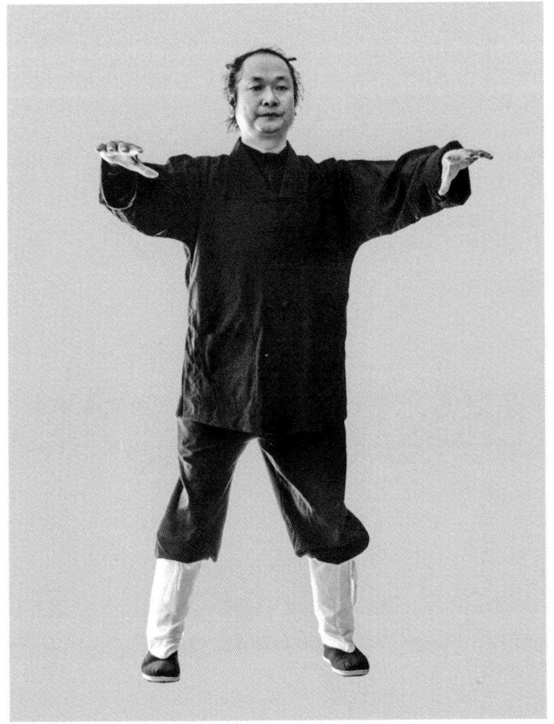

Abb. 10.0

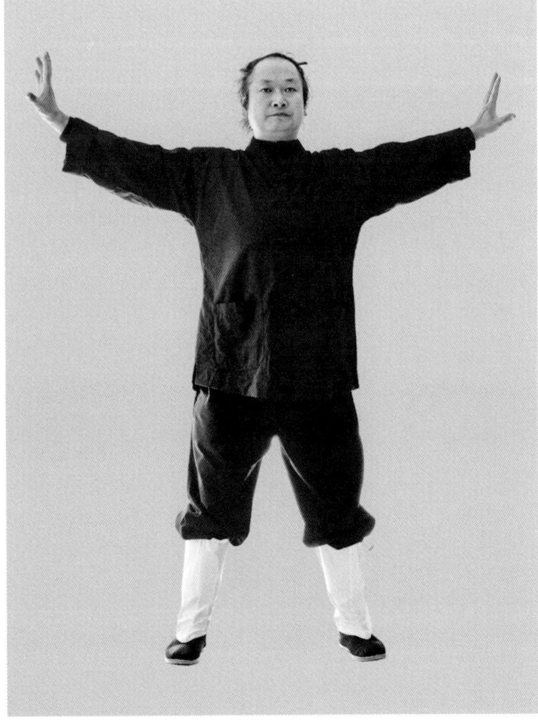

Abb. 10.1

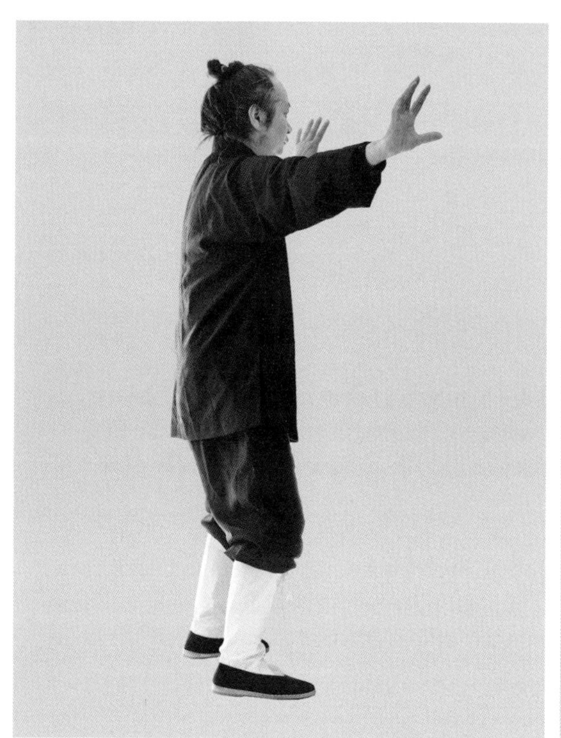
Abb. 10.2

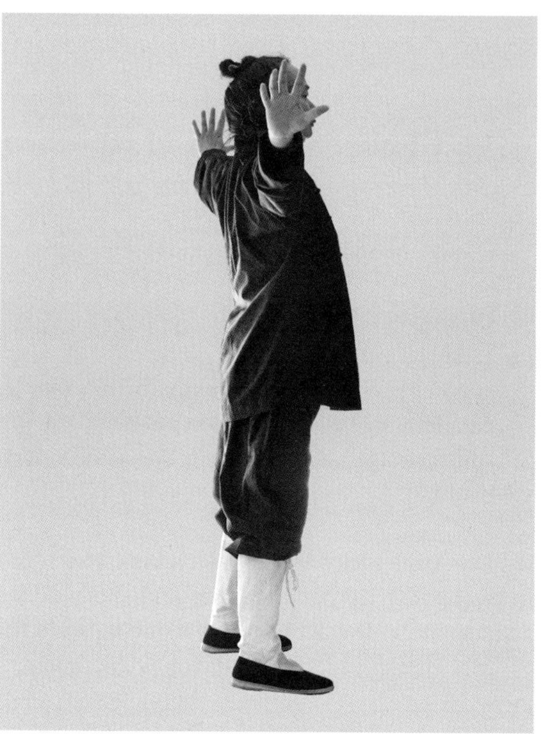
Abb. 10.3

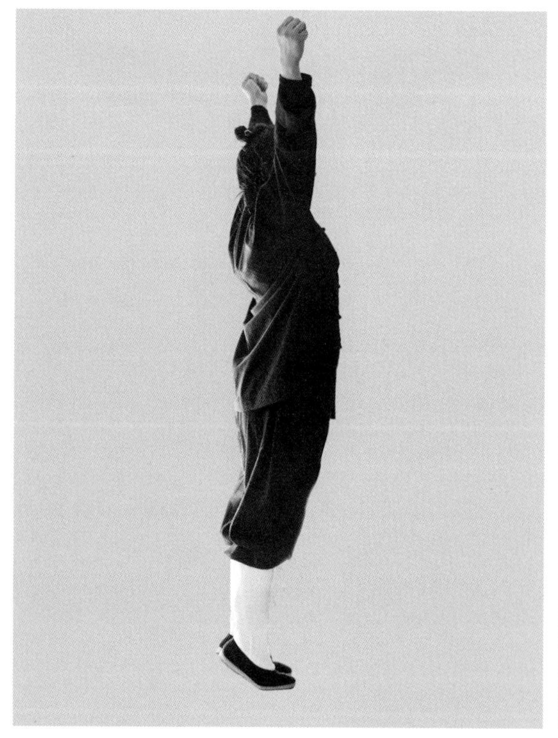
Abb. 10.4

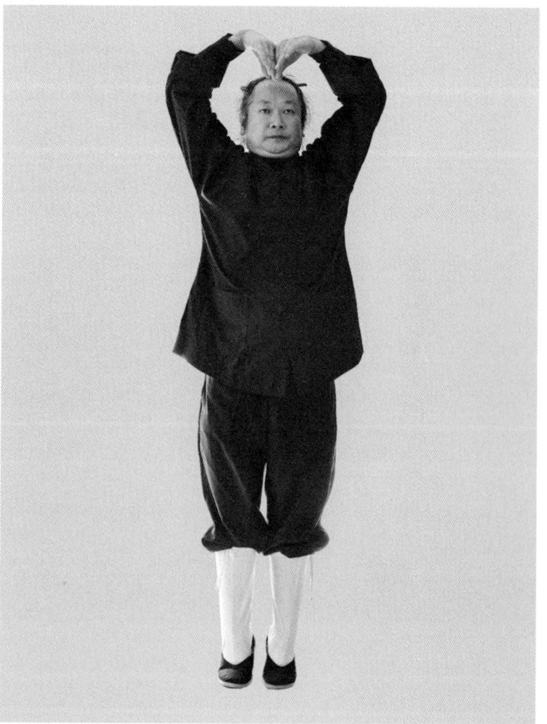
Abb. 10.5

2. Abschnitt

Die Füße zum schmalen Stand schließen, dabei den linken Fuß zum rechten zurückstellen. Tief einatmen, die Handflächen nach oben wenden, die Arme seitlich nach oben führen und die Fersen anheben. Oben über dem Bereich des *bǎihuì* (*dūmài* 20), Zusammenkunft aller Leitbahnen, die Fingerspitzen zueinander wenden, so dass die Handrücken sich berühren und die Fingerspitzen nach unten zeigen (▶Abb. 10.4 und 10.5). Mittig entlang des *rènmài,* der Aufnehmenden Leitbahn, die Hände mit den Fingerspitzen voraus nach unten führen (▶Abb. 10.6 und 10.7). Mit sanftem oder auch kräftigem Ausatmen lässt man sich auf die Fersen fallen, der Körper sinkt leicht. Beim Sinken des Körpers neigt sich der Oberkörper etwas nach vorne, die Knie werden gebeugt (▶Abb. 10.8 und 10.9). Diese Bewegung drei Mal ausführen.

Dieser 2. Abschnitt enthält Anteile der Abschlussübungen und kann nach jeder Übung als „Kurzform" der Abschlussübungen eingeschoben werden.

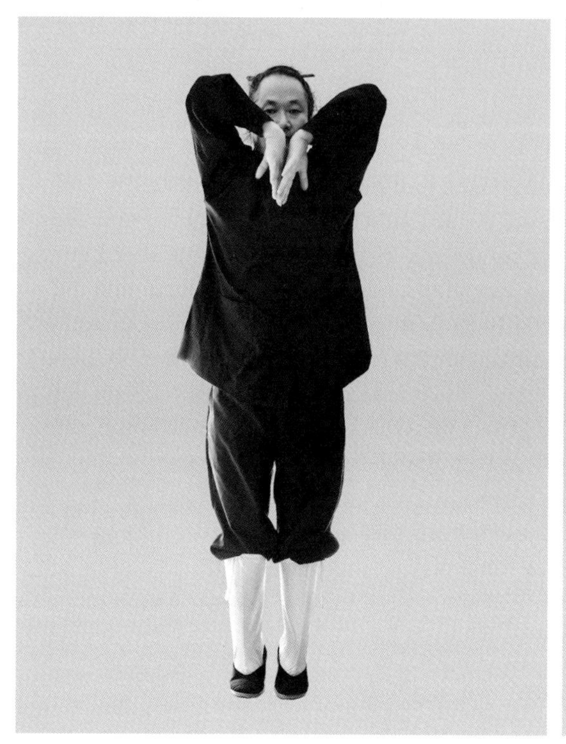

Abb. 10.6

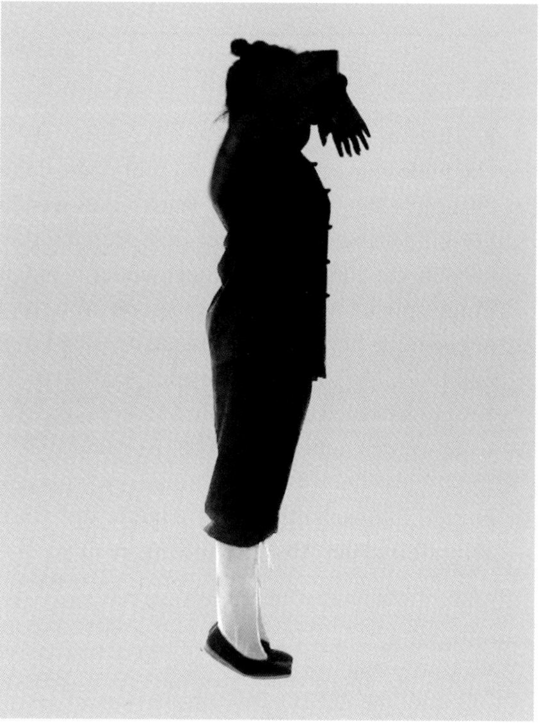

Abb. 10.7

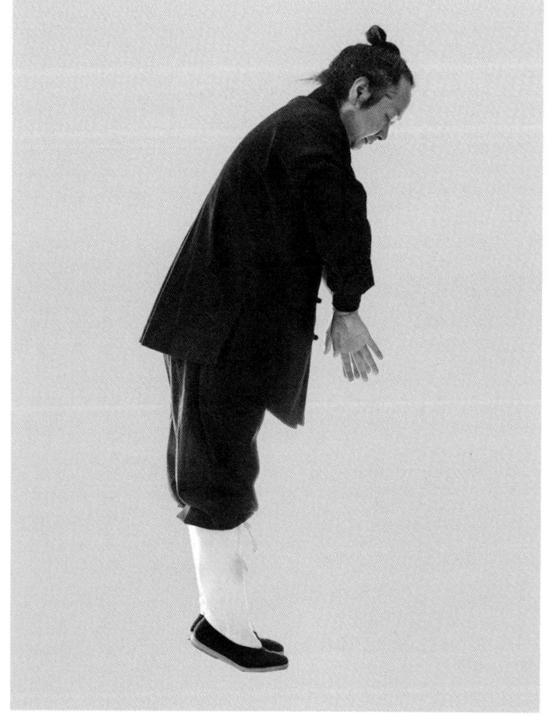

Abb. 10.8

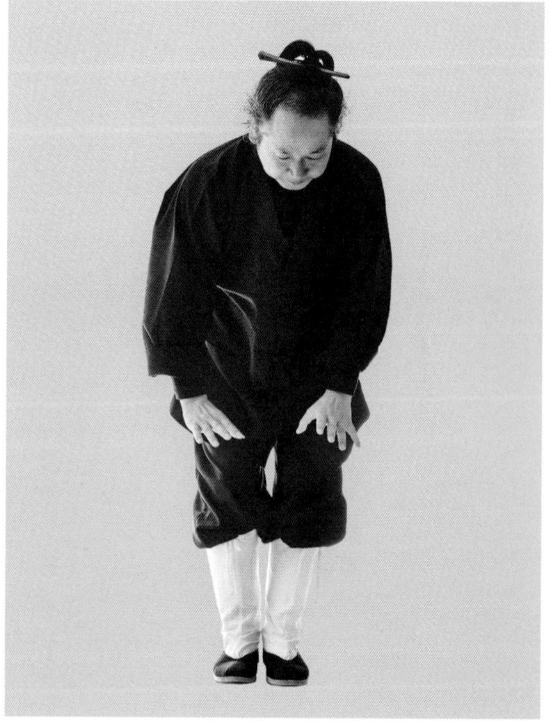

Abb. 10.9

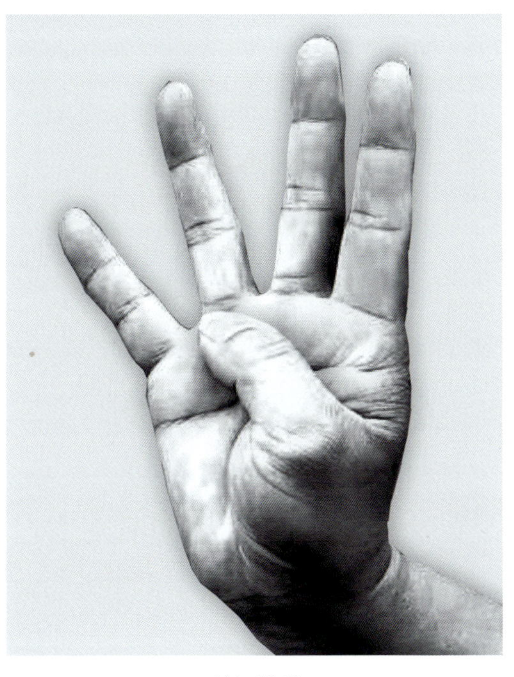

Abb. 10.10

3. Abschnitt

Anschließend die Daumen auf die Grundgelenke der Ringfinger legen (▶Abb. 10.10 und 10.11), die Fäuste schließen (▶Abb. 10.12) und die Arme seitlich nach oben führen (▶Abb. 10.13). Das Legen der Daumen auf die Grundgelenke der Ringfinger stellt eine Verbindung von Yīn und Yáng dar über die *Erdzweige* zǐ und *wǔ* (s. Kap. 5, S. 122).

Die Arme sind gestreckt, auch im Ellenbogenbereich, die Faustaugen schauen zum Himmel. Die Arme werden mit Kraft zur Seite gestreckt. Auch hier zuerst rückwärts kreisen, neun Mal oder ein Vielfaches davon, anschließend ebenfalls vorwärts kreisen.

Anschließend Wiederholung des 2. Abschnittes.

Anmerkung

Das Kreisen der aufgestellten Hände und der Fäuste nicht zu klein ausführen. Das Kreisen erfolgt jeweils seitlich des Körpers, nicht vor der Körperachse. Die Anzahl der Kreise in jeweils beide Richtungen langsam steigern: 9 Mal, 18 Mal bis zu 36 Mal.

Vorstellungskraft

Mit den aufrecht gestellten Händen bewahrt man die Vorstellungskraft in den *láogōng*-Bereichen (Herzhülle 8), die nach außen drücken. Über eine nach innengerichtete Kraft werden die äußeren *láogōng*-Bereiche (Handrücken) mit den Schultern verbunden, so dass die Ellenbogen entspannt bleiben. Während die Arme in Schulterhöhe kreisende Bewegungen rückwärts und vorwärts vollziehen, ob mit aufgestellten Fingern oder mit Hohlfäusten, kommt die Kraft dazu aus den *yǒngquán*-Bereichen, Emporsprudelnde Quelle (Niere 1) unter den Füßen.

Das Legen der Daumen auf die Grundgelenke der Ringfinger stellt eine Verbindung von Yīn und Yáng dar. Die Ausgewogenheit von Yīn und Yáng kann so gefördert werden.

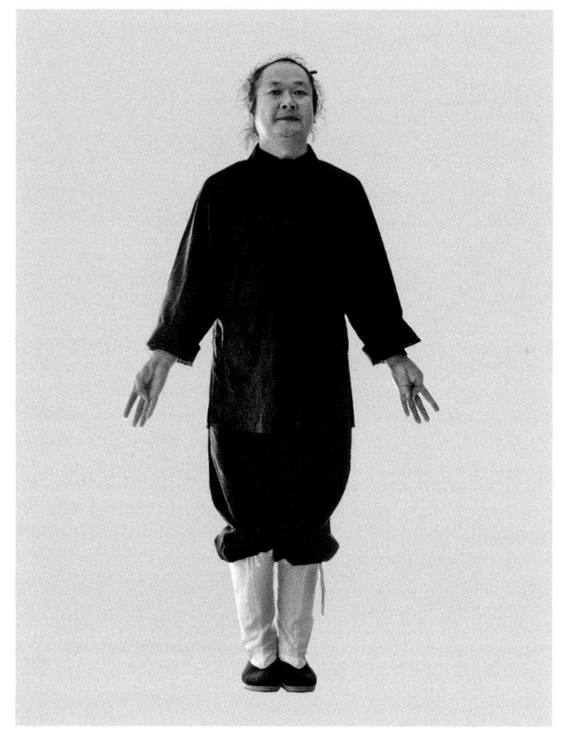

Abb. 10.11

Wirkpotential

Über die sich dehnenden und ausbreitenden Krafttendenzen kann der Funktionskreis Leber *gān* angesprochen und reguliert werden. Das Anspannen der Muskeln und das Dehnen der Sehnen aktiviert die knöchernen Strukturen und trägt dadurch zu einer Stärkung des Funktionskreises Niere *shèn* bei.

Durch die Schlussbewegung der Hände nach unten und das Sich-auf-die-Fersen-Fallenlassen wird Yīn nach unten geführt und verdichtet und kann dadurch gestärkt werden. Auch „obere Fülle" kann durch Absenken des Yáng abschließend entlastet werden.

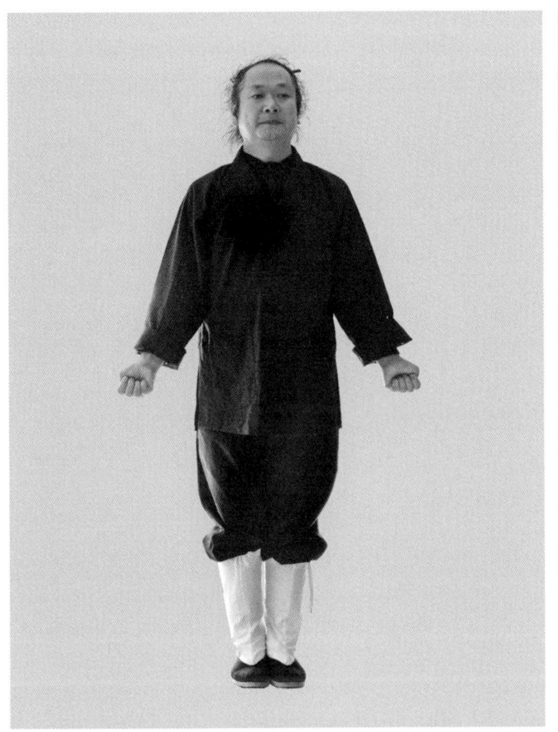

Abb. 10.12

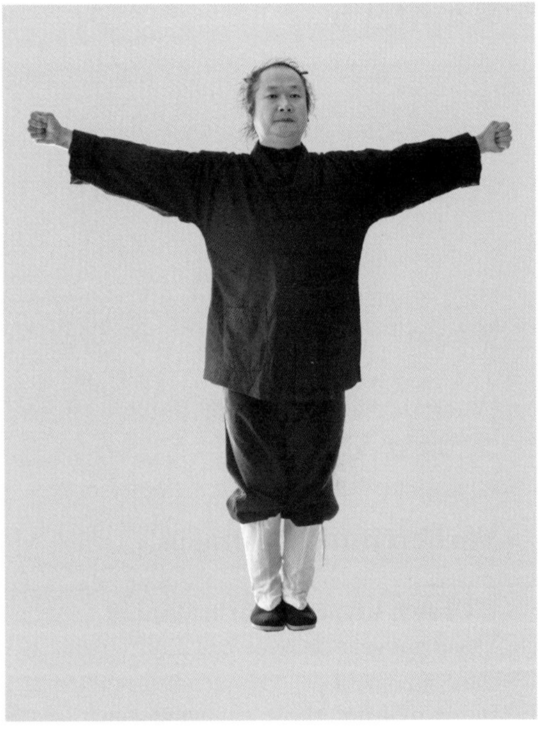

Abb. 10.13

Kapitel 6

2. Sequenz, Einführung

Die 2. Sequenz besteht aus zwei Vorbereitungsübungen, sechs Übungen sowie vier Abschlussübungen.

Die zwei Vorbereitungsübungen und auch die Abschlussübungen entsprechen denen aus der 1. Sequenz.

Vorbereitungsübungen

1. Qì zum Ursprung zurückführen
Yǐn qì guī yuán 引炁皈元

Dieser Teil der Vorbereitungsübungen besteht aus 27 einzelnen Abschnitten, die insgesamt oder auch auszugsweise geübt werden können (s. Kap. 4, S. 81–110).

2. Die Wurzel festigen und das Ursprungs-Qì stärken, die Leitbahnen durchgängig machen
Gù běn péi yuán, shū jīng huó luò 固本培元, 舒经活络

Der zweite Teil der Vorbereitungsübungen umfasst sechs Abschnitte, die insgesamt oder auch auszugsweise geübt werden können (s. Kap. 4, S. 110–118).

2. Sequenz, bestehend aus sechs Übungen

1. Den Bogen nach links und nach rechts öffnen
Zuǒ yòu kāi gōng 左右开弓

2. Die Wolkenhände ausstrecken
Tàn yún shǒu 探云手

3. Der weiße Kranich breitet seine Flügel aus
Bái hè zhǎn chì 白鹤展翅

4. Der fliegende Drache schwenkt seinen Schwanz
Yóu lóng bǎi wěi 游龙摆尾

5. Der Drache fliegt und der Phönix tanzt
Lóng fēi fèng wǔ 龙飞凤舞

6. Das Universum öffnet sich
Kāi qǐ qián kūn 开启乾坤

Abschlussübungen

Die Abschlussübungen bestehen aus vier Übungen (s. Kap. 7, S. 250–258)

1. Das Alte ausstoßen, das Neue aufnehmen
tǔ gù nà xīn 吐故纳新

2. Alle Methoden beruhen auf einem Grundprinzip
wàn fǎ cháo zōng 万法朝宗

3. Yīn und Yáng werden ausgeglichen
píng héng yīn yáng 平衡阴阳

4. Alle Fünf Wandlungsphasen entsprechen dem dào
wǔ xíng guī yī 五 行归一

In den Übungen der 1. Sequenz werden die Zentrierung und die Symmetrie betont, wodurch die Mitte gestärkt werden kann. Auch wenn die Übungen in Bewegung ausgeführt werden, so ist die Basis die innere Ruhe und Stabilität.

Ein Beispiel für die Vorbereitung auf die 2. Sequenz ist die 6. Übung der 1. Sequenz „Den Himmel stützen und die Erde stemmen": Bei der verwrungenen Haltung am Ende der Übung werden die im Inneren ruhenden Kräfte gesammelt und mit dem Entfalten der Körperhaltung und mit dem Einsetzen der Entspannung in einer kraftvollen, dynamischen Bewegung freigesetzt, um am Ende wie eine Spiralfeder in Spannkraft wieder gebündelt und gespeichert zu werden. Dieses Spiel der Kräfte wird in den Übungen der 2. Sequenz bis zur 6. Form geübt und gesteigert.

Die Körperhaltungen ändern sich in den Übungen der 2. Sequenz gegenüber den Übungen der 1. Sequenz in großem Ausmaß und brauchen daher mehr Kraft. Manche Bewegungen ähneln sich, aber sind doch unterschiedlich und wirken auf verschiedene Funktionskreise.

Folgende Grundvoraussetzungen gilt es zu beachten: Qì folgt der Vorstellungskraft, Geist und Körper sind eng miteinander verbunden.

Diese Bereiche müssen synchron und harmonisch aufeinander abgestimmt sein: Hände und Füße, Ellenbogen und Knie, Schultern und Hüften, Oberkörper und Becken, Blick und Geisteshaltung (Vorstellungskraft). Die Koordination wird sehr betont.

Das Zusammenfügen von Bewegungen des Körpers mit den verschiedenen Schrittarten ist wichtig für Geist, Qì und Gestalt.

Auch wenn man die Bewegungen noch nicht perfekt beherrscht, wichtig ist, ein positives und harmonisches Gefühl zu entwickeln. Ziel ist dabei, Geist, Körper und Gemütslage in den bestmöglichen Zustand zu bringen.

Ausgangshaltungen

Die drei Ausgangshaltungen die „Pfahlhaltung der kosmischen Grußform", die „*wújí*-Haltung, Haltung der Unbegrenztheit" sowie die Haltung „Das *tàijí* umarmen" können jeweils als Pfahlübungen über längere Zeit geübt werden.

1. Ausgangshaltung „Pfahlhaltung der kosmischen Grußform"

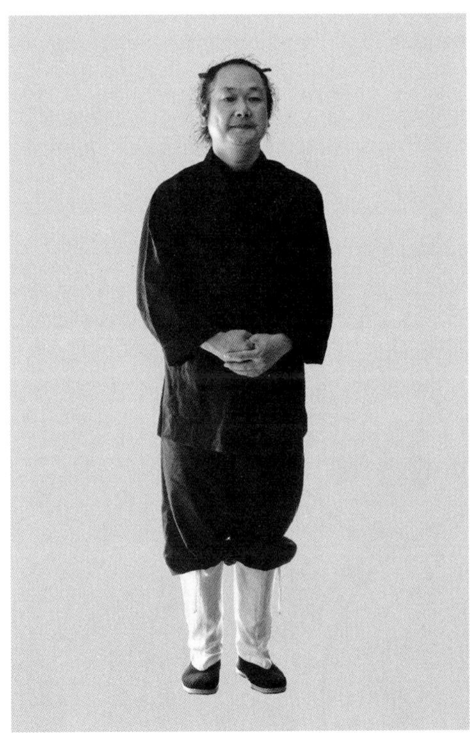

Abb. 1

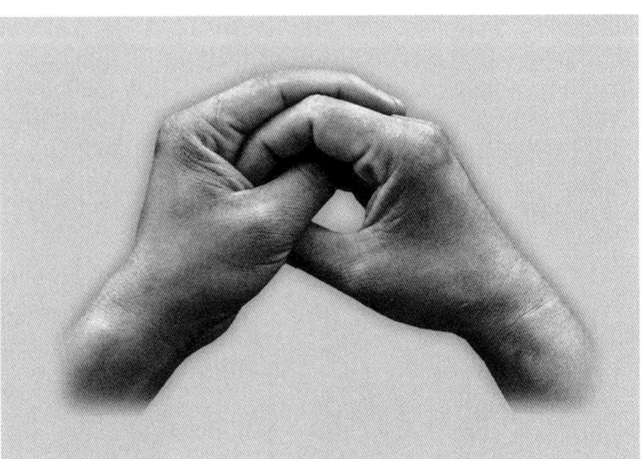

Abb. 2

Im geschlossenen Stand die Hände vor dem Unterbauch in eine der daoistischen Handhaltungen, Pfahlhaltung der kosmischen Grußform, bringen. Dabei berühren sich der rechte Daumen und der rechte Mittelfinger und bilden einen Kreis, der linke Daumen wird durch diesen Kreis geführt, die linke Hand umschließt die rechte und der linke Daumen berührt das Grundgelenk des rechten Ringfingers. So entsteht – von oben auf die beiden Hände geblickt – das *tàijí*-Symbol, das Yīn-Yáng-Emblem (▶ Abb. 1 und 2).

Frauen können optional die Hände so verschränken, dass die rechte Hand die linke umschließt.

Anmerkung
Die Handhaltung leitet sich von der chinesischen Kalender Kosmologie ab. Hier werden zwölf Erdzweige und zehn Himmelsstämme unterschieden.

Die zwölf Erdzweige sind ein altes chinesisches Numerierungssystem. Sie stehen jeweils für eine Doppel-Stunde des Tages. Jeder Erdzweignummer wird im chinesischen Kalender eins der zwölf Tiere zugeordnet, so dass die Erdzweige dem chinesischen Tierkreis entsprechen (▶Abb. 3).

Die zehn Himmelsstämme sind eine Kombination aus den fünf Wandlungsphasen *wǔxíng* sowie Yīn und Yáng.

Die zwölf Erdzweige ergeben zusammen mit den zehn Himmelsstämmen den Sechzigjahreszyklus des chinesischen Kalenders.

Die Zählweise der Erdzweige beginnt am Ringfingergrundgelenk:
zǐ, chǒu, yín, mǎo, chén, sì, wǔ, wèi, shēn, yǒu, xū, hài

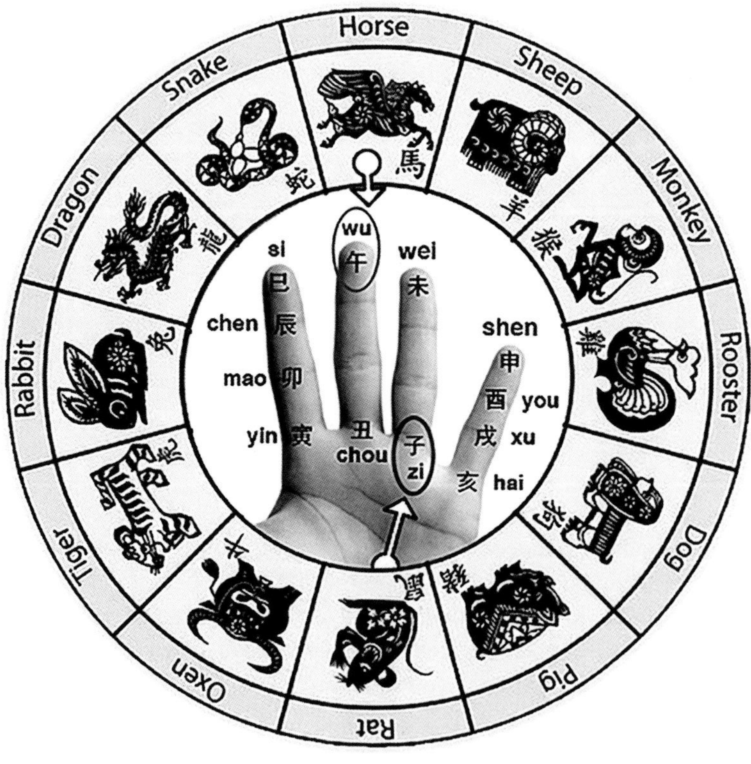

Abb. 3
Bild mit freundlicher Genehmigung von Yürgen Oster

Die Berührung von Daumen und Ringfingergrundgelenk sowie von Daumen und Mittelfinger entsprechen den Erdzweigen *zǐ* und *wǔ*.

So entspricht *zǐ* am Grundgelenk des Ringfingers zeitlich der Doppelstunde von 23 bis 1 Uhr, im chinesischen Tierkreiszeichen der Ratte, entsprechend Yīn, sowie *wǔ*, Mittelfinger Endglied, Doppelstunde von 11 bis 13 Uhr, Pferd, entsprechend Yáng (▶ Abb. 3).

2. Ausgangshaltung
„*Wújí*-Haltung, Haltung der Unbegrenztheit"

Anmerkung
Wújí ist ein Begriff aus der chinesischen Philosophie. Er ist übersetzbar mit „Unendliches", „Gipfel des Nichts" oder das „Nicht-Höchste". Das Schriftzeichen *wú* stellt eine Verneinung dar, *jí* war ursprünglich der „Dachfirst" und nahm später die Bedeutung von „Pol, Extrem, äußerst, höchst" an. *Wújí* kann als Beschreibung eines undifferenzierten Zustands des Universums aufgefasst werden, der reine Potentialität darstellt, noch keine voneinander unterschiedenen Objekte enthält und zugleich Ursprung aller Objekte ist. *Wújí* verweist also auf einen gestaltlosen Ur-Grund, zu dem alles auch wieder zurückkehrt.

Aus dem *wújí* entsteht das *tàijí*, welches die Ursprungskraft aller kosmischen Manifestationen ist. Daraus entstehen die Fünf Wandlungsphasen Holz, Feuer, Erde, Metall und Wasser, im Wandel von Yīn und Yáng . Yīn und Yáng sind eins im *tàijí*, dem höchsten First.

Wújí ist dem *tàijí* vorangestellt.

Übungsbeschreibung
Aus der „Pfahlhaltung der kosmischen Grußform" kommend den Schritt schulterbreit nach links öffnen, die Hände trennen und seitlich neben den Körper führen. Die Arme bilden Bogenlinien, die Handflächen sind nach hinten gewendet, die Finger sind leicht gespreizt. Die Gesäßkraft ist nach unten gerichtet, die Knie sind gelockert. In dieser Haltung einige Zeit verweilen (▶ Abb. 4).

3. Ausgangshaltung: Das *tàijí* umarmen
Huán bào tàijí 环抱太极

Die Haltung „Das *tàijí* umarmen" stellt ebenfalls eine Pfahlübung dar und kann über längere Zeit praktiziert werden.

Übungsbeschreibung

Aus der *wújí*-Haltung, der Haltung der Unbegrenztheit, kommend ganz langsam die Arme leicht zur Seite öffnend schräg nach vorne oben bis Schulterhöhe anheben (▶Abb. 5). Die Kraft dazu aus den Füßen kommen lassen. Fußherzen (*yǒngquán*, Niere 1), Knie, Becken, Schultern nacheinander lockern und entspannen. Die Handflächen zeigen nach unten (▶Abb. 6). Die Arme liegen wie auf Wolken und werden von diesen nach oben getragen. Dabei die Arme entspannen, keine beabsichtigte Kraft einsetzen.

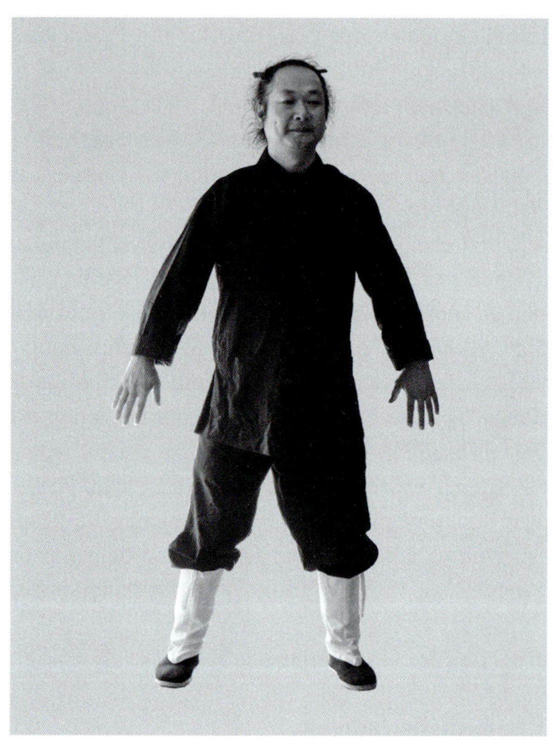

Abb. 4

Dann in Schulterhöhe die Handflächen zueinander wenden (▶Abb. 7). Arme und Hände nähern sich langsam ringförmig, der Abstand beträgt eine Handspannenbreite, dann erneut öffnen und zu einem großen Kreis „aufgespannt" in Schulterhöhe halten, dabei die Handflächen wieder nach unten wenden. So entsteht ein geöffneter Kreis, die Handgelenke sind etwas breiter als schulterbreit auseinander (▶Abb. 8).

Die Daumen, als Endpunkte der Hand-Tàiyīn-Lungen-Leitbahnen stehen in Verbindung mit den Bereichen *zhōngfǔ* (Lunge 1) und *yúnmén* (Lunge 2).

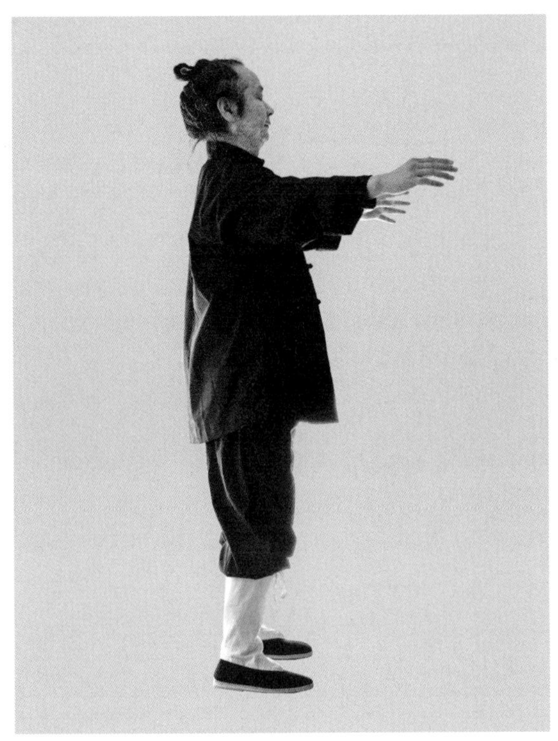

Abb. 5

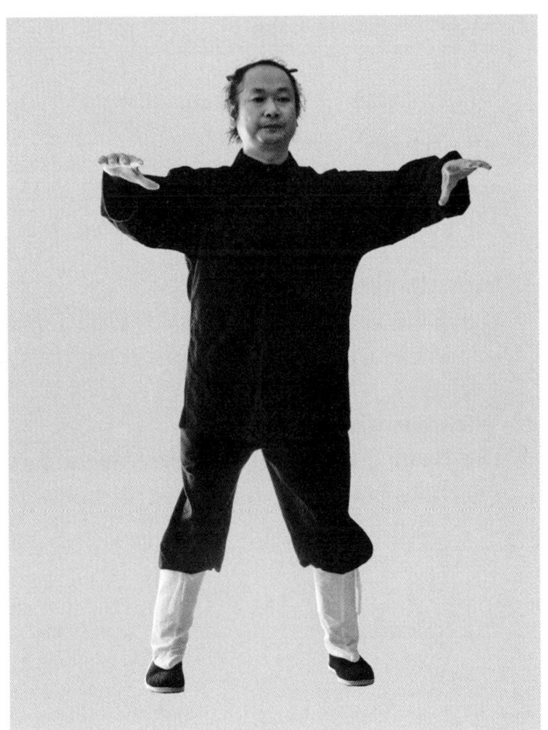

Abb. 6

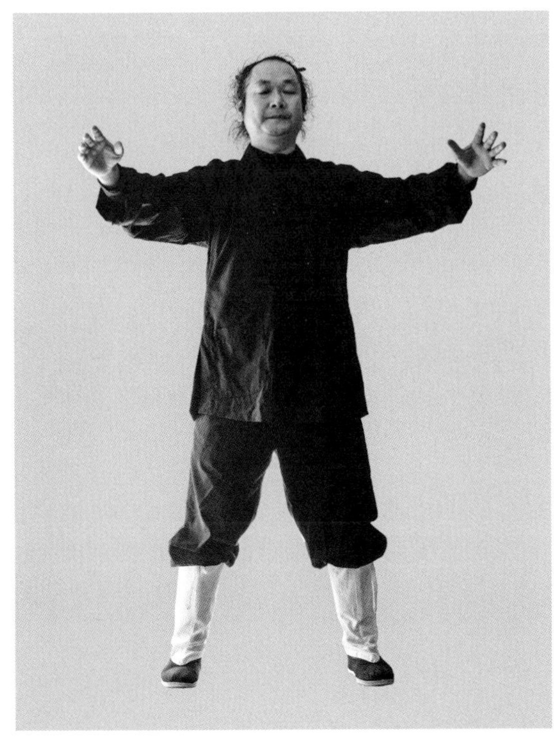

Abb. 7

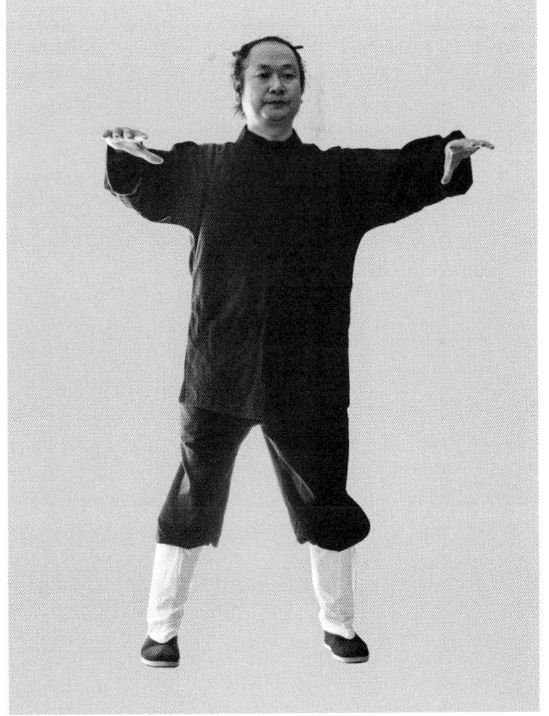

Abb. 8

Anmerkung
Die Haltung „Das *tàijí* umarmen“ dient dem Ausgleich und der Balance und wird nach jeder Übung als Pfahlübung eingenommen.

Vorstellungskraft
Durch die Vorstellung, Qì aus der Erde aufzunehmen, bewegen sich die Arme leicht und wie schwebend nach oben. Die Arme entspannen, keine beabsichtigte Kraft einsetzen.

Wirkpotential
Die Haltung „Das *tàijí* umarmen“ dient der Regulierung des Qì. Angesprochen werden die Funktionskreise Herz *xīn*, Lunge *fèi*, Leber *gān* und Niere *shèn*.

1. Übung: Den Bogen nach links und nach rechts öffnen
Zuǒ yòu kāi gōng 左右开弓

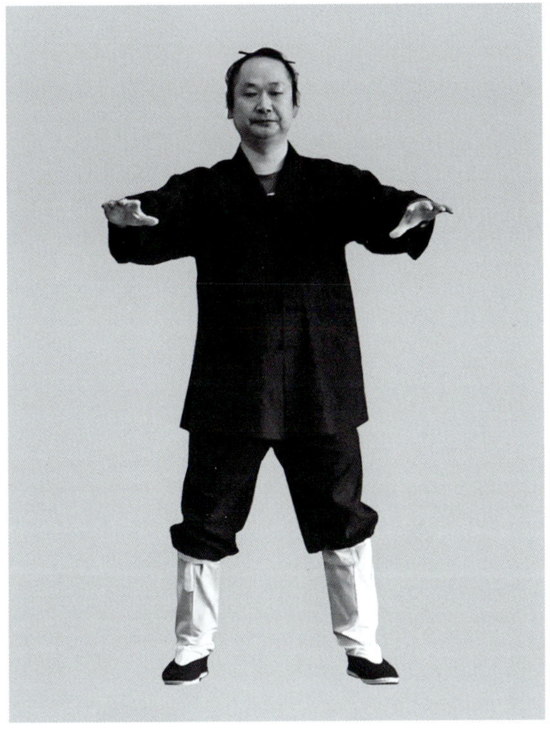

Abb. 1.1

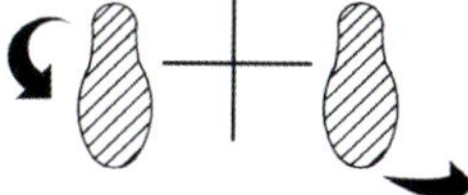

Übungsbeschreibung

Aus der Haltung „Das *tàijí* umarmen" (▶Abb. 1.1) kommend die Körperachse bis 90 Grad oder darüber hinaus nach links drehen. Der linke Fuß dreht sich mit der Ferse als Drehpunkt nach links. Die rechte Ferse dreht sich mit dem Vorfuß als Drehpunkt nach rechts aus, dabei hebt sich die rechte Ferse an (▶Abb. 1.2).

Die linke Hand wird als Yīn-Hand über die rechte Schulter gelegt, der rechte Arm entlang des *dàimài*, der Gürtelleitbahn, zur linken Taille bewegt, wobei die Handfläche nach oben zeigt und zur Yáng-Hand wird. Dabei unterkreuzt der rechte Arm den linken Arm (▶Abb. 1.2 und 1.3). Durch die starke Drehung des Körpers nach links und die Verschränkung der Arme kommt es zu einer geschlossenen Yīn-Haltung mit starker Spiraldrehung der Wirbelsäule. Beide Arme werden in dieser Haltung kräftig gedehnt. Das Gewicht verlagert sich zum Ende dieser Bewegung auf das linke Bein mit einer Gewichtsverteilung links 90, rechts 10 (▶Abb. 1.2).

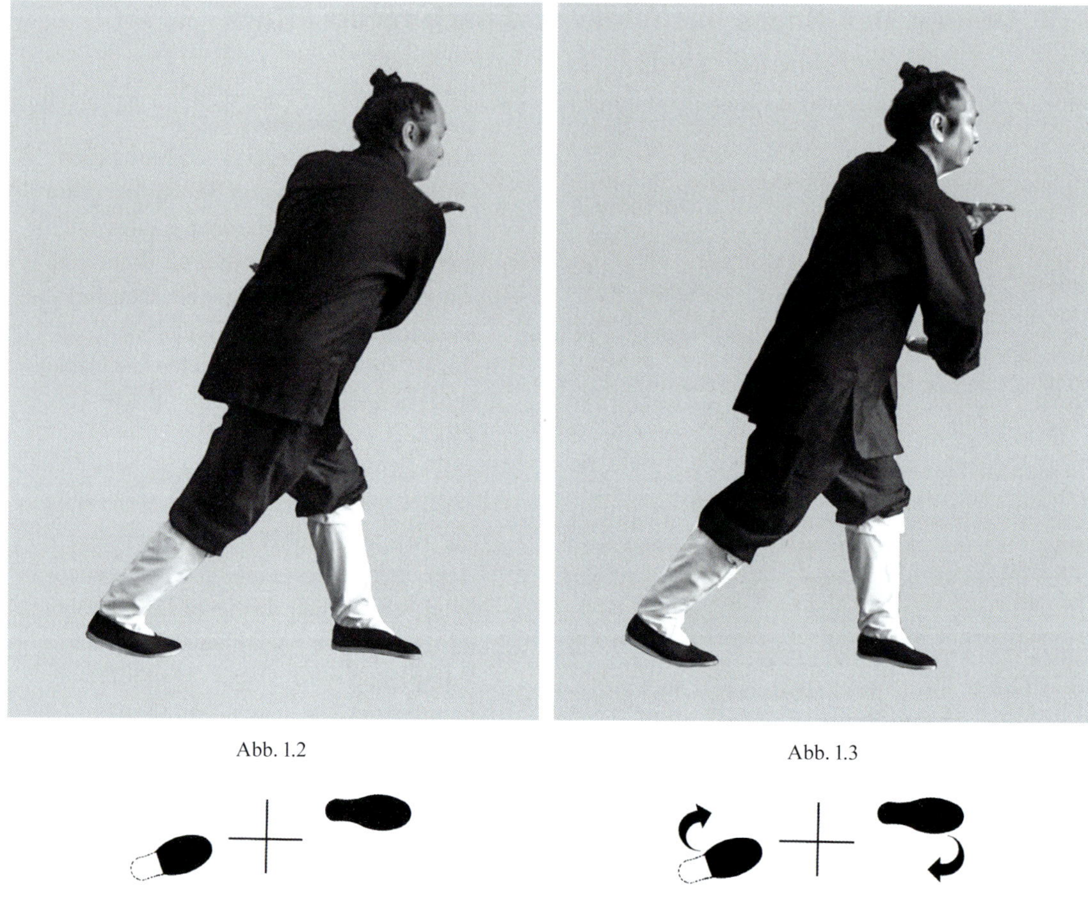

Abb. 1.2

Abb. 1.3

Die anschließende Drehung des Körpers nach rechts erfolgt aus dem unteren *dāntián*, dem Elixierfeld, der Mitte.

Der rechte Arm bewegt sich in einem großen Kreis mit einer schneidenden Bewegung unter Führung von Daumen und Zeigefinger nach rechts, die Hand als Yáng-Hand mit der Handfläche nach oben, dabei drehen sich beide Füße wieder zurück in den parallelen Stand, der rechte Fuß über den Vorfuß, der linke über die Ferse (▶Abb. 1.3 und 1.4). Die Körperachse weiter nach rechts drehen, um circa 90 Grad. Der rechte Fuß dreht über die Ferse nach rechts (▶Abb. 1.4 und 1.5), so dass die Fußspitze nach rechts zur „T-Schritt" Haltung zeigt. Als „T-Schritt" wird hier die Stellung der Füße im 90 Grad Winkel zueinander bezeichnet (▶Abb. 1.6). Das Gewicht kurze Zeit auf das rechte Bein verlagern mit der Gewichtsverteilung 70:30. Das rechte Knie ist leicht gebeugt. Das linke Bein bleibt gestreckt, die Ferse berührt den Boden (▶Abb. 1.5).

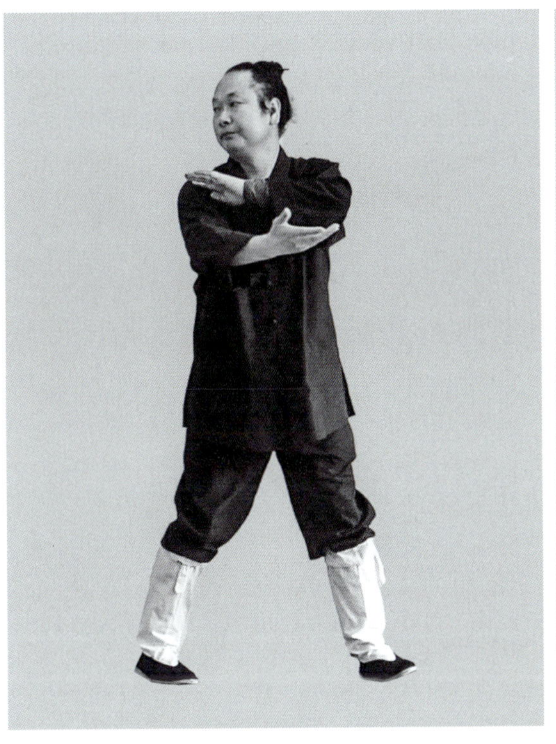

Abb. 1.4

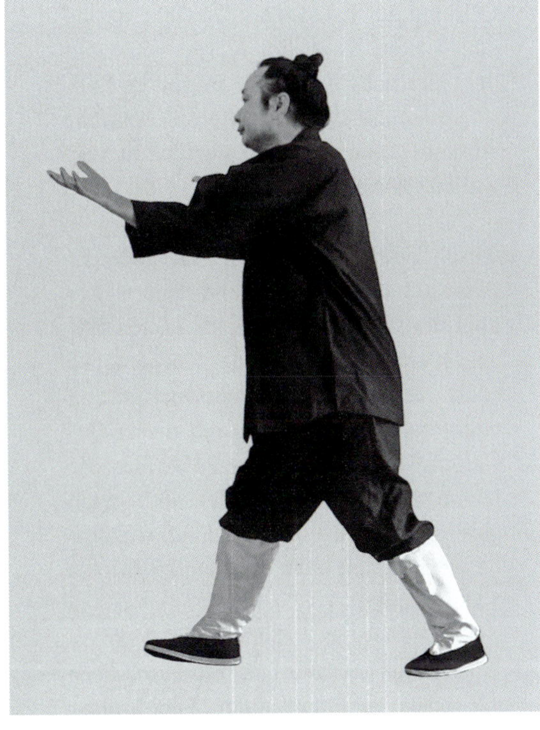

Abb. 1.5

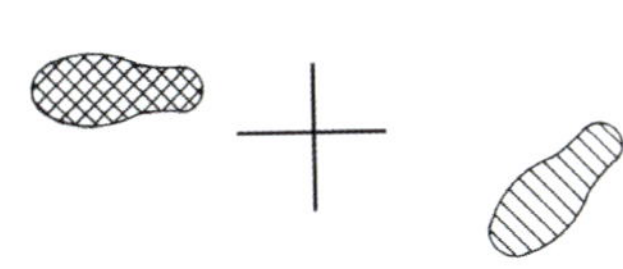

Das Gewicht zurückverlagern auf das linke Bein mit einer Gewichtsverteilung 90:10, dadurch ist das rechte Bein fast gestreckt. Das linke Knie ist gebeugt.

Gleichzeitig mit dieser Gewichtsverlagerung den linken Ellenbogen in Schulterhöhe nach links zur Seite mit einer Tendenz nach links hinten ziehen. Die Finger der linken Hand krümmen sich mit ihren Endgliedern zu einer leicht greifenden Bewegung, entsprechend einer „Tigerkrallenhand“. Die Finger der rechten Hand dehnen sich weit nach rechts aus (▶ Abb. 1.6).

Durch widerstreitende Kräfte zwischen den Fingerspitzen rechts und der ziehenden Kraft des linken Ellenbogens ist der Körper jetzt frontal ausgerichtet. Dabei kommt es zu einer Dehnung und Öffnung im Brustbereich, im Bereich des *tánzhōng*-Punktes (*rènmài* 17). Der linke Fuß dreht sich über die Ferse um 45 Grad in die Diagonale nach links und betont damit die

Öffnung der Brust. Das Gewicht ist auf dem linken Bein, der Körper sinkt, so dass deutliche Kraftfülle im linken Fuß, im *yǒngquán*-Bereich (Niere 1), spürbar wird. In dieser Haltung kurze Zeit verweilen (▶Abb. 1.6).

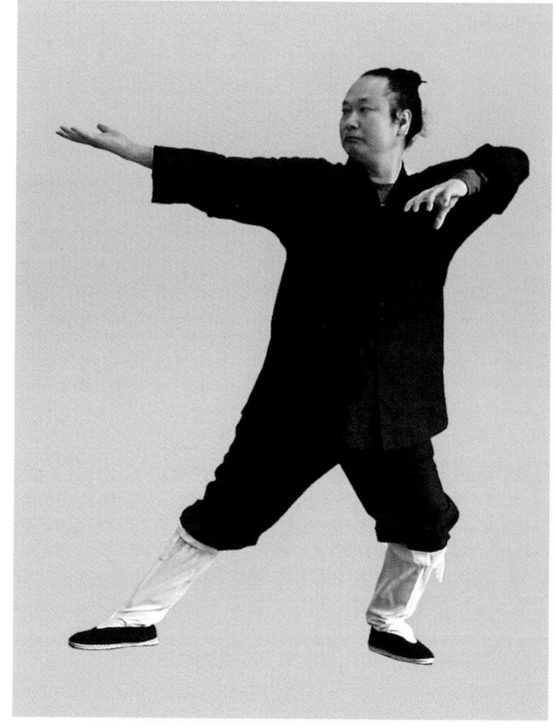

Abb. 1.6

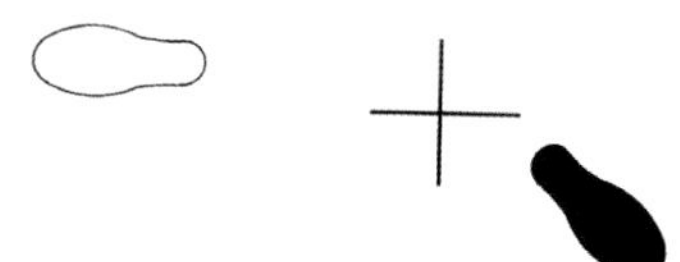

Anschließend den linken Fuß über die Ferse geradeaus drehen und dann weiter über den Vorfuß nach rechts in den Bogenschritt mit Drehung der Körperachse nach rechts und Gewichtsverlagerung nach rechts. Gleichzeitig mit dieser Bewegung wenden sich beide Arme: die rechte Handfläche wendet sich nach unten und wird zur Yīn-Hand, die linke wendet sich nach oben und wird zur Yáng-Hand.

Die rechte Hand wird als Yīn-Hand über die linke Schulter gelegt. Den linken Arm entlang des *dàimài*, der Gürtelleitbahn, zur rechten Taille bewegen, wobei die Handfläche nach oben zeigt und zur Yáng-Hand wird. Dabei unterkreuzt der linke Arm den rechten Arm.

Durch die starke Drehung des Körpers nach rechts und die Verschränkung der Arme kommt es zu einer geschlossenen Yīn-Haltung mit starker Spiraldrehung der Wirbelsäule. Beide Arme werden in dieser Haltung möglichst gedehnt. Das Gewicht ist überwiegend auf dem rechten Bein mit einer Gewichtsverteilung von rechts 90 und links 10.

Die anschließende Drehung des Körpers nach links erfolgt aus dem unteren *dāntián*, dem Elixierfeld, der Mitte, (*qìhǎi,* „Meer des Qì", *rènmài* 6).

Der linke Arm bewegt sich in einem großen Kreis mit einer schneidenden Bewegung nach links, die Hand als Yáng-Hand mit der Handfläche nach oben. Daumen und Zeigefinger sind führend bei dieser schneidenden Bewegung. Gleichzeitig drehen sich beide Füße wieder zurück in den parallelen Stand, der linke Fuß über den Vorfuß, der rechte über die Ferse. Anschließend die Körperachse weiter nach links drehen, um circa 90 Grad. Der linke Fuß dreht über die Ferse, der rechte über den Vorfuß. Gewicht kurze Zeit auf das linke Bein verlagern mit der Gewichtsverteilung 70:30. Das rechte Bein ist gestreckt, die Ferse bleibt am Boden.

Das Gewicht zurückverlagern auf das rechte Bein mit einer Gewichtsverteilung 90:10. Das linke Bein ist fast gestreckt. Gleichzeitig den rechten Ellenbogen in Schulterhöhe nach rechts zur Seite mit einer Tendenz nach rechts hinten ziehen. Die Finger der rechten Hand krümmen sich mit ihren Endgliedern zu einer leicht greifenden Bewegung, entsprechend einer „Tigerkrallenhand“. Die Finger der linken Hand dehnen sich weit nach links aus.

Die widerstreitenden Kräfte zwischen den Fingerspitzen links und der ziehenden Kraft des rechten Ellenbogens wahrnehmen. Der Körper ist jetzt frontal ausgerichtet, der rechte Fuß dreht sich über die Ferse um 45 Grad in die Diagonale. Das Gewicht ist auf dem rechten Bein, der Körper sinkt, so dass deutliche Kraftfülle im rechten Fuß, im *yǒngquán*-Bereich (Niere 1), spürbar wird. In dieser Haltung kurze Zeit verweilen.

Diese Übung zu beiden Seiten neun Mal oder ein Vielfaches davon wiederholen. Anschließend zur Haltung „Das *tàijí* umarmen“ zurückkehren.

Anmerkung

Die „*wújí*-Haltung, Haltung der Unbegrenzheit“, kann auch Ausgangshaltung für die 1. Übung „Den Bogen nach links und nach rechts öffnen“ sein. Wenn die Körperachse nach links gedreht wird, hebt man den linken Arm bis Schulterhöhe, die Hand als Yīn-Hand. Der rechte Arm steigt vor dem Körper mit der Handfläche nach oben und nach links und unterkreuzt den linken Arm, fast als würde die linke Hand die rechte Schulter und die rechte Hand das linke Schulterblatt fassen wollen.

Aus der Haltung „Das *tàijí* umarmen“ kommend kann, bevor die Körperachse bis 90 Grad oder darüber hinaus nach links gedreht wird, der Körper eine kleine Gegenbewegung nach rechts machen, um sich dann nach links zu drehen.

Durch die ziehende Kraft des linken Ellenbogens in Schulterhöhe nach links zur Seite - mit einer Tendenz nach links hinten - kann sich in der Endposition der rechte Vorfuß anheben. Wenn die Finger der linken Hand sich mit ihren Endgliedern zu einer leicht greifenden Bewegung krümmen, entsprechend einer „Tigerkrallenhand“, wird der rechte Vorfuß als Gegenkraft wieder abgesetzt.

Es gilt bei den Haltungen die Verbindungen zwischen oben und unten, zwischen rechts und links zu beachten: Schultern und Hüftgelenke stehen übereinander, Ellenbogen und Knie haben Verbindung, ebenso wie Hand- und Fußgelenke.

Wenn die „Tigerkrallenhand" links das „Spannen der Sehne" nachahmt und gleichzeitig die Kraftfülle durch Gewichtsverlagerung im linken Fuß zunimmt, kann sich die Gegenkraft nach rechts durch die sich nach rechts streckende Yáng-Hand, die symbolhaft den „Pfeil ins Ziel führt", sowie durch die nach rechts gerichtete Fußspitze des rechten Fußes deutlich entfalten.

Diese Übung ist auch im Gehen möglich.

Vorstellungskraft

In der stark geschlossenen Haltung kommt es zu einer Verdichtung des *tánzhōng*-Bereiches (*rènmài* 17) und zu einer starken Dehnung im Rückenbereich, besonders im Brustwirbelbereich. Dabei ist die Aufmerksamkeit zwischen den Schulterblättern und führt zu einer Aktivierung der Punkte *fèishū* (Blase 13), *xīnshū* (Blase 15) und *géshū* (Blase 17), aber auch der Punkte auf dem äußeren Ast der Blasenleitbahnen, wobei besonders durch die Punkte *pòhù* (Blase 42), Tür zur Körperseele *pò,* und *húnmén* (Blase 47), Tor der Wanderseele *hún,* ein starker emotionaler Aspekt angesprochen wird.

Im Gegensatz dazu folgt die weite Öffnung der Brust zur Dehnung im *tánzhōng*-Bereich (*rènmài* 17) durch Auseinanderziehen der Schultern in der Endposition des Bogenspannens. Energie sammeln und verdichten gleicht dem Anspannen eines Bogens, Energie abgeben gleicht dem Loslassen des Pfeils.

Somit endet die Kraft nicht in den Fingerspitzen der ausgestreckten Hand, sondern geht über diese hinaus in Richtung des imaginären Ziels.

Mit der schneidenden Bewegung des Armes werden Yīn und Yáng getrennt und am Ende der Bewegung werden durch Drehung der Arme die Polaritäten getauscht. Das ist gleichzeitig der Anfang der neuen Bewegung zur anderen Seite.

Wirkpotential

Die Funktionskreise Lunge *fèi,* Herz *xīn* und Niere *shèn* können reguliert und gestärkt werden.

Durch die schneidende Bewegung der unteren Hand unter Führung von Daumen und Zeigefinger werden die Hand-Tàiyīn-Lungen-Leitbahnen und Hand-Yángmíng-Dickdarm-Leitbahnen reguliert.

Durch Schließen und Öffnen der Brust kommt es zur Aktivierung des *tánzhōng*-Bereiches (*rènmài* 17) und darüber zur Regulierung des Qì.

2. Übung: Die Wolkenhände ausstrecken *Tàn yún shŏu* 探云手

Übungsbeschreibung

Aus der Haltung „Das *tàijí* umarmen" kommend (▶Abb. 2.1) die Körperachse nach rechts drehen. Mit der spiraligen Drehung der Wirbelsäule wird der rechte Arm nach rechts unten geführt, angeleitet durch Sinken des rechten Ellenbogens, mit nach oben gewendeter Handfläche (▶Abb. 2.2). Gleichzeitig bewegt sich der linke Arm nach unten und hinter den Körper und die Hand legt sich, eine Hohlfaust bildend, mit dem Handrücken auf *mìngmén*-Bereich (*dūmài* 4) oder *shènshù*-Punkt (Blase 23) links.

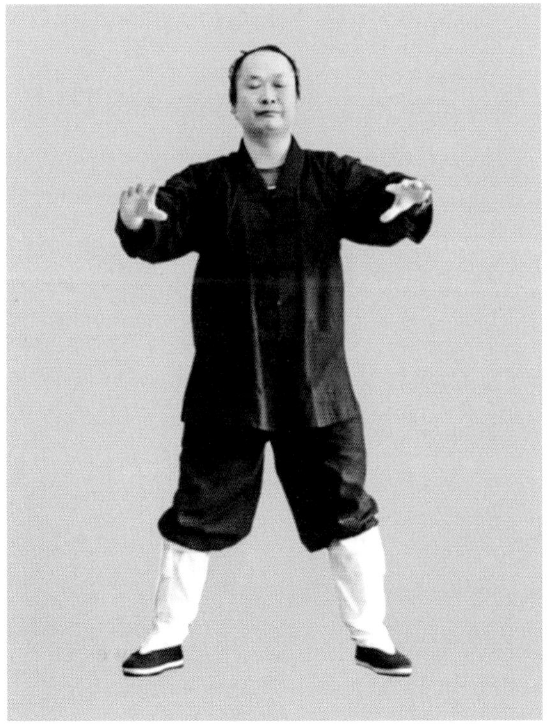

Abb. 2.1

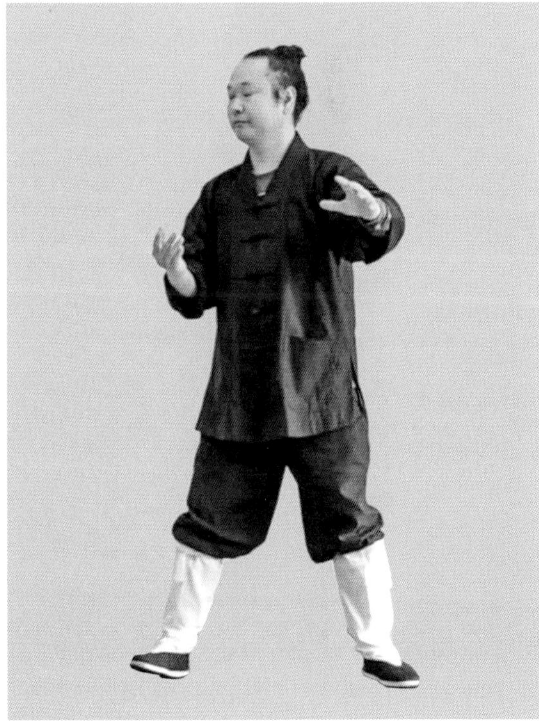

Abb. 2.2

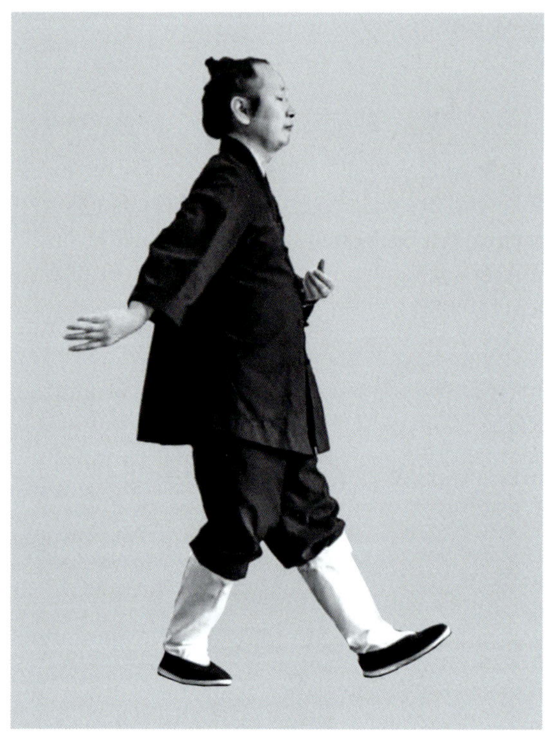

Abb. 2.3

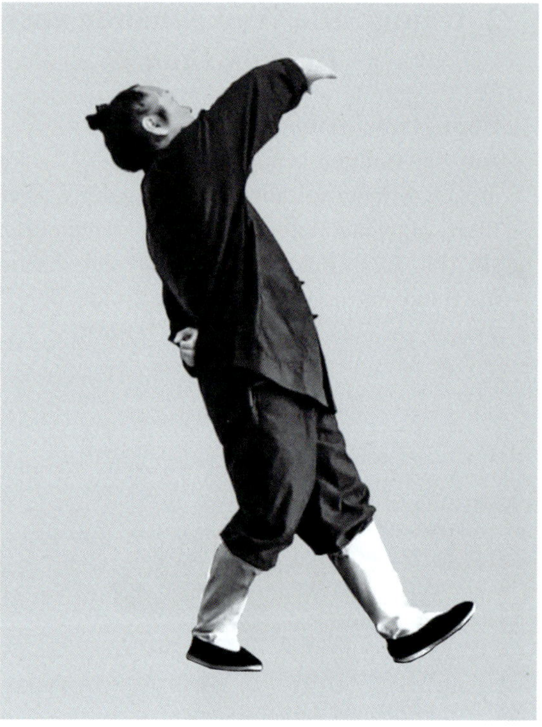

Abb. 2.4

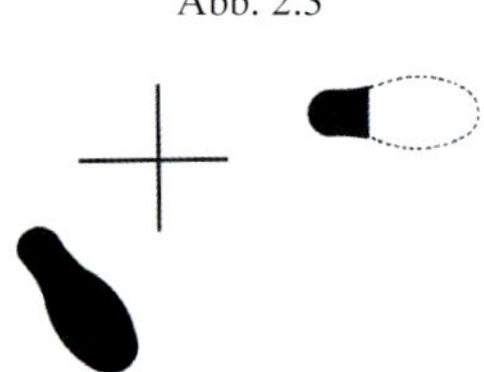

Die Finger der rechten Hand zeichnen ein *tàijí* neben dem rechten Hüftbereich, die Fingerspitzen drehen sich nach innen zum Körper, dann nach hinten und außen. Sodann wird der Arm seitlich nach rechts außen und nach vorne oben geschleudert und spiralförmig unter Führung des Kleinfingers steigend über den Kopf geführt. Die rechte Handfläche zeigt nach oben. Während der kreisenden Bewegung der rechten Hand über dem Kopf lehnt sich der Oberkörper leicht nach hinten (▶Abb. 2.4 und 2.5).

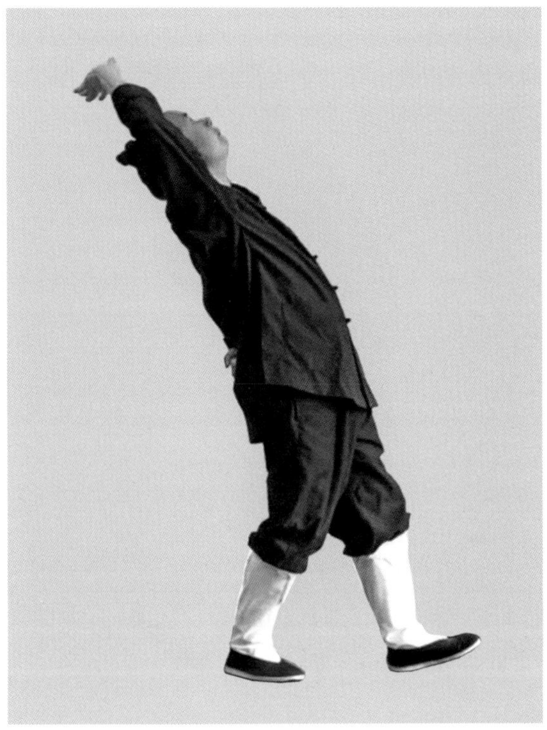

Abb. 2.5

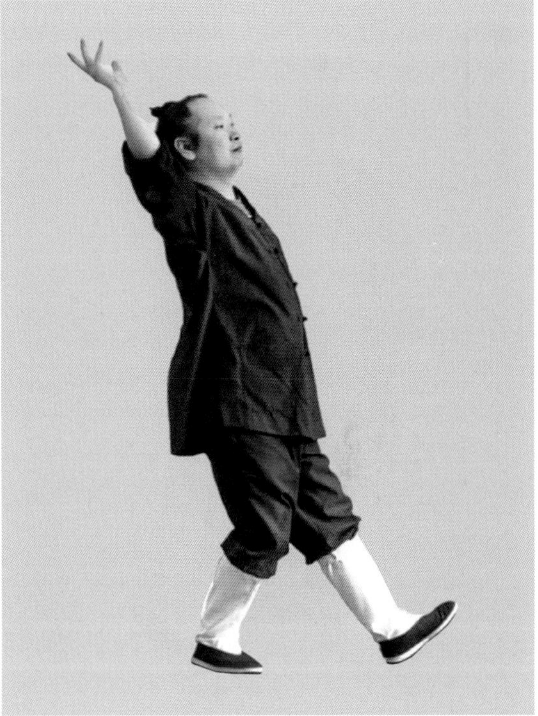

Abb. 2.6

Das Gewicht wird auf das rechte Bein verlagert mit einer Gewichtsverteilung von 90:10.

Die Körperachse nach links drehen, mit dem rechten Fuß über die Ferse um 45 Grad nach links, mit dem linken Fuß über die Ferse um 90 Grad nach links.

Der Oberkörper ist zurückgelehnt, der Blick ist nach oben gerichtet. Mit der rechten Hand einen Kreis über dem Kopf zeichnen, wobei die Handfläche als Yáng-Hand zum Himmel zeigt (▶Abb. 2.5). Der Kreis vollzieht sich von oben rechts über einen Bogen nach vorne oben links, dann nach hinten und wieder nach rechts.

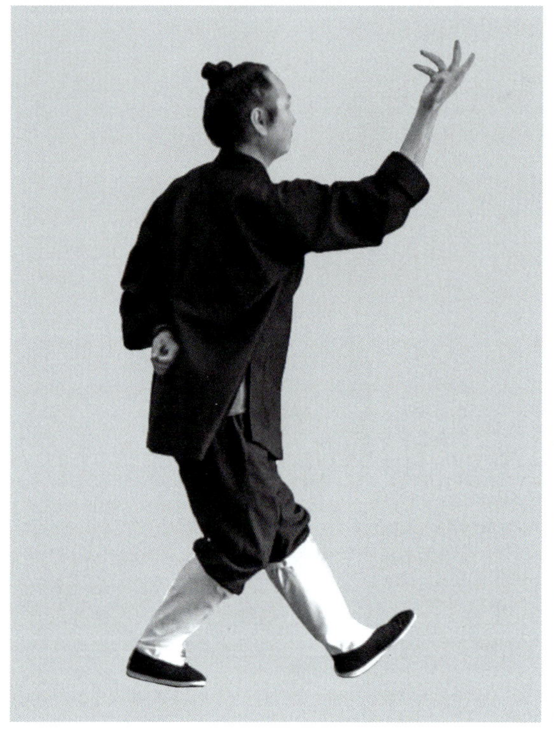

Abb. 2.7

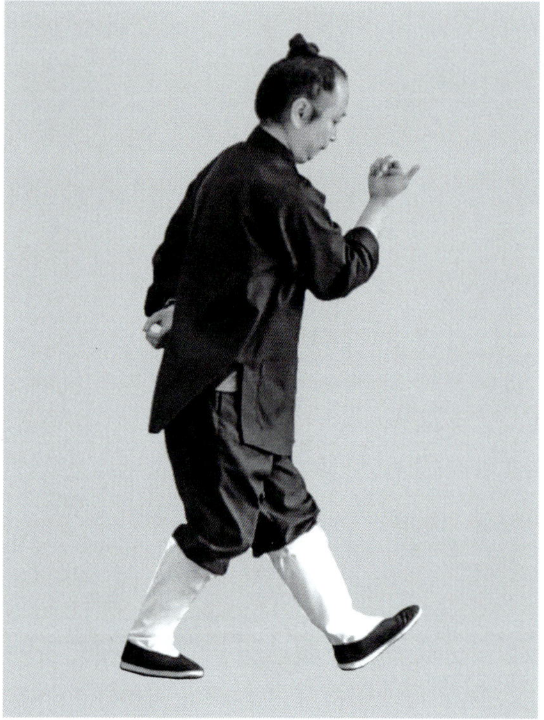

Abb. 2.8

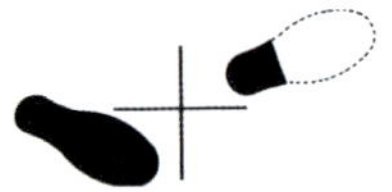

Der linke Fuß wird mit der Fußspitze um 45 Grad weiter nach links gedreht, während der rechte Fuß über die Ferse um 90 Grad nach links gedreht wird, so dass beide Füße fast parallel diagonal nach links hinten zeigen bei einer Körperdrehung um etwas mehr als 90 Grad.

Der Körper sinkt in den tiefen Sitzbogenschritt, das Gewicht ist nach wie vor auf dem rechten Bein, der Oberkörper ist leicht nach vorne geneigt, die linke Fußspitze hebt sich. Die Körperachse ist über die Mittellinie hinaus weiter nach links gedreht (▶ Abb. 2.7).

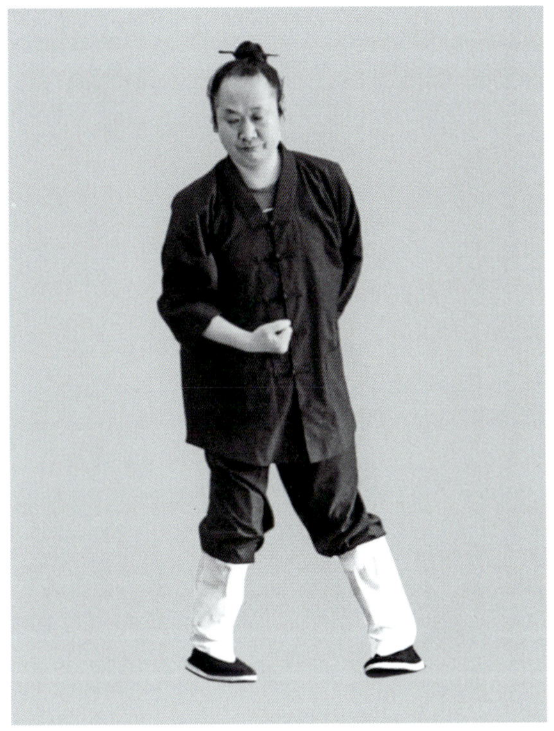

Abb. 2.9

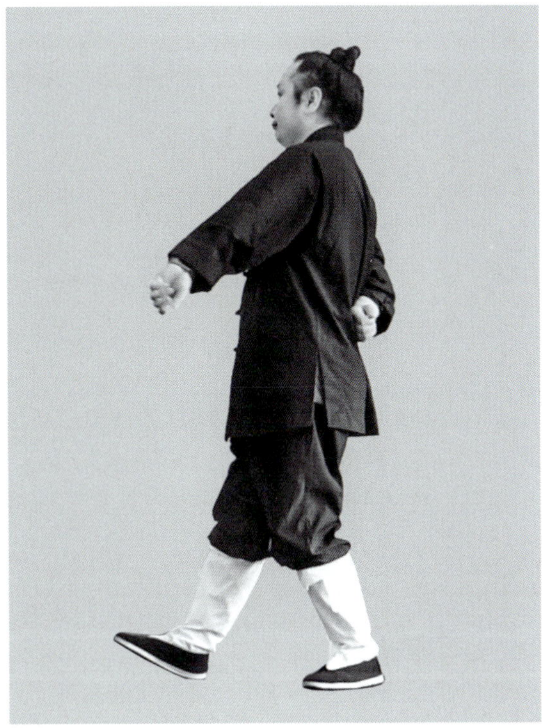

Abb. 2.10

Durch eine deutlich schließende Kraft in der rechten Hüfte, unterstützt durch den tiefen Sitzbogenschritt, sinkt die rechte Hand, mit der Handfläche zum Körper zeigend, mit einer greifenden Bewegung, so als würde man „Wolken pflücken", nach unten. Die Bewegung erfolgt mittig vor der Körperachse entlang des *rènmài* (Aufnehmende Leitbahn).

Der Ellenbogen führt die sinkende Bewegung an. Die Finger schließen sich nacheinander zur Hohlfaust, wobei der kleine Finger die Führung übernimmt (▶ Abb. 2.7 bis 2.9).

Der gesamte Körper hat sich insgesamt somit spiralförmig diagonal nach links hinten gedreht. Die rechte Hohlfaust wird mit dem Handrücken zum *mìngmén*-Bereich (*dūmài* 4) oder zum *shènshù*-Punkt (Blase 23) geführt (▶ Abb. 2.9 und 2.10).

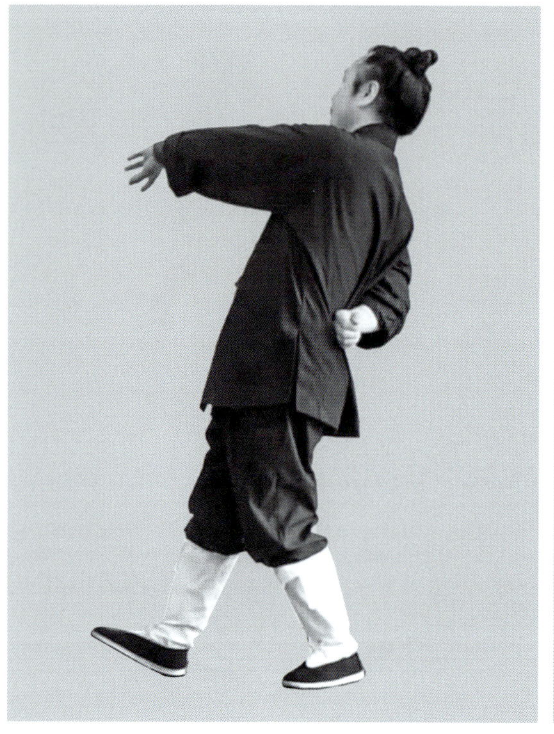

Abb. 2.11

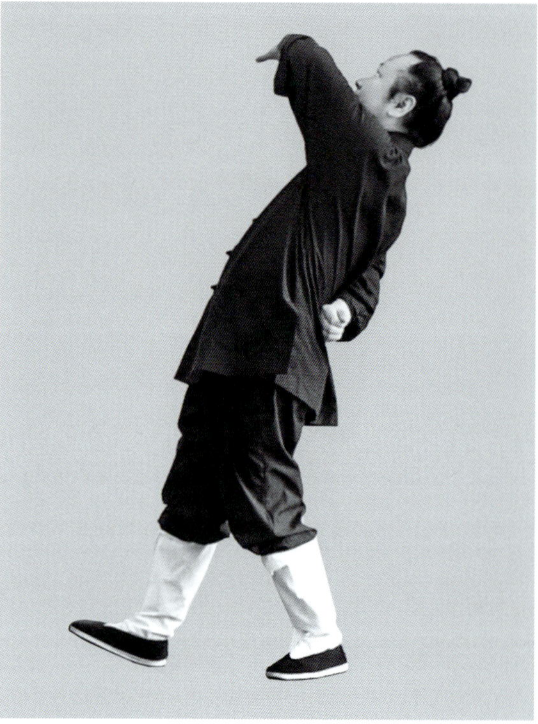

Abb. 2.12

Kurz bevor die rechte Hohlfaust den Rücken erreicht, drehen sich die Füße über die Fersen nach rechts, der ganze Körper dreht sich nach rechts, das Gewicht ist dann überwiegend auf dem linken Bein.

Erreicht die rechte Hohlfaust den Rücken, wird der linke Arm nach links außen und oben geschleudert, wobei sich die Hohlfaust öffnet (▶Abb. 2.10). Die linke Hand wird spiralförmig unter Führung des Kleinfingers steigend über den Kopf geführt. Die linke Handfläche zeigt nach oben. Während der kreisenden Bewegung der linken Hand über dem Kopf lehnt sich der Oberkörper leicht nach hinten.

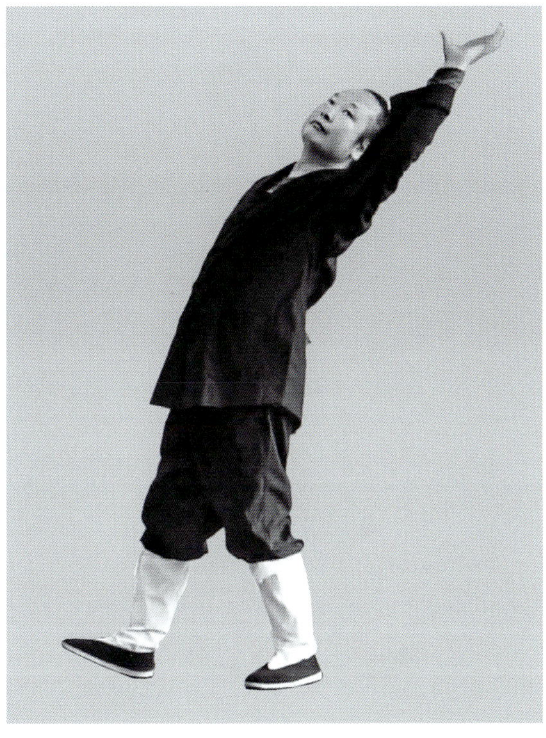

Abb. 2.13

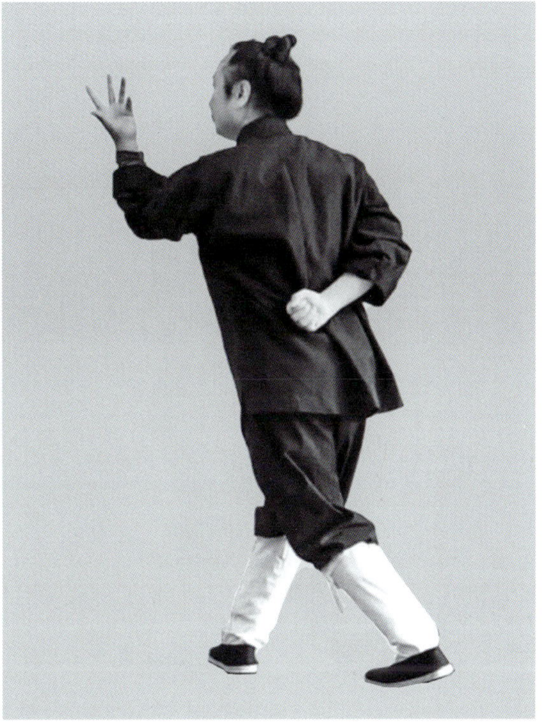

Abb. 2.14

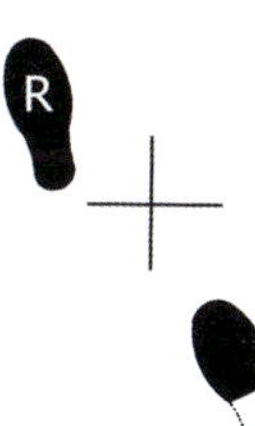

Das Gewicht wird auf das linke Bein verlagert mit einer Gewichtsverteilung von 90 auf dem linken Bein, 10 auf dem rechten Bein (▶ Abb. 2.11, 2.12 und 2.13).

Der rechte Fuß wird über die Ferse mit der Fußspitze um 45 Grad weiter nach rechts gedreht, während der linke Fuß über die Ferse um 90 Grad nach rechts gedreht wird, so dass beide Füße am Ende fast parallel nach rechts zeigen (▶ Abb. 2.14). Damit hat sich die Körperachse um etwas mehr als 90 Grad nach rechts gedreht.

Der linke Arm zeichnet mit der Handfläche nach oben himmelwärts gerichtet einen Kreis von oben links über einen Bogen nach vorne oben rechts, dann nach hinten und wieder nach links (▶ Abb. 2.11 bis 2.14).

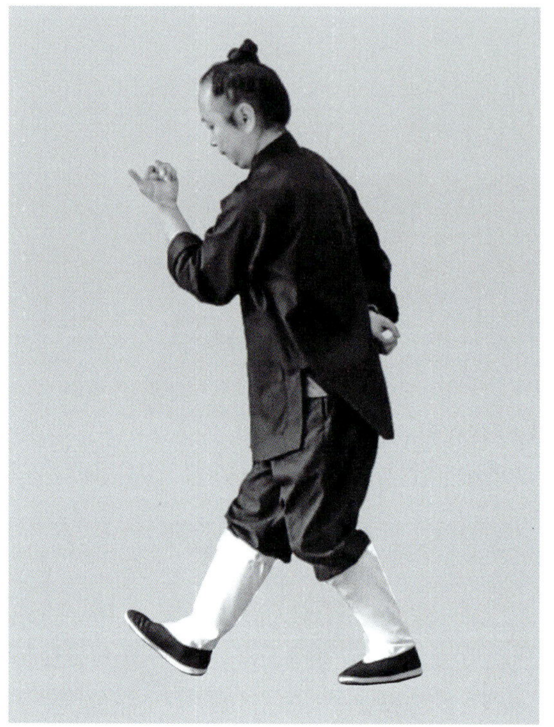

Abb. 2.15

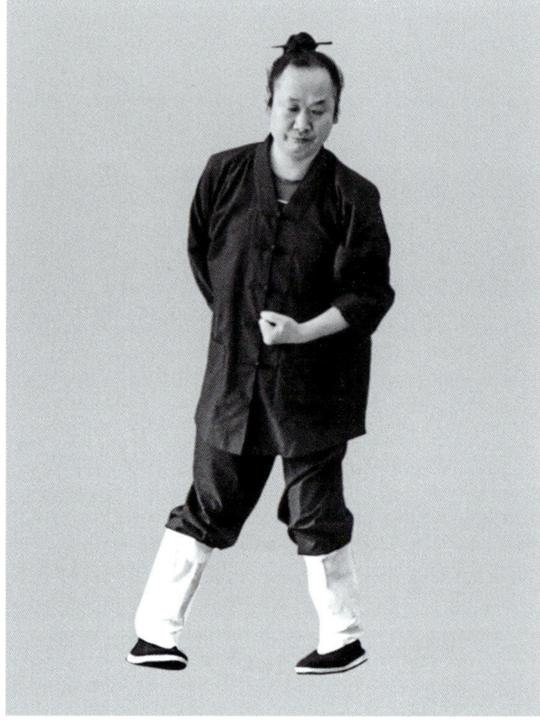

Abb. 2.16

Der Körper sinkt in den tiefen Sitzbogenschritt, das Gewicht ist nach wie vor auf dem linken Bein, der Oberkörper ist leicht nach vorne geneigt, die rechte Fußspitze hebt sich. Die Körperachse ist über die Mittellinie hinaus weiter nach rechts gedreht (▶Abb. 2.14).

Durch eine deutlich schließende Kraft in der linken Hüfte, unterstützt durch den tiefen Sitzbogenschritt, sinkt die linke Hand mit einer greifenden Bewegung, so als würde man „Wolken pflücken", nach unten (▶Abb. 2.15). Die Bewegung erfolgt mittig vor der Körperachse entlang des *rènmài* (Aufnehmende Leitbahn).

Der linke Ellenbogen führt die sinkende Bewegung an. Die Finger schließen sich nacheinander zur Hohlfaust, wobei der kleine Finger die Führung übernimmt (▶Abb. 2.16). Der gesamte

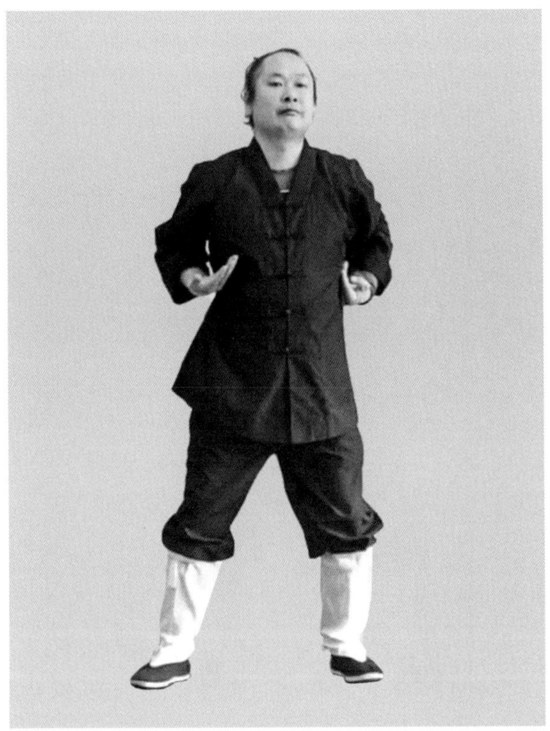

Abb. 2.17

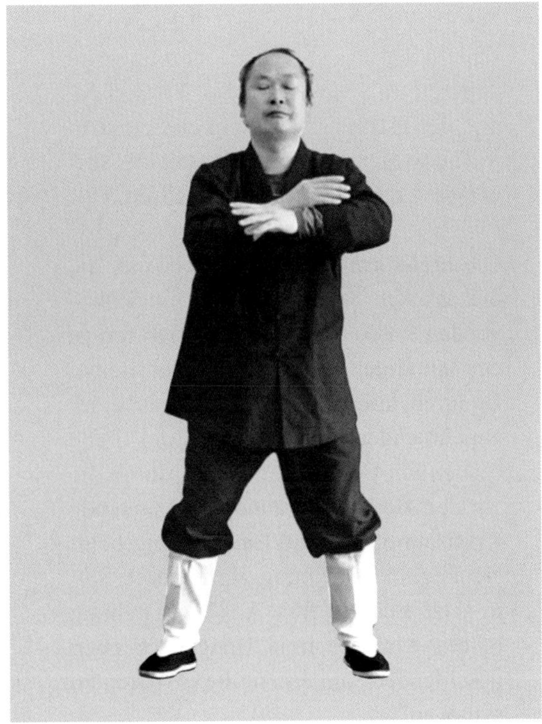

Abb. 2.18

Körper hat sich insgesamt somit spiralförmig diagonal nach rechts hinten gedreht. Die linke Hohlfaust wird mit dem Handrücken zum *mìngmén*-Bereich (*dūmài* 4) oder zum *shènshù*-Bereich (Blase 23) geführt.

Diese Übung zu beiden Seiten neun Mal oder ein Vielfaches davon wiederholen.

Anschließend zur Haltung „Das *tàijí* umarmen" zurückkehren (▶Abb. 2.17 bis 2.19).

Anmerkung
Ausgangshaltung für die 2. Übung „Wolkenhände ausstrecken" kann neben der Haltung „Das *tàijí* umarmen" auch die „*wújí*-Haltung, Haltung der Unbegrenzheit", sein.

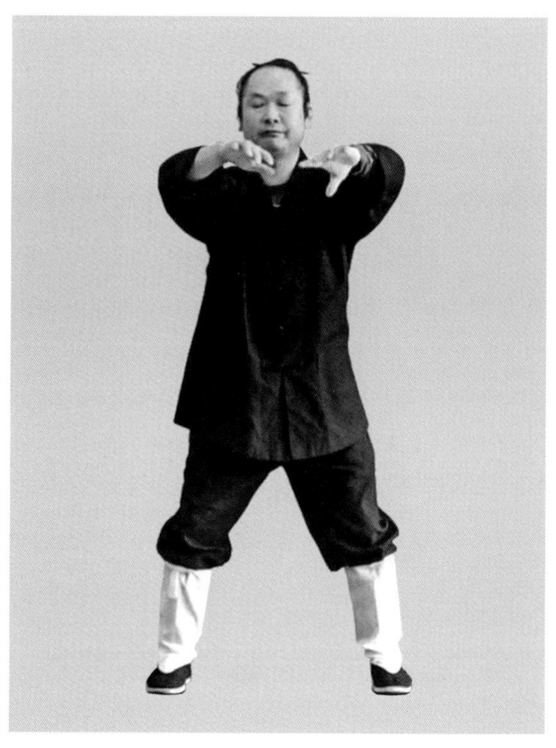

Abb. 2.19

Das „Einsammeln“ der Wolken geschieht durch schluckende, einsammelnde Kraft im unteren *dāntián*, Elixierfeld, und der Hüfte auf der Seite der einsammelnden Hand, woraus die leichte Vorbeugung des Oberkörpers resultiert.

Die kreisförmige Spirale der Hand, die die Wolken wie mit einem umschlingenden Lasso einfängt, setzt sich fort in der spiraligen Verwringung der Beine. Dadurch kommt es am Ende zu einer zunehmenden Verwurzelung der Füße (*yǒngquán*-Bereiche, Niere 1) durch die „in den Boden bohrende“ und sinkende Kraftsammlung. Die Entflechtung beim Neubeginn der Übung zur anderen Seite setzt Energie frei. Aus der Drehung heraus wird die freie Hand nach oben geschleudert, um erneut die „Wolken zu pflücken“.

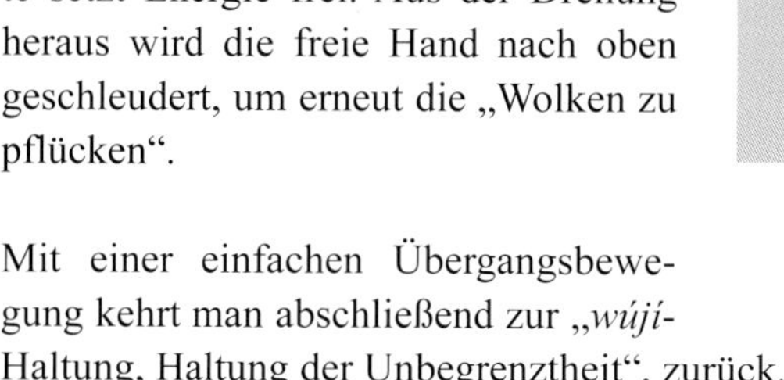

Mit einer einfachen Übergangsbewegung kehrt man abschließend zur „*wújí*-Haltung, Haltung der Unbegrenztheit“, zurück.

Vorstellungskraft

Angeleitet durch den Blick, der suchend nach oben in die Wolken gerichtet ist, stellt man sich vor, geeignete Wolken zu entdecken, zu pflücken und zu sich heranzuholen, um sie bis zum unteren *dāntián* (*qìhǎi*, *rènmài* 6) und anschließend zum *mìngmén*-Bereich (*dūmài* 4) oder zum *shènshù*-Bereich (Blase 23) zu führen.

Der Begriff Wolken, *yún*, gilt u. a. als Symbol für Glück und Frieden, aber auch für Unbeständigkeit und Ungebundenheit.

In dieser Übung erfolgt ein ausgeprägtes Wechselspiel der Qì-Bewegung: Sinken und Steigen, Schließen und Öffnen, Verdichten und Weiten, Sammeln und Ausdehnen.

Wirkpotential

Bei dieser Übung können die Funktionskreise Herz *xīn*, Niere *shèn* und Leber *gān* reguliert und gestärkt werden.

3. Übung: Der weiße Kranich breitet seine Flügel aus *Bái hè zhăn chì* 白鹤展翅

Übungsbeschreibung

Aus der Haltung „Das *tàijí* umarmen" kommend die Fußspitzen leicht bis zu 45 Grad zueinander drehen, wobei eine schließende Kraft an der Beininnenseite wirksam wird (▶Abb. 3.2). Die Knie leicht beugen, die Knie dürfen die Fußspitzen nicht überschreiten.

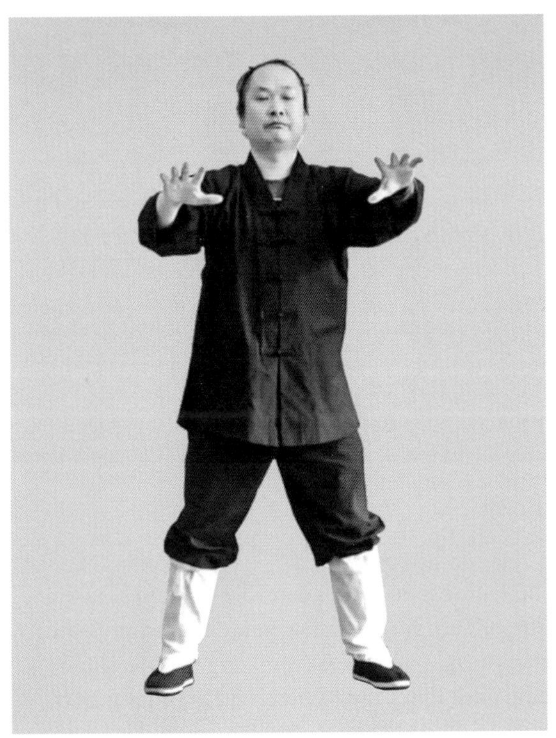

Abb. 3.1

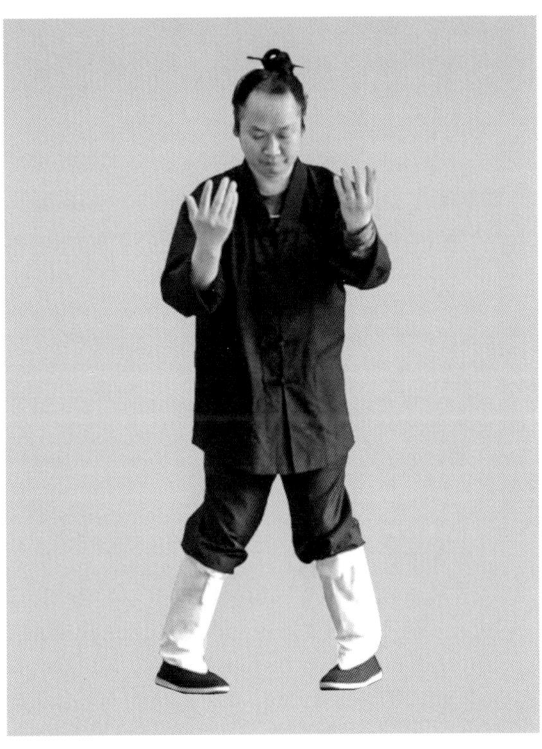

Abb. 3.2

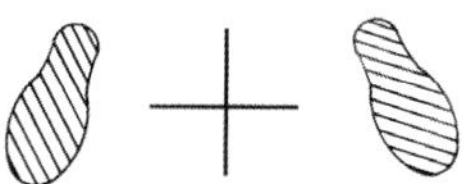

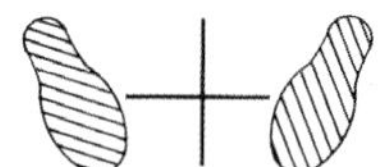

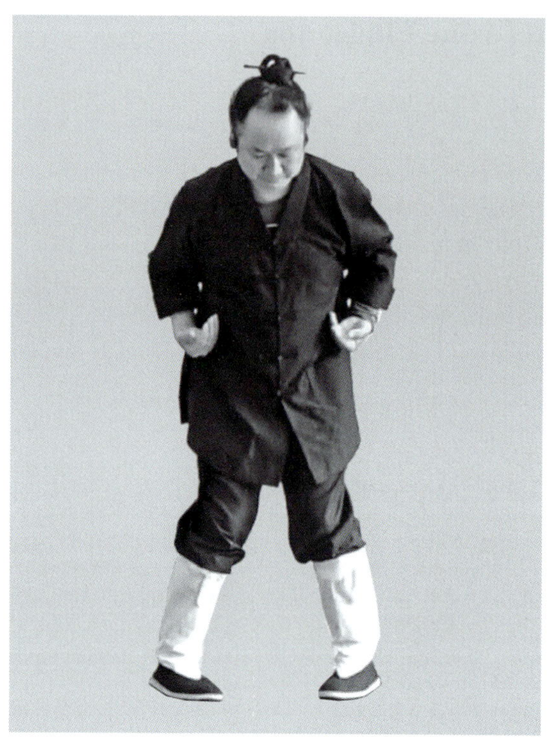

Abb. 3.3

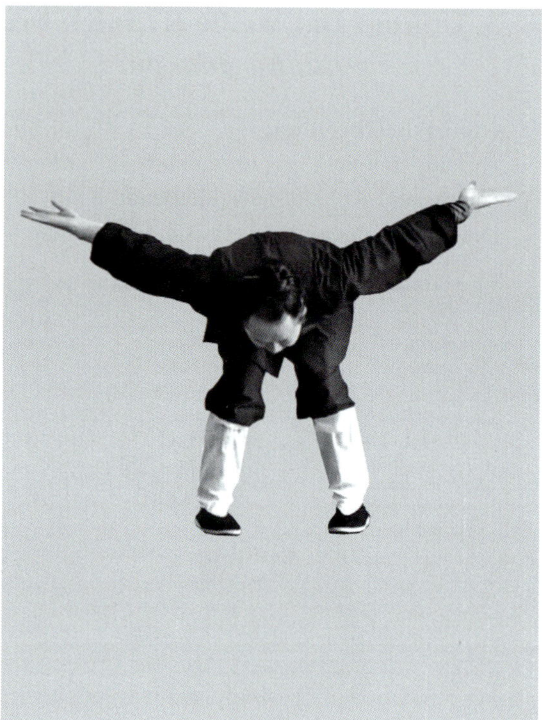

Abb. 3.4

Den Rumpf in den Hüftgelenken bis zur Horizontalen beugen, dabei den Kopf in den Nacken legen, so dass Rücken und Hinterhaupt eine Linie bilden. Mit dem Beugen des Rumpfes die Ellenbogen sinken lassen, so dass die Handflächen kurz zum Oberkörper zeigen. Die Hände nah am Körper entlang des *dàimài* (Gürtelleitbahn) mit einer kreisförmigen Bewegung nach hinten führen (▶Abb. 3.3). Die Fingerspitzen führen die Bewegung an. Am Ende der kreisförmigen Bewegung zeigen die Handflächen nach oben, die Arme sind nach hinten gestreckt und in der gleichen Ebene wie der Rumpf. Kopf, Nacken, Rücken und Arme bilden eine Linie (▶Abb. 3.4).

Anschließend werden die Arme in horizontalem Bogen von hinten über die Seiten bis nach vorne bewegt. Dabei richtet sich der Oberkörper langsam auf. Vorne die Handrücken zusammenführen, der Kopf liegt zwischen den gestreckten Armen, der Rücken rundet sich im Brustwirbelbereich (▶Abb. 3.4 und 3.5).

Den Oberkörper strecken und gleichzeitig die Ellenbogen in Schulterhöhe zur Seite drücken, wodurch sich die Hände dem oberen Brustbereich nähern, die Handrücken bleiben zusammen.

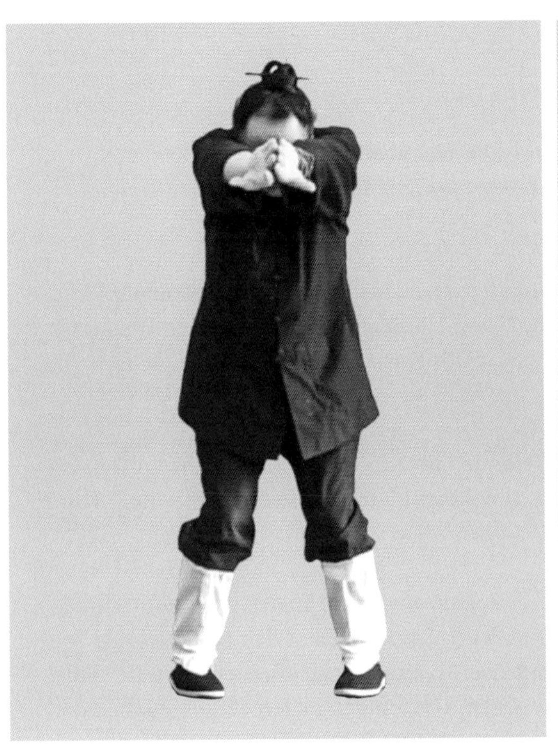
Abb. 3.5

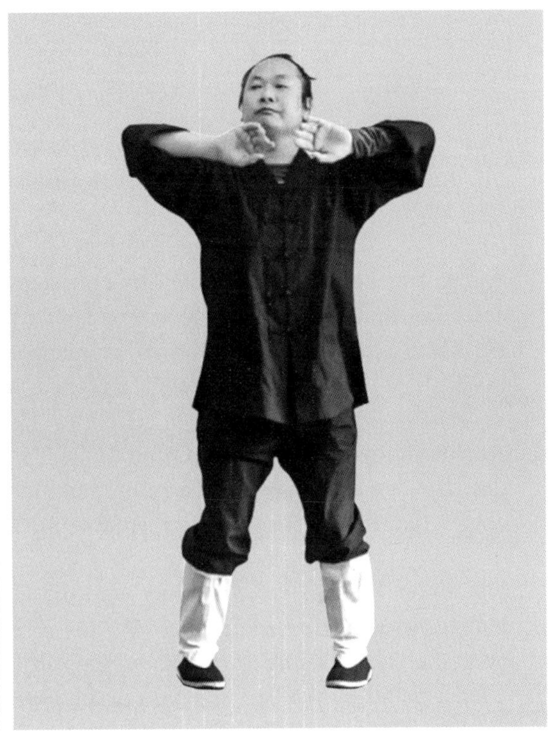
Abb. 3.6

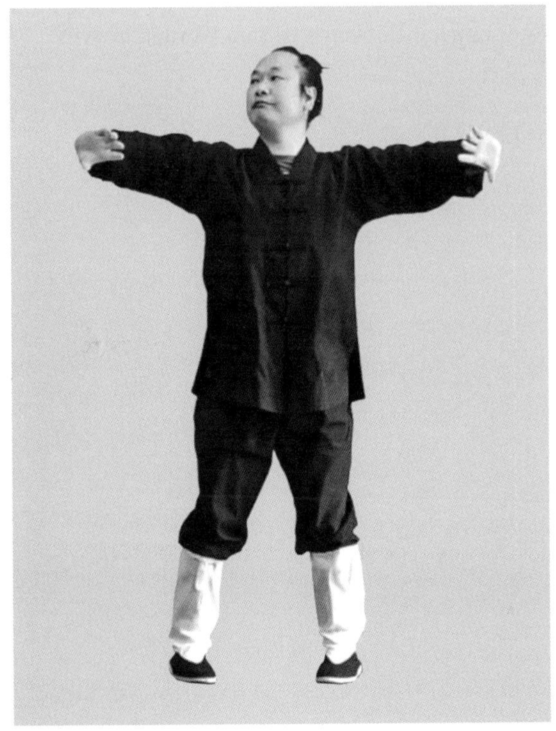
Abb. 3.7

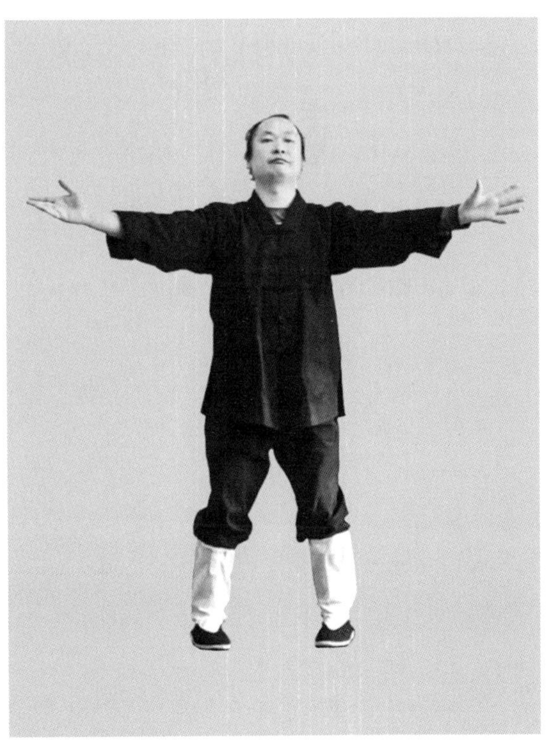
Abb. 3.8

Dann trennen und zur Seite öffnen (▶Abb. 3.6). Die Handballen führen die Bewegung an, als wolle man ein Tor zur Seite öffnen. Die Kraft dazu kommt aus den Füßen, den *yǒngquán*-Bereichen (Niere 1).

Außen angekommen bilden die Arme mit dem Schulter-Nackenbereich eine horizontale Linie. Jetzt die Handflächen nach oben wenden und die Yáng-Hände in der horizontalen Ebene vor der Mitte wieder zusammenführen, um dann erneut in der Horizontalen zu öffnen (▶Abb. 3.8 bis 3.10).

Aus der horizontalen weiten Öffnung die Yáng-Hände nach oben über den höchsten Bereich des Kopfes *bǎihuì* (*dūmài* 20) zusammenführen, die Arme bleiben gestreckt, über dem Kopf zeigen die Handflächen zueinander (▶Abb. 3.11).

Die Unterarme sinken nach unten und die Hände zeigen mit den Handflächen zum Hinterhaupt, Fingerspitzen zueinander (▶Abb. 3.12 und 3.13). Der Rundung des Hinterhaupts folgend die Hände seitlich am Hals vorbei mit Kraft nach vorne drücken, gleichzeitig die Füße wieder geradeaus stellen und halb in die Hocke gehen. Die Fingerspitzen zeigen zueinander, die Handflächen am Hals vorbei nach vorne schieben (▶Abb. 3.13 und 3.14). Die Hände mit Kraft nach vorne drücken, der Oberkörper bleibt aufrecht, das Lot von den Knien gefällt überschreitet nicht die Fußspitzen. Die widerstreitenden Kräfte zwischen den nach vorne drückenden Handballen und dem nach hinten und unten gerichteten Rücken wirksam werden lassen.

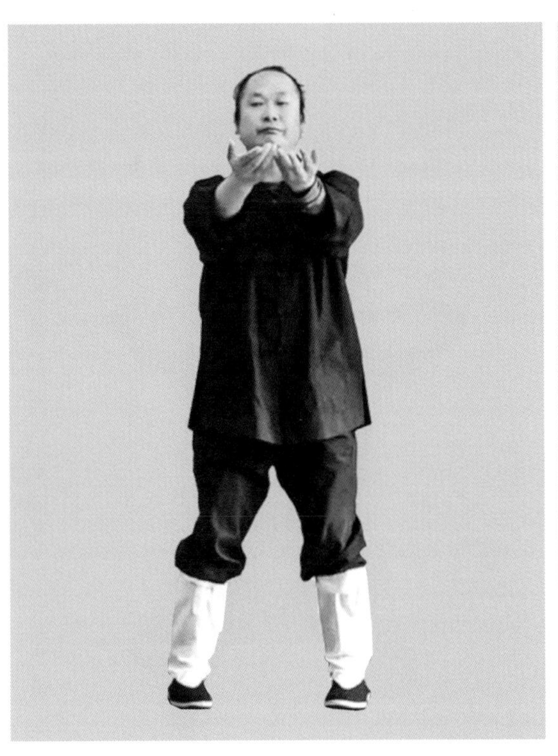

Abb. 3.9

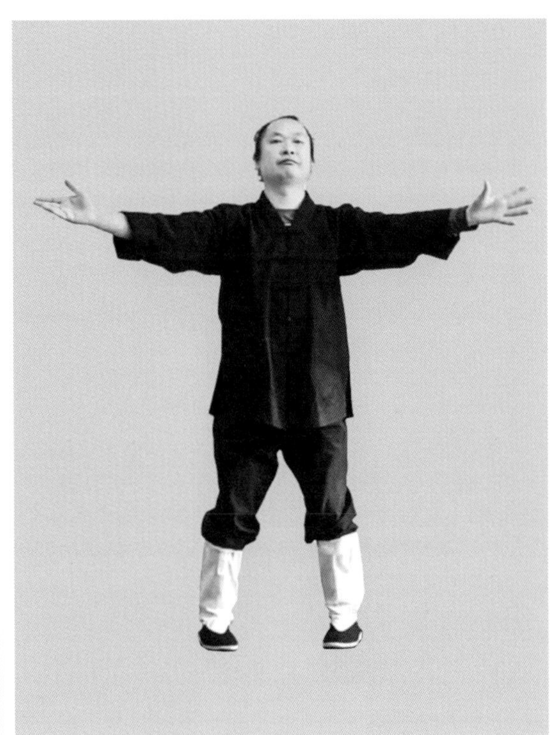

Abb. 3.10

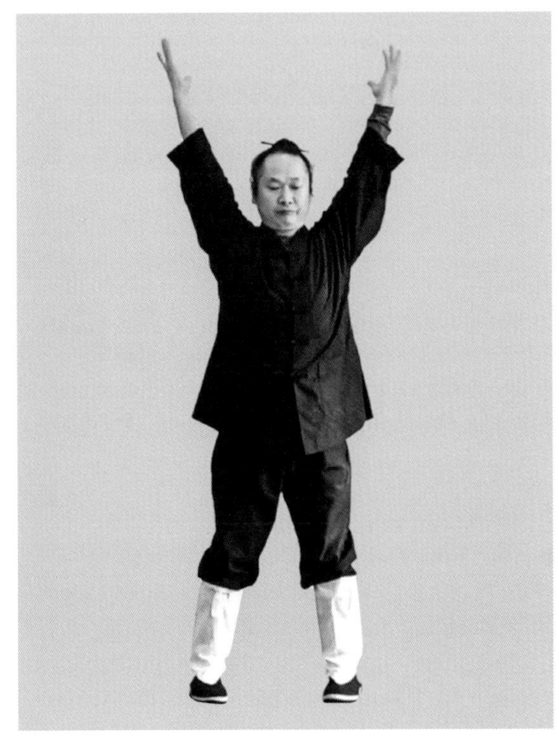

Abb. 3.11

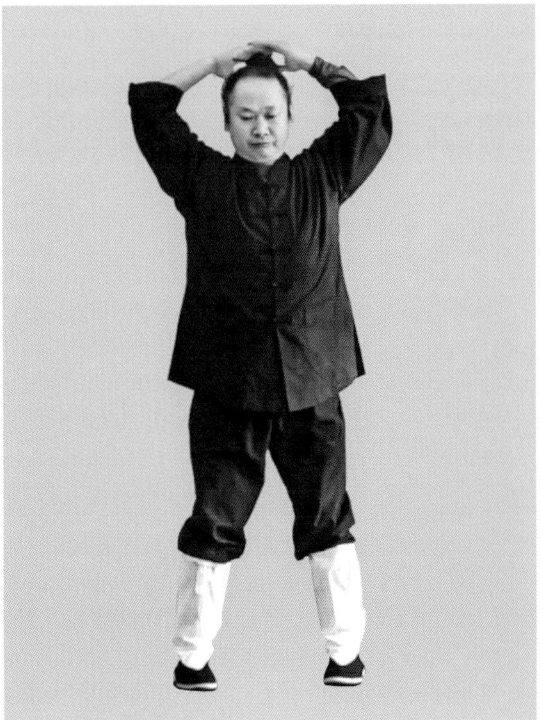

Abb. 3.12

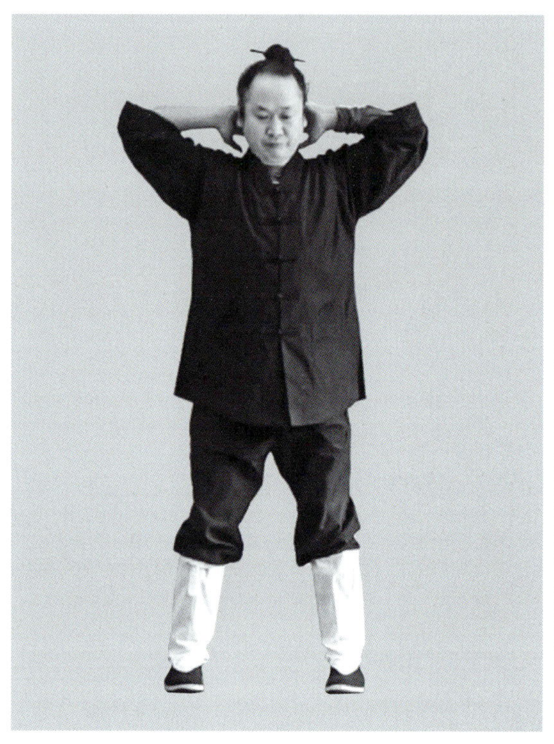

Abb. 3.13

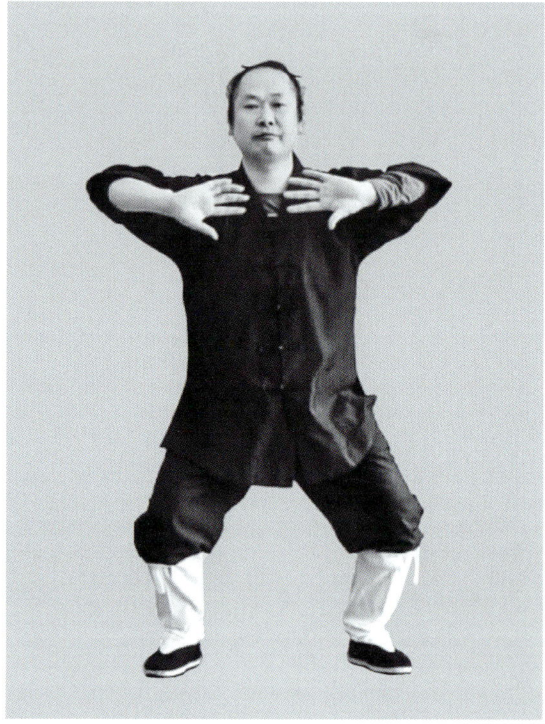

Abb. 3.14

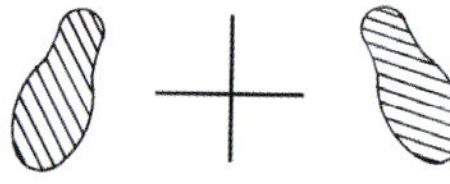

Erneut in Schulterhöhe die Hände kraftvoll nach außen schwingen, die Handballen übernehmen die Führung, die Handflächen zeigen nach vorn, dann nach außen (▶ Abb. 3.15 und 3.16).

In der horizontalen Ebene die Hände zu Yáng-Händen drehen und die ausgestreckten Arme zur Mitte hin schulterbreit schließen. Damit ist ein Bewegungsabschnitt abgeschlossen (▶ Abb. 3.17 und 3.18).

Anschließend erneut die Arme sinken lassen, die Ellenbogen zum Körper ziehen, die Fußspitzen zueinander drehen, die Knie leicht beugen (▶ Abb. 3.19). Den Rumpf in den Hüftgelenken bis zur Horizontalen beugen, dabei den Kopf in den Nacken legen, so dass Rücken und Hinterhaupt eine Linie bilden. Die Hände nah am Körper entlang des *dàimài*, der Gürtelleitbahn, mit einer kreisförmigen Bewegung nach hinten führen. Die Fingerspitzen führen die Bewegung an. Am Ende der kreisförmigen Bewegung zeigen die Handflächen nach oben, die Arme sind nach hinten gestreckt und in der gleichen Ebene wie der Rumpf. Kopf, Nacken, Rücken und Arme bilden eine Linie (▶ Abb. 3.4).

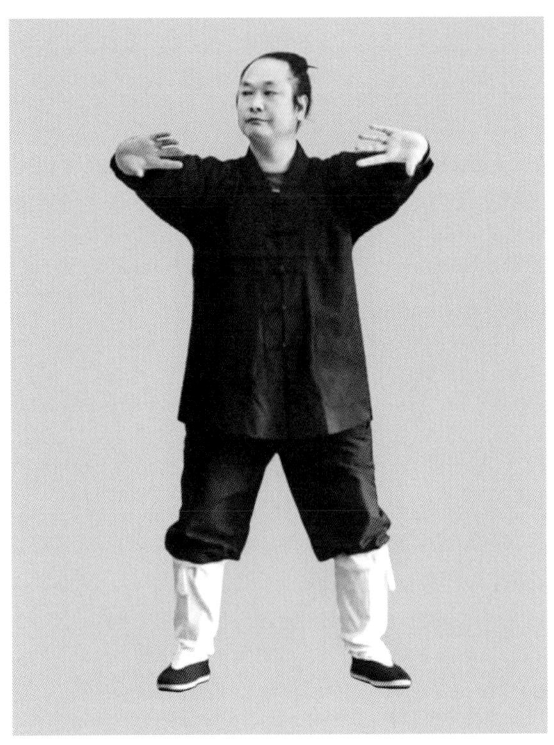

Abb. 3.15

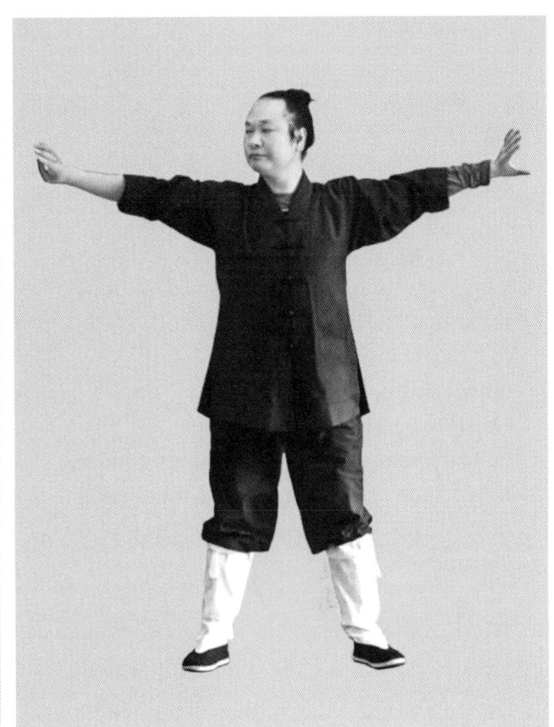

Abb. 3.16

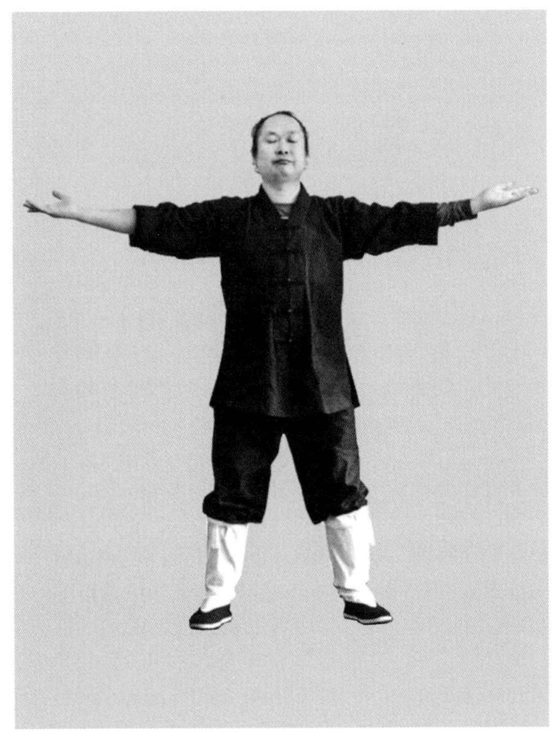

Abb. 3.17

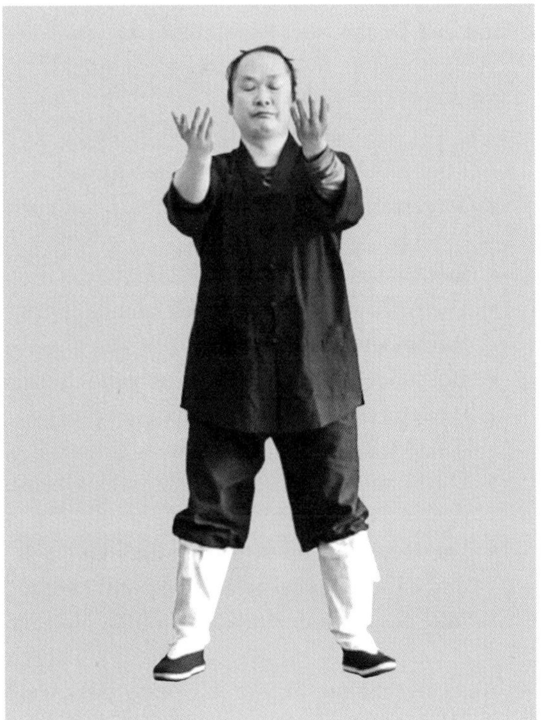

Abb. 3.18

Die Übung „Der weiße Kranich breitet seine Flügel aus“ neun Mal oder ein Vielfaches davon wiederholen. Anschließend mit einer einfachen Übergangsbewegung zur Haltung „Das *tàijí* umarmen“ zurückkehren.

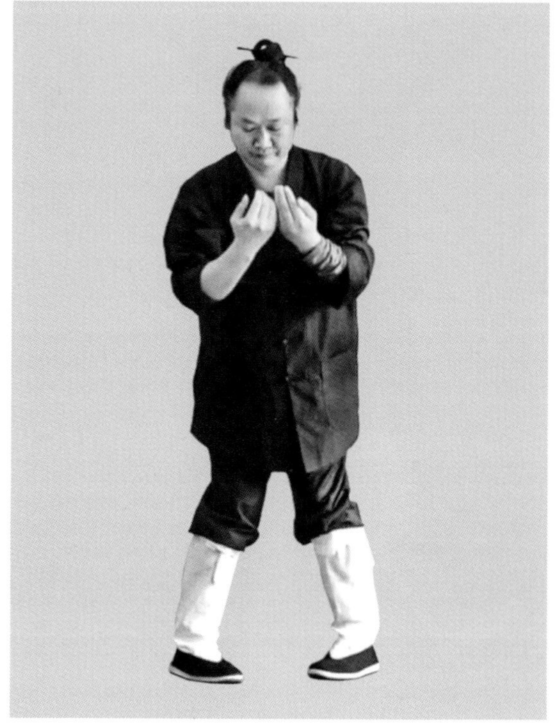

Abb. 3.19

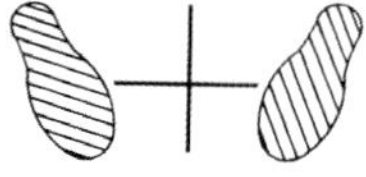

Anmerkung

Die Bewegungen des Kranichs, das Flügelschlagen, das Ausdehnen und wieder Verdichten, das Öffnen und Schließen der Flügel erfolgen gleichmäßig und kontinuierlich.

Wenn die Handrücken zueinander gewendet zum Hals- bzw. oberen Brustbereich bewegt werden, sind die Ellenbogen höher als die Handgelenke.

Es ist auch möglich, bei dieser Übung auf den Wechsel der Fußstellung zu verzichten und die Füße im schulterbreiten Stand parallel zu belassen.

Bei der Übung kommt es nacheinander zu folgendem Bewegungsablauf:

- Der Rumpf beugt sich horizontal.
- Die Arme mit Yáng-Händen nach hinten strecken, so dass sie in der gleichen Ebene wie der Rumpf sind.
- Bei rundem Rücken die Arme seitlich nach außen und nach vorne bewegen, bis die Handrücken zusammenzukommen,
- dabei geht die Kraft von den Schultern aus.
- Die Schultern wiederum sind in der Oben-unten-Verbindung mit den Hüftgelenken verbunden.
- Die Bewegungen der Arme und das nach vorne Drücken, das Öffnen zur Seite angeführt durch die Handballen und das Öffnen und Schließen der Yáng-Hände beziehen ihre Kraftfülle aus der unteren Körperhälfte, aus den Füßen, aus den *yǒngquán*-Bereichen (Niere 1).

Ausgangshaltung für die 3. Übung „Der weiße Kranich breitet seine Flügel aus“ kann neben der Haltung „Das *tàijí* umarmen“ auch die „*wújí*-Haltung, Haltung der Unbegrenztheit“, sein.

Vorstellungskraft
In dieser Übung kommen vielfältige Aspekte des Kranichs zur Wirkung: das geschmeidige und doch kraftvolle Schlagen und Bewegen der Flügel, die Symmetrie in den Bewegungen und die stabile Standfestigkeit. Dies wird besonders durch die schließende Kraft an der Beininnenseite mit den nach innen gerichteten Fußspitzen und der „Schließung" der Knie hervorgehoben.

Wirkpotential
Das Öffnen und Schließen wird in dieser Übung betont und hat daher Einfluss auf den Funktionskreis Lunge *fèi.*

Die Funktionskreise Leber *gān* und Niere *shèn* können reguliert und gestärkt werden.

In der geschlossenen Haltung kommt es zu einer Verdichtung des *tánzhōng*-Bereiches (*rènmài* 17) und zu einer starken Dehnung im Rückenbereich, besonders im Brustwirbelbereich. Dabei ist die Vorstellungskraft zwischen den Schulterblättern und führt zu einer Aktivierung der Punkte *fèishū* (Blase 13)*, xīnshū* (Blase 15) und *géshū* (Blase 17), aber auch der Punkte auf dem äußeren Ast der Blasenleitbahnen, wodurch besonders durch die Punkte *pòhù* (Blase 42), Tür zur Körperseele *pò,* und *húnmén* (Blase 47), Tor der Wanderseele *hún,* ein emotionaler Aspekt angesprochen wird.

Im Vorbeiziehen der Hände am Hinterhaupt und Hals gedanklich eine Verbindung der Handflächen und Finger mit dem Scheitel, der Schläfengegend und den Ohrmuscheln herstellen. Zahlreiche Akupunkturpunkte können dadurch aktiviert werden, denn dort verlaufen die Leitbahnen *dūmài* (Leitbahn der Steuerung), Fuß-Tàiyáng-Blasen-Leitbahnen, Fuß-Shàoyáng-Gallenblasen-Leitbahnen, Hand-Shàoyáng-Drei-Erwärmer-Leitbahnen und Hand-Tàiyáng-Dünndarm-Leitbahnen.

4. Übung: Der fliegende Drache schwenkt seinen Schwanz *Yóu lóng bǎi wěi* 游龙摆尾

Übungsbeschreibung

Übung nach rechts

Aus der Haltung „Das *tàijí* umarmen" kommend (▶ Abb. 4.1) dreht sich der Körper mit einer leichten Drehung nach rechts (jede Bewegung wird durch eine Gegenbewegung eingeleitet), um „Anlauf zu nehmen" (▶ Abb. 4.2) für eine Drehung von mehr als 90 Grad nach links in die Diagonale. Der linke Fuß dreht sich über die Ferse um 90 Grad nach links, der rechte Fuß dreht auf dem Ballen um 45 Grad nach links. Den Schritt mit dem rechten Fuß über Schulterbreite hinaus zum Bogenschritt vergrößern (▶ Abb. 4.3).

Gleichzeitig die linke Hand mit der Handfläche nach unten über die rechte Schulter legen, der rechte Arm unterkreuzt die linke Achselhöhle, wobei die Hand zur Yáng-Hand gewendet wird. Das Gewicht auf das linke Bein verlagern mit einer Gewichtsverteilung links 90, rechts 10. Die rechte Ferse löst sich vom Boden (▶ Abb. 4.3).

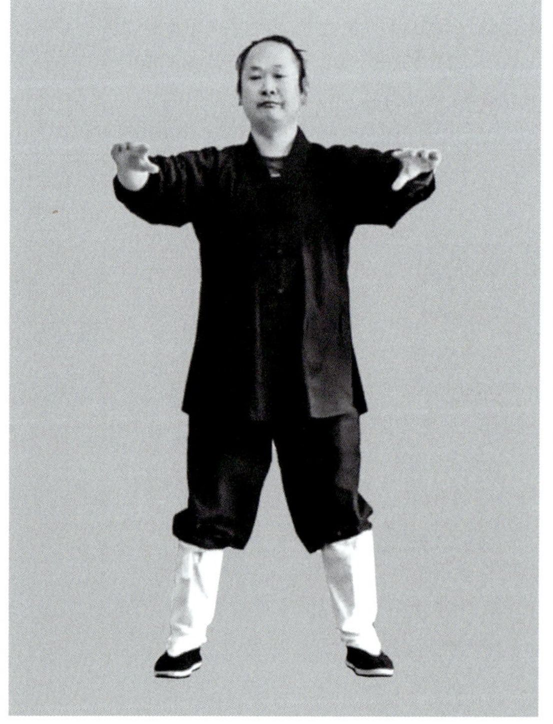

Abb. 4.1

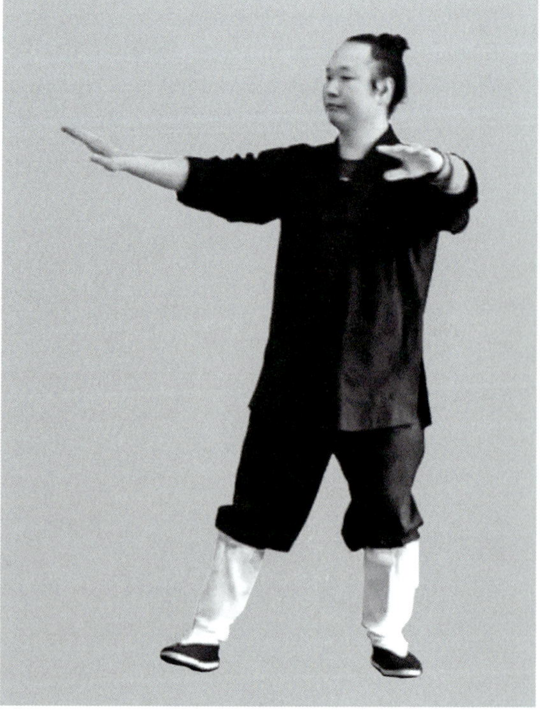

Abb. 4.2

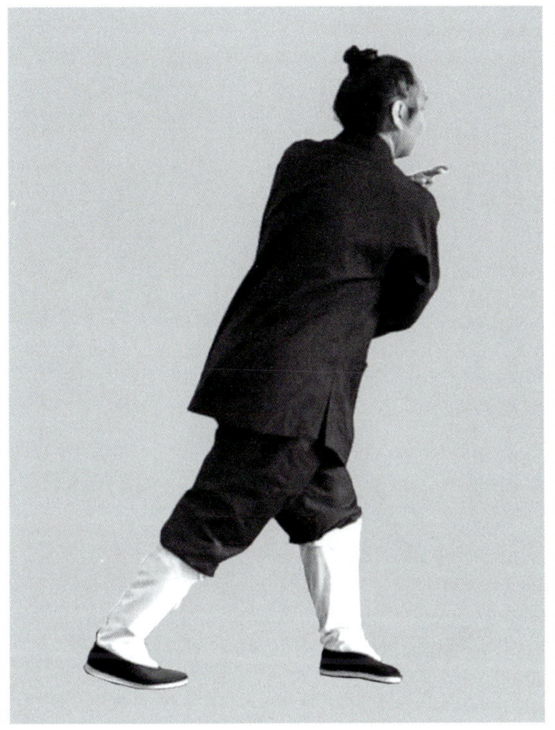

Abb. 4.3

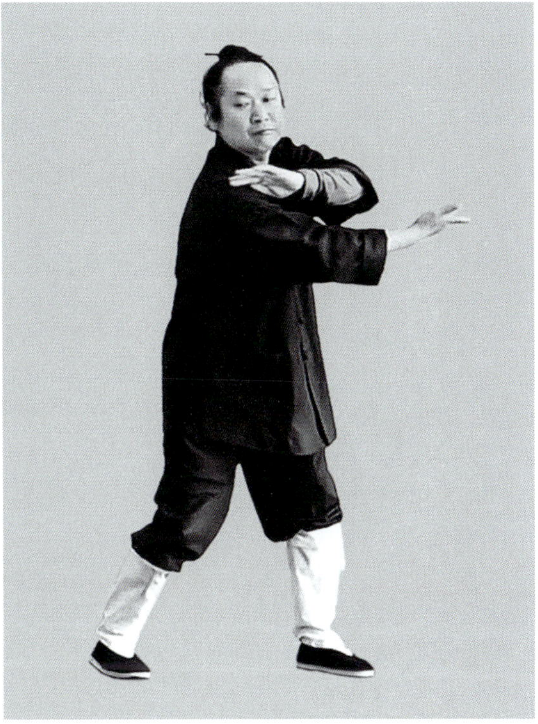

Abb. 4.4

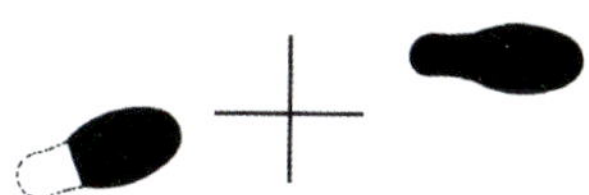

Durch die starke Drehung des Körpers nach links und die Verschränkung der Arme kommt es zu einer geschlossenen Yīn-Haltung mit starker Spiraldrehung der Wirbelsäule. Beide Arme werden in dieser Haltung möglichst gedehnt (▶ Abb. 4.3).

Die anschließende Drehung des Körpers nach rechts erfolgt aus dem unteren *dāntián* (*qìhǎi*, „Meer des Qì", *rènmài* 6), dem Elixierfeld, der Mitte.

Über den rechten Fußballen die Körperachse in die Ausgangsposition zurückdrehen. Gleichzeitig die rechte Hand als Yáng-Hand mit einer schneidenden Bewegung im weiten Bogen (▶ Abb. 4.4) über Schulterhöhe hinaus nach rechts hinten und oben bewegen. Der Arm ist gestreckt, das Gewicht bleibt auf dem linken Bein, der rechte Fuß dreht sich über die Ferse bis zu 90 Grad nach rechts zum T-Schritt, die rechte Fußspitze hebt sich (▶ Abb. 4.5 und 4.6). Der Körper lehnt sich nach links hinten zurück, die rechte Körperseite wird gedehnt.

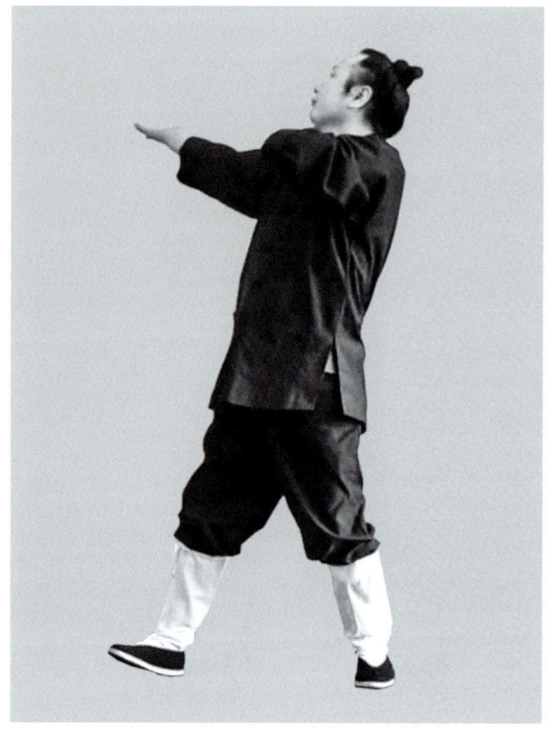

Abb. 4.5

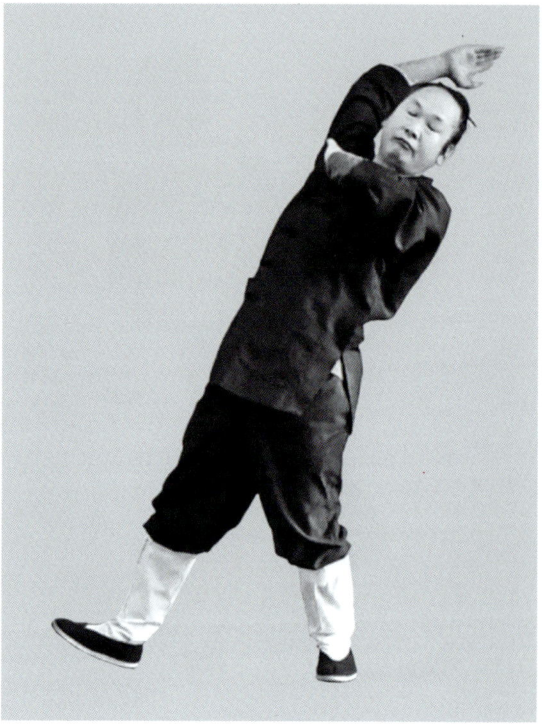

Abb. 4.6

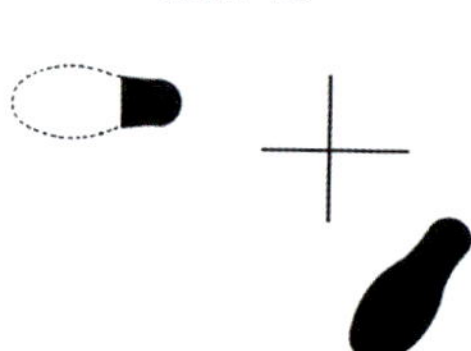

Der rechte Fuß dreht sich über die Ferse wieder zurück in den parallelen Stand (▶Abb. 4.8). Der rechte Arm schwingt weit ausholend nach rechts oben und hinten, wodurch es zur Dehnung der rechten Achsel und Flanke (Fuß-Shàoyáng-Gallenblasen-Leitbahn) kommt (s. Abb. 4.6). Dann taucht der rechte Arm von oben mit den Fingerspitzen nach unten vor der Körpermitte ein, dem *rènmài* (Aufnehmende Leitbahn) entlang nach unten sinkend (▶Abb. 4.7). Anschließend den Arm nach rechts außen unter der rechten Achsel, mit den Fingerspitzen nach hinten zeigend, strecken. Der rechte Fuß gleitet mit dem Vorfuß zur Schrittverbreiterung in den Parallelstand zur Seite. Gleichzeitig macht die linke Hand eine kreisförmige Bewegung vor der Körpermitte in die linke Achsel eintauchend, mit den Fingerspitzen zum Körper und dann nach hinten zeigend (▶Abb. 4.8 und 4.9), um dann den linken Arm nach links auszustrecken.

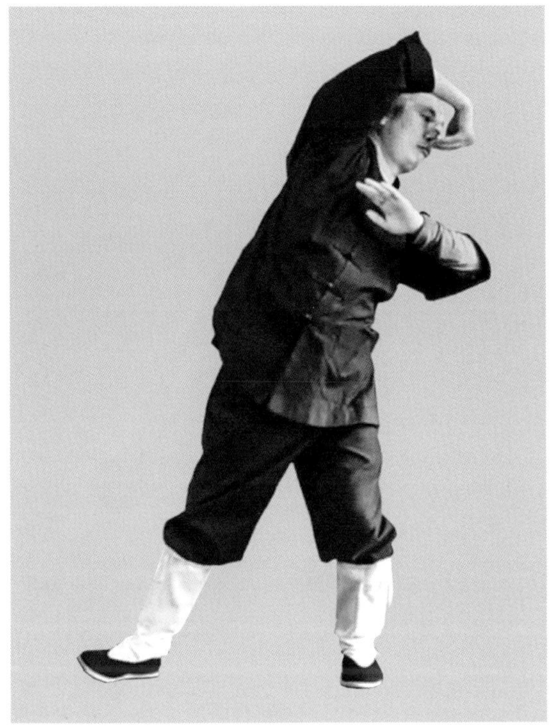

Abb. 4.7

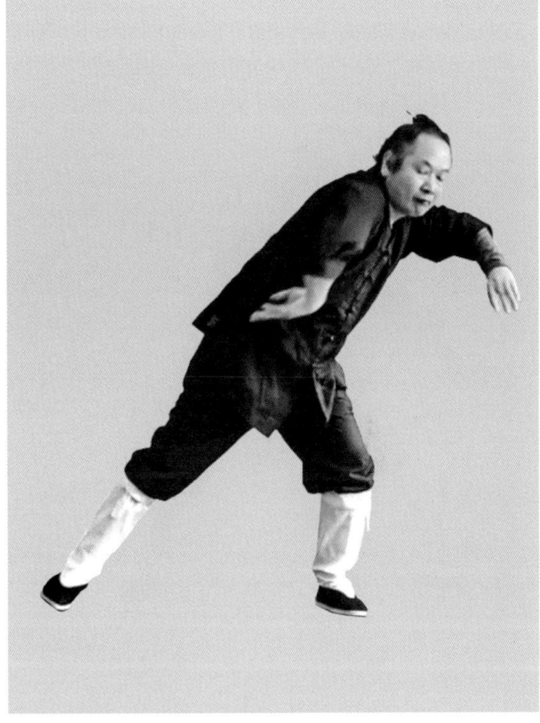

Abb. 4.8

Bei der vor der Körpermitte eintauchenden Bewegung der Hände sehen sich beide Handrücken an. Die Hände haben eine trennende Kraft von der Körpermitte ausgehend nach links und rechts.

Der Rumpf beugt sich bei diesem Bewegungsabschnitt leicht nach vorn (▶Abb. 4.8). Der rechte und der linke Arm strecken sich gleichzeitig, beide Handflächen schauen nach hinten. Dabei dreht sich die rechte Fußspitze um bis zu 90 Grad nach rechts zum T-Schritt, das Gewicht wird gleichzeitig nach rechts verlagert mit einer Gewichtsverteilung rechts 90 und links 10. Während der Gewichtsverlagerung dreht sich die linke Fußspitze um etwa 45 Grad nach rechts in den Bogenschritt (▶Abb. 4.10). Die Arme sind in Schulterhöhe und in einer Linie mit den Schultern. Die rechte Hand und die Fingerspitzen der rechten Hand haben eine „spaltende“ Kraftentwicklung nach vorne.

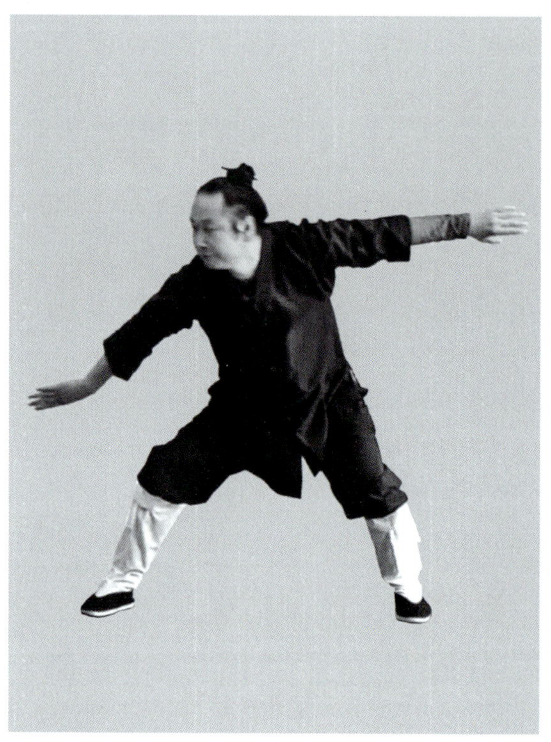

Abb. 4.9

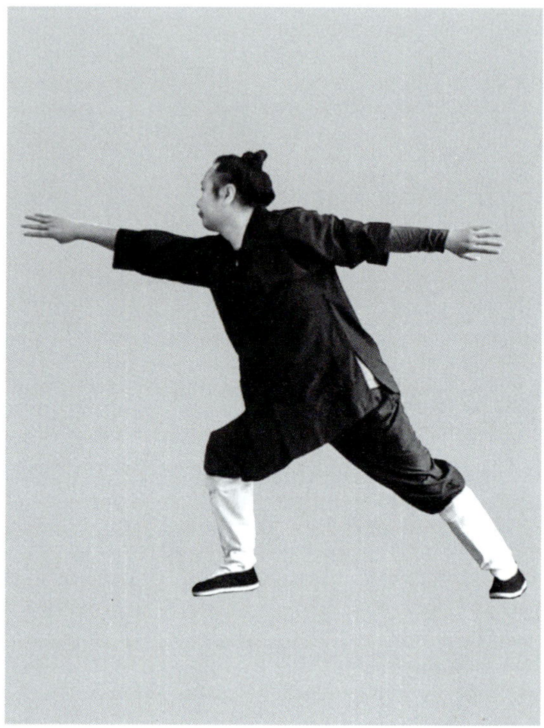

Abb. 4.10

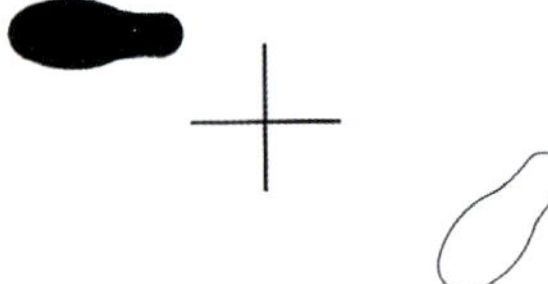

Übung nach links
Die Körperachse weiter nach rechts drehen, wobei der linke Fuß über den Fußballen dreht, die linke Ferse löst sich vom Boden. Die Arme erneut verschränken. Die rechte Hand wird als Yīn-Hand über die linke Schulter gelegt, die linke Hand unterkreuzt den rechten Arm, wobei die Hand zur Yáng-Hand gewendet wird (▶Abb. 4.11).

Das Gewicht bleibt auf dem rechten Bein mit einer Gewichtsverteilung rechts 90, links 10.

Durch die starke Drehung des Körpers nach rechts und die Verschränkung der Arme kommt es zu einer geschlossenen Yīn-Haltung mit starker Spiraldrehung der Wirbelsäule. Beide Arme werden in dieser Haltung möglichst gedehnt.

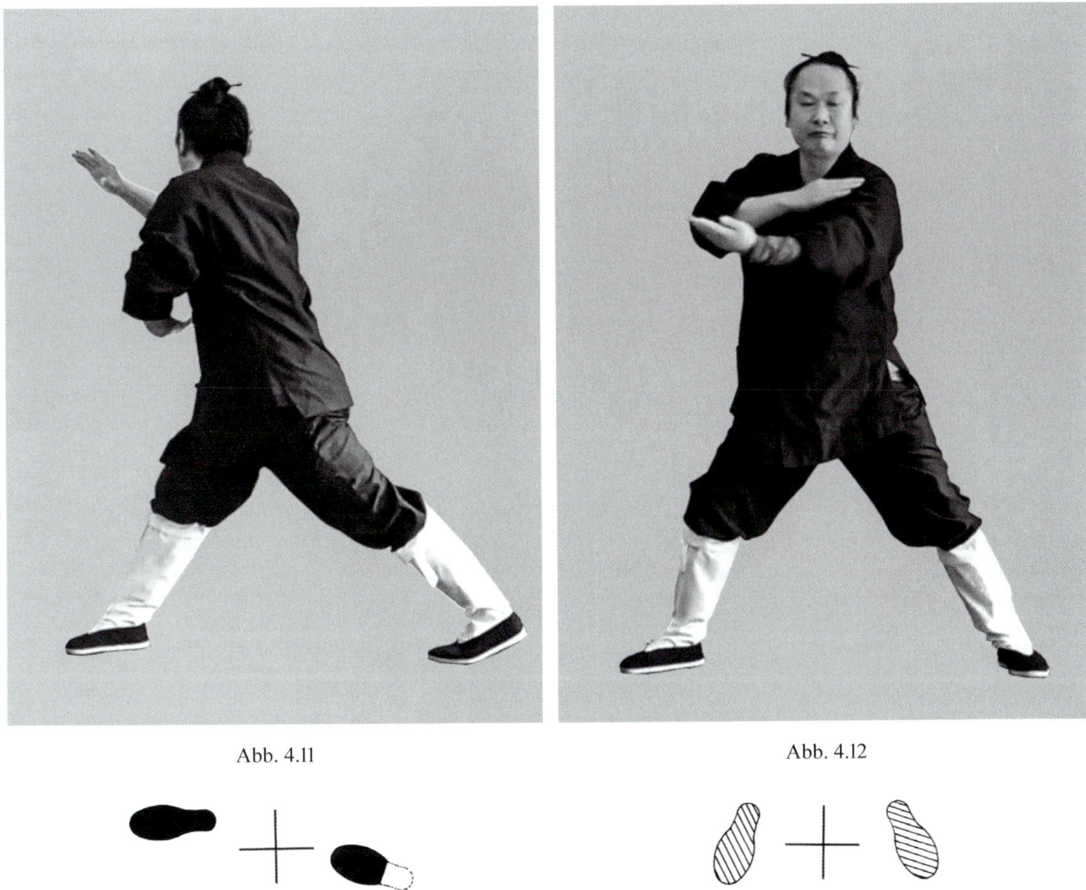

Abb. 4.11

Abb. 4.12

Die anschließende Drehung des Körpers nach links erfolgt aus dem unteren *dāntián*, dem Elixierfeld, der Mitte.

Über den linken Fußballen die Körperachse zurückdrehen in die Ausgangsposition (▶Abb. 4.12). Gleichzeitig die linke Hand als Yáng-Hand mit einer schneidenden Bewegung im weiten Bogen über Schulterhöhe hinaus nach links hinten und oben bewegen (▶Abb. 4.13). Der Arm ist gestreckt, das Gewicht bleibt auf dem rechten Bein, der linke Fuß dreht sich über die Ferse mit bis zu 90 Grad nach links zum T-Schritt, die linke Fußspitze hebt sich. Der Körper lehnt sich nach rechts hinten zurück, die linke Körperseite wird gedehnt (▶Abb. 4.14).

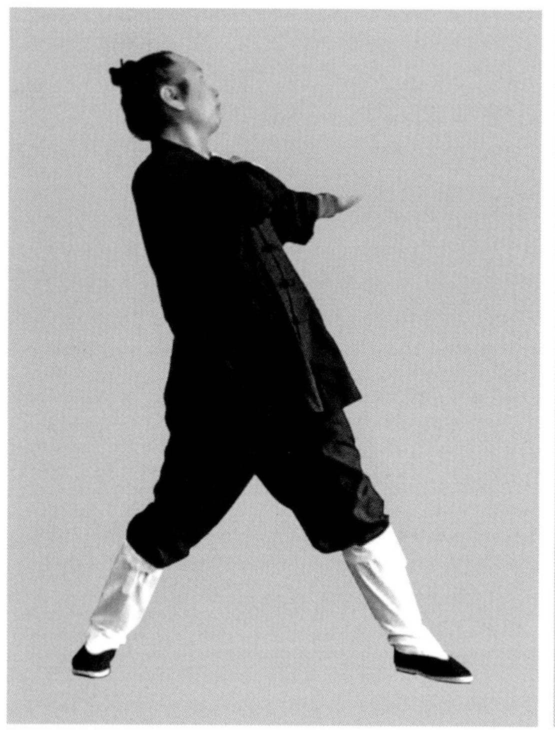

Abb. 4.13

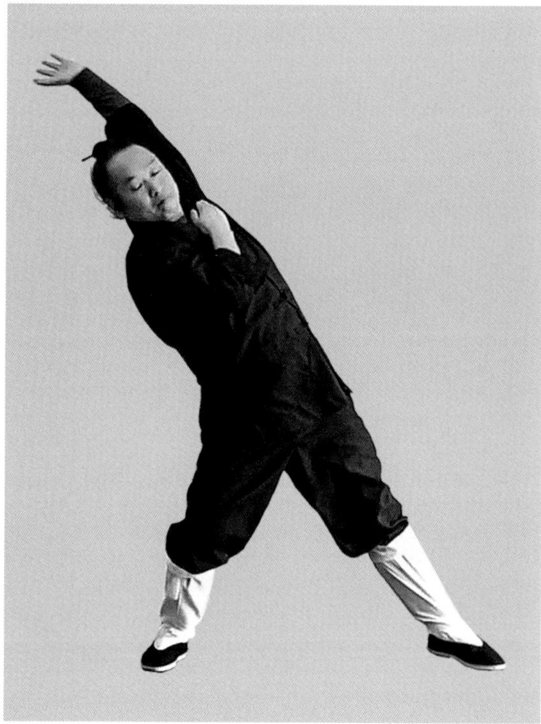

Abb. 4.14

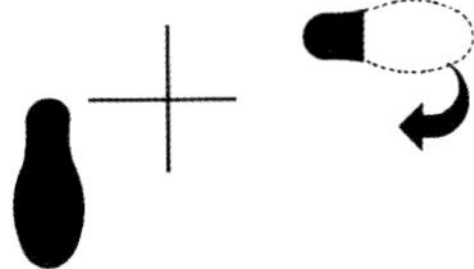

Der linke Fuß dreht sich über die Ferse wieder zurück in den parallelen Stand, während der linke Arm weit ausholend von links hinten und dann von oben – mit den Fingerspitzen nach unten – vor der Körpermitte nach unten eintaucht (▶ Abb. 4.15 und 4.16), um anschließend unter der linken Achsel mit den Fingerspitzen nach hinten zeigend den Arm nach links außen zu strecken. Der Schritt vergrößert sich dabei, den linken Fuß weiter nach links außen setzen, der Körper geht in den tiefen Bogenschritt (▶ Abb. 4.17).

Gleichzeitig macht die rechte Hand eine kreisförmige Bewegung vor der Körpermitte in die rechte Achsel eintauchend, mit den Fingerspitzen zum Körper und dann nach hinten zeigend, um dann den rechten Arm nach rechts auszustrecken (▶ Abb. 4.16 und 4.17). Bei der vor der Körpermitte eintauchenden Bewegung der Hände sehen sich beide Handrücken an. Die Hände haben eine trennende Kraft von der Körpermitte ausgehend nach links und rechts.

Der Rumpf beugt sich bei diesem Bewegungsabschnitt leicht nach vorn. Der linke und der rechte Arm strecken sich gleichzeitig, beide Handflächen schauen nach hinten (▶ Abb. 4.18 und 4.19). Dabei dreht sich die linke Fußspitze um bis zu 90 Grad nach links zum T-Schritt, das Gewicht ist nach links verlagert mit einer Gewichtsverteilung links 90 und rechts 10. Während der Gewichtsverlagerung dreht sich die rechte Fußspitze um etwa 45 Grad nach links in den Bogenschritt. Die Arme sind in Schulterhöhe und bilden mit den Schultern eine Linie. Die linke Hand und die Fingerspitzen der linken Hand haben eine „spaltende“ Kraftentwicklung nach vorne.

Diese Übungen nach rechts und nach links jeweils neun Mal oder ein Vielfaches davon wiederholen. Anschließend mit einer einfachen Übergangsbewegung zur Haltung „Das *tàijí* umarmen“ zurückkehren.

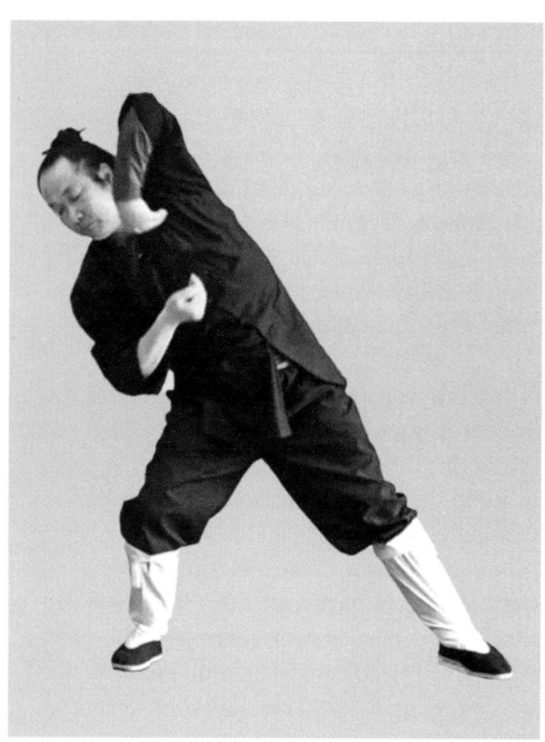
Abb. 4.15

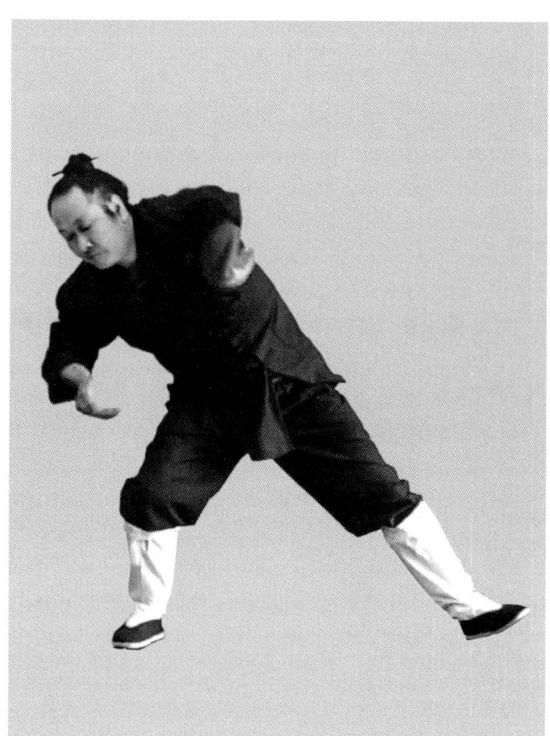
Abb. 4.16

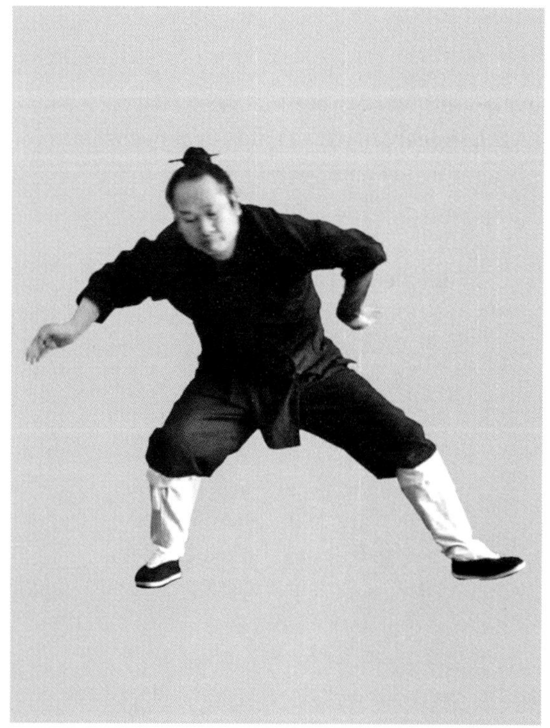
Abb. 4.17

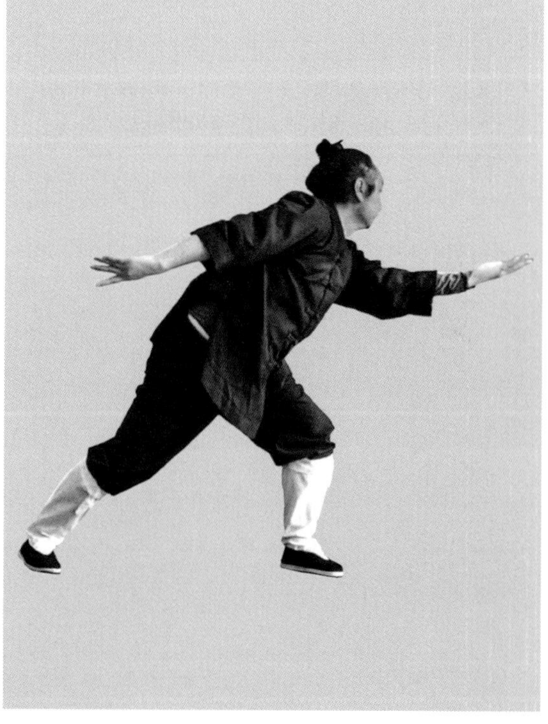
Abb. 4.18

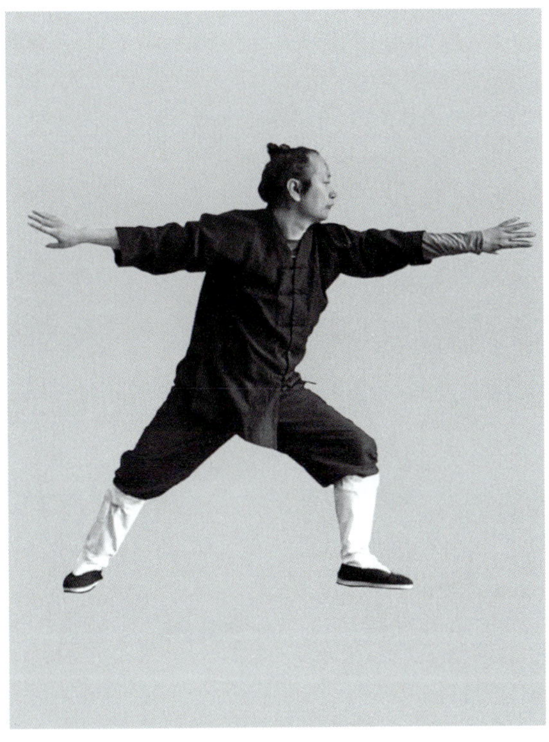

Abb. 4.19

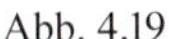

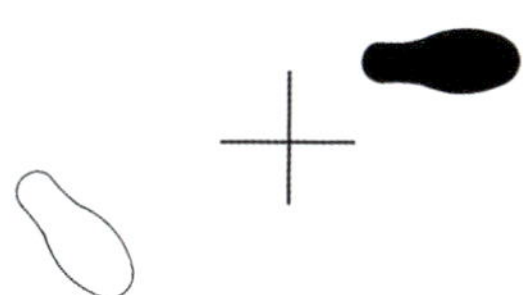

Anmerkung

In einer Variante dieser Übung geht man mit dem Gewicht auf dem linken Bein in die tiefe Hocke, zur gleichen Zeit, wenn vor der Körpermitte die rechte Hand nach unten eintaucht, und verweilt mit dem Gewicht links, bis sich die Arme streckend, mit den Handflächen nach hinten, zur Seite entfalten. Erst dann erfolgt die Gewichtsverlagerung zurück auf das andere Bein. Die Gewichtsverlagerung erfolgt also aus einem tiefen Hocksitz zu einem späteren Zeitpunkt. Dabei dreht sich die Handfläche der führenden Hand schraubend nach vorne mit der Vorstellung, als würde die Hand in einen Felsspalt gesteckt.

Der gesamte Übungsablauf wird im Folgenden beschrieben:

Wenn sich der Körper nach links gedreht hat, werden die Arme zu einer geschlossenen Yīn-Haltung mit starker Spiraldrehung der Wirbelsäule verschränkt. Beide Arme werden in dieser Haltung möglichst gedehnt. Die anschließende Drehung des Körpers nach rechts erfolgt aus dem unteren *dāntián*, dem Elixierfeld, der Mitte (*qìhǎi,* „Meer des Qì“, *rènmài* 6).

Das Gewicht bleibt auf dem linken Bein. In dieser Position die rechte Hand als Yáng-Hand mit einer schneidenden Bewegung im weiten Bogen über Schulterhöhe hinaus nach rechts hinten und oben bewegen. Der Arm ist gestreckt, das Gewicht bleibt auf dem linken Bein, der rechte Fuß dreht sich über die Ferse mit 90 Grad nach rechts zum T-Schritt, die rechte Fußspitze hebt sich. Der Körper lehnt sich nach links hinten zurück, die rechte Körperseite wird gedehnt.

Der rechte Arm macht eine weit ausholende Bewegung von rechts hinten oben, um dann von oben – mit den Fingerspitzen nach unten – vor der Körpermitte einzutauchen. Anschließend den rechten Arm unter die rechte Achsel mit den Fingerspitzen nach hinten zeigend bewegen und dann nach rechts außen strecken. Der rechte Fuß gleitet mit dem Vorfuß zur Schrittverbreiterung in den Parallelstand zur Seite, der Körper geht in einen tiefen Sitz (▶ Abb. 4.20).

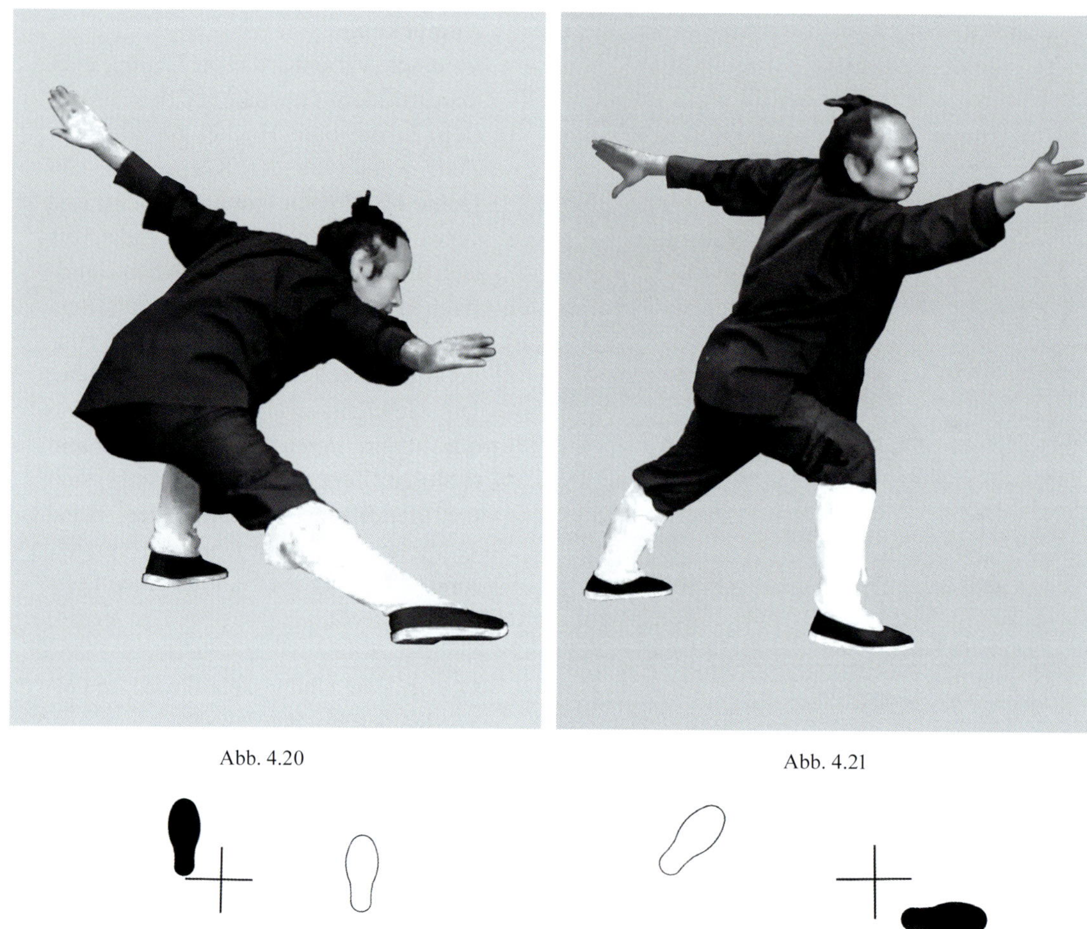

Abb. 4.20

Abb. 4.21

Gleichzeitig macht die linke Hand eine kreisförmige Bewegung vor der Körpermitte in die linke Achsel eintauchend, mit den Fingerspitzen zum Körper und dann nach hinten zeigend, um dann den linken Arm nach links auszustrecken.

Der Rumpf beugt sich bei diesem Bewegungsabschnitt leicht nach vorn. Der rechte und der linke Arm strecken sich gleichzeitig und sind in einer Linie mit den Schultern. Beide Handflächen schauen nach hinten. Das Gewicht bleibt auf dem linken Bein mit einer Gewichtsverteilung links 90, rechts 10 (▶ Abb. 4.20).

Erst dann wird das Gewicht nach rechts verlagert mit einer Gewichtsverteilung rechts 90 und links 10. Während der Gewichtsverlagerung dreht sich die linke Fußspitze um etwa 45 Grad und die rechte um 90 Grad nach rechts in den Bogenschritt. Die rechte Handfläche dreht sich nach vorne, die linke bleibt nach hinten gerichtet (▶ Abb. 4.21). Die Arme sind in Schulterhöhe und mit den Schultern in einer Linie. Die rechten Fingerspitzen und die rechte Hand haben eine spaltende Kraftentwicklung nach vorne.

Vorstellungskraft

Die Kraft der Bewegung kommt aus dem hinteren Fuß aus dem *yǒngquán*-Bereich (Niere 1), setzt sich fort über das Bein zur Hüfte und weiter die Wirbelsäule entlang zu Schulter und Arm bis in die Fingerspitzen der Gegenseite, also der vorgestreckten Hand. Dadurch ist das hintere Bein gestreckt und wird mit „saugender" Kraft der Fußsohle im Boden verwurzelt. Gleichzeitig das Gewicht mit 90 % auf das vordere Bein bringen, wodurch der Körperschwerpunkt sinkt und die Verwurzelung verstärkt wird. Qì sammelt und verdichtet sich im unteren *dāntián*, Elixierfeld. Die Dynamik des diagonalen Kraftverlaufes vom hinteren Bein zum vorderen Arm der Gegenseite erfasst die Wirbelsäule, die damit den schrägen Kraftverlauf in Verlängerung des Beines fortsetzt. Die Arme haben am Ende eine schmale, stromlinienförmige, gestreckte und in gegensätzliche Richtung gedehnte Haltung, als zwänge man sich durch einen Felsspalt. Damit sind Arme und Körper in einer Ebene.

Bei der oben beschriebenen Variation kommt es zu einer Steigerung der Dynamik und des Qì-Flusses durch den dreifachen Wechsel des Gewichtes: vom vorderen Bein auf das hintere Bein „zurückrollen", dabei in tiefer Hocke die Kraft zur ruhenden Spannkraft verdichten (Anlauf nehmen). Diese wird durch Gewichtsverlagerung nach vorne explosiv freigesetzt mit spaltender Handkraft in der führenden Hand. Die Energie rollt also wie eine „Welle in der Brandung" einsammelnd und verdichtend zurück, um sich in der spaltenden Kraft nach vorne zu entladen.

In der Vorstellung kann man die Dynamik eines fliegenden Drachens aufnehmen. In Erscheinung treten kann er als Wasser- und Feuerdrache und symbolisiert damit die Polarität von Yīn und Yáng.

In der chinesischen Mythologie steht der Drache für Langlebigkeit und Wohlstand und als Sinnbild des chinesischen Kaisers, des Himmelssohnes.

Wirkpotential

Die Funktionskreise Milz *pí* und Magen *wèi* können bei dieser Übung angesprochen und reguliert werden.

Die deutliche Dehnung der Seiten hat einen regulierenden Einfluss auf die Fuß-Shàoyáng-Gallenblasen-Leitbahnen.

5. Übung: Der Drache fliegt und der Phönix tanzt
Lóng fēi fèng wǔ 龙飞凤舞

Diese Übung besteht aus zwei Teilen:
Teil 1: Der Drache fliegt
Teil 2: Der Phönix tanzt

Übungsbeschreibung:

Teil 1: Der Drache fliegt
Aus der Haltung „Das *tàijí* umarmen" kommend mit einer schraubenden Bewegung die Handflächen über innen nach oben wenden. Schrittverbreiterung mit dem linken Fuß, dabei die Fußspitze um bis zu 90 Grad nach links ausdrehen. Das Gewicht auf das linke Bein im Verhältnis 7:3 verlagern. Den Rumpf bis zur Horizontalen beugen, dabei nähert sich die linke

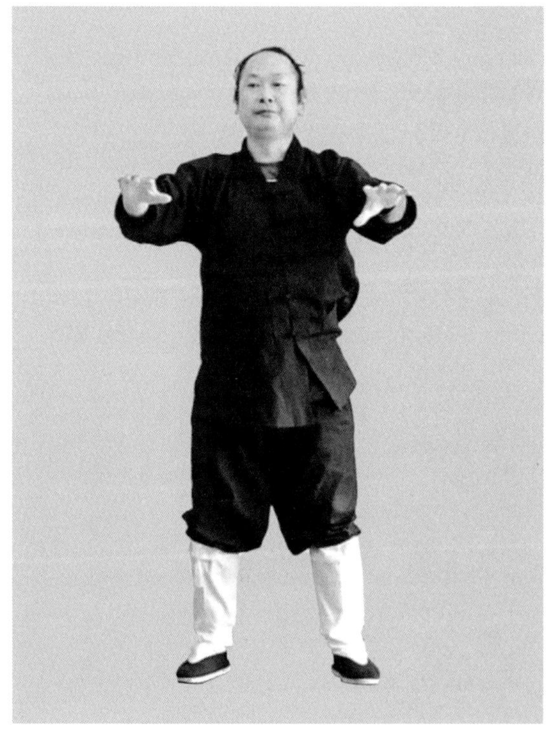

Abb. 5.1

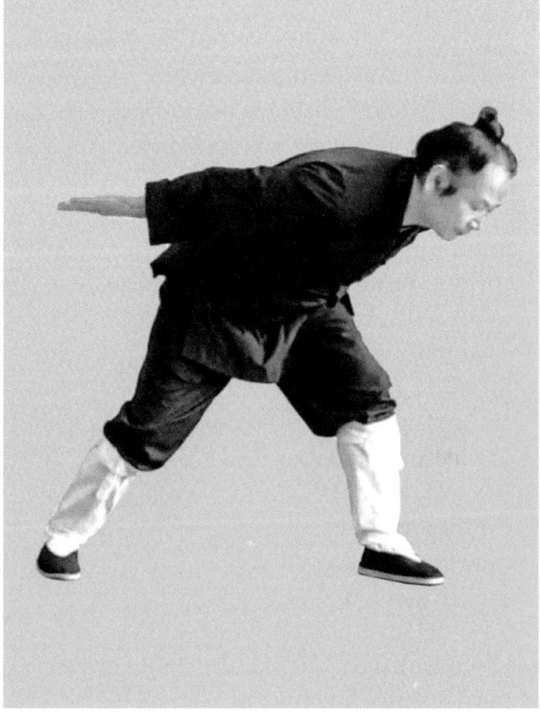

Abb. 5.2

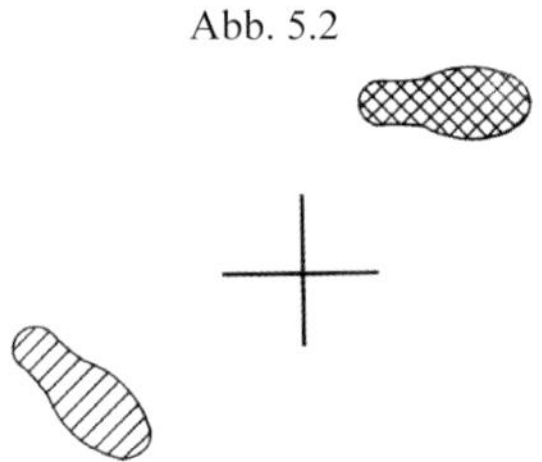

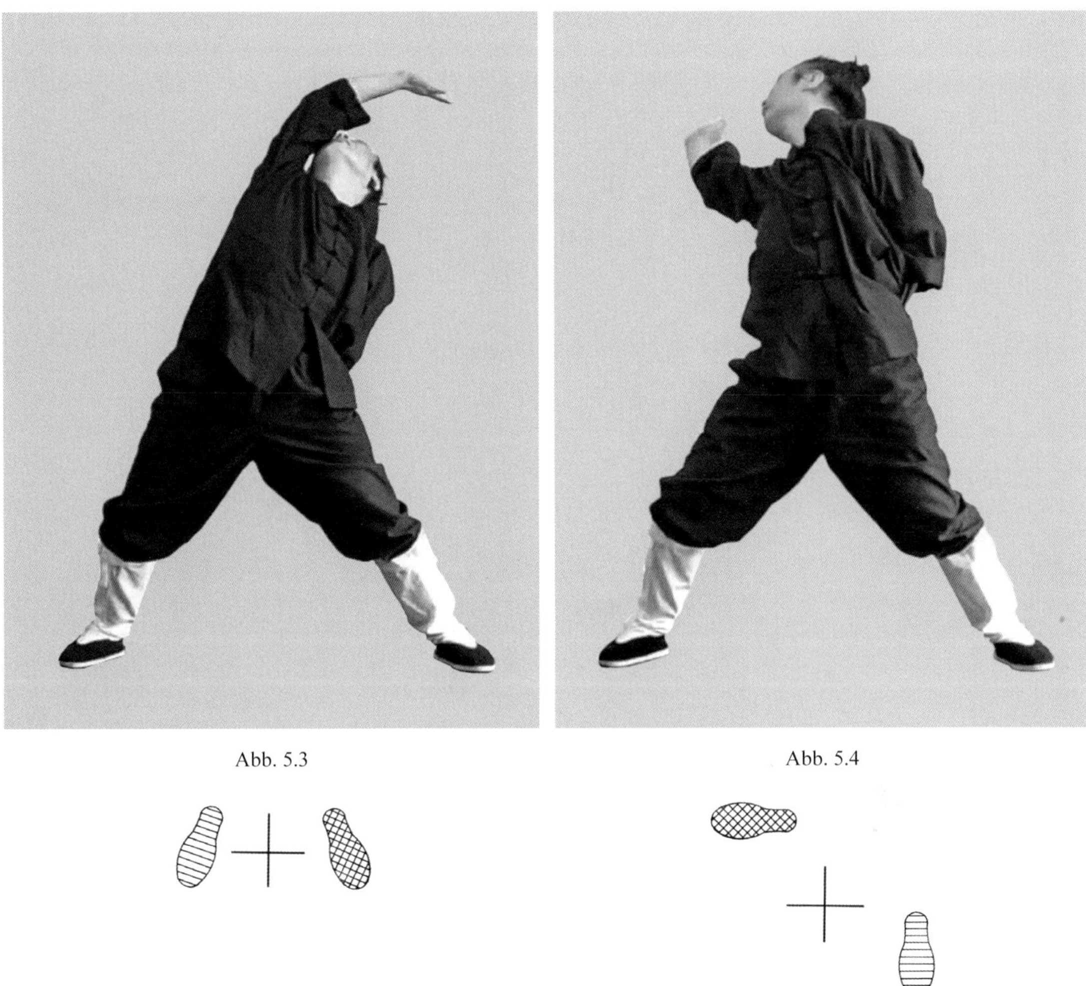

Abb. 5.3

Abb. 5.4

Schulter dem linken Knie und die rechte Ferse dreht gleichzeitig um 45 Grad aus zum linken Bogenschritt (▶ Abb. 5.2). Den Kopf leicht in den Nacken legen und gleichzeitig die Hände nach unten und hinten bewegen. Die Handrücken auf die *shènshù*-Bereiche (Blase 23) legen, die Handflächen zeigen nach oben.

Die rechte Hand beschreibt – mit der Handfläche nach oben – einen weiten horizontalen Bogen nach rechts außen, dann nach vorne und weiter nach links. Das Gewicht verlagert sich dadurch noch mehr auf das linke vordere Bein, das rechte Bein ist fast gestreckt.

Der Oberkörper dreht sich dabei schraubenförmig von vorne nach links, nach hinten, nach rechts. Der rechte Arm ist während dieser kreisenden Bewegung fast gestreckt und malt einen großen ausladenden Kreis über dem Kopf (▶ Abb. 5.3).

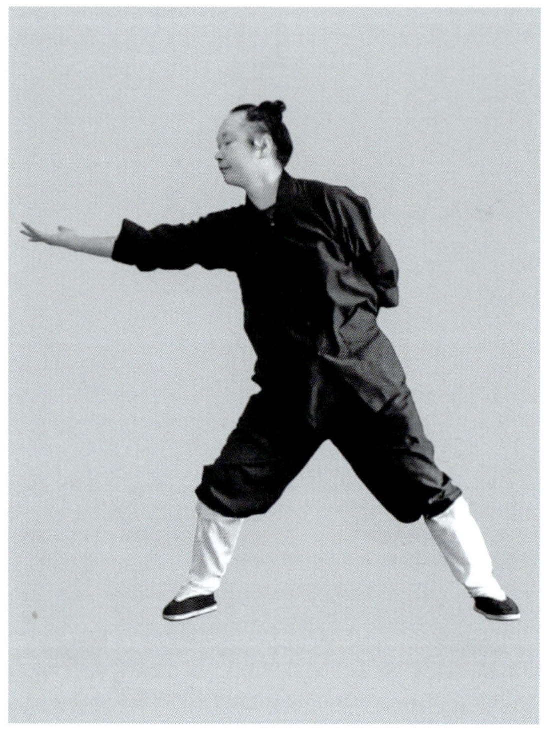

Abb. 5.5

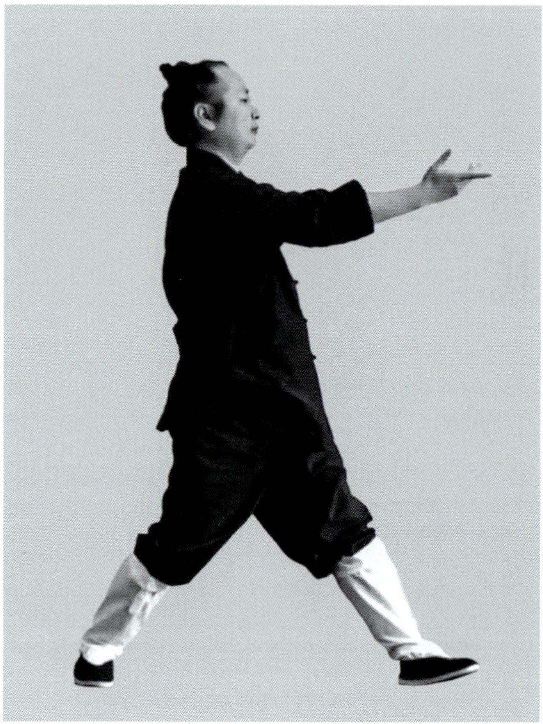

Abb. 5.6

Mit dem Sinken des rechten Armes nach rechts vorne bleibt die Handfläche weiterhin nach oben gerichtet (▶Abb. 5.4), der Arm bleibt gestreckt. Gleichzeitig mit der Drehbewegung des Oberkörpers dreht sich der rechte Fuß um 90 Grad aus (▶Abb. 5.4) und das Gewicht hat sich auf das rechte Bein verlagert. Jetzt ist das linke Bein fast gestreckt (▶Abb. 5.5).

Mit der folgenden Drehung um 90 Grad nach links dreht der rechte Fuß über die Ferse um 90 Grad nach links in die Ausgangsstellung zurück. Der linke Fuß dreht über die Ferse um 90 Grad nach links (T-Schritt). Das Gewicht bleibt auf dem rechten Fuß, die linke Fußspitze wird angehoben (▶Abb. 5.6). Synchron wird der rechte Arm in Schulterhöhe weiter nach links geführt. Durch stärkeres Sinken auf das rechte Bein entspannt der rechte Arm, beugt sich im Ellenbogen um 90 Grad und die Handfläche wird in *tánzhōng*-Höhe (*rènmài* 17) zum Körper gewendet (▶Abb. 5.6). Das Becken dreht sich nach rechts zurück und der linke Fuß wird auf der Ferse nach rechts um 90 Grad zur Ausgangsstellung mitgedreht.

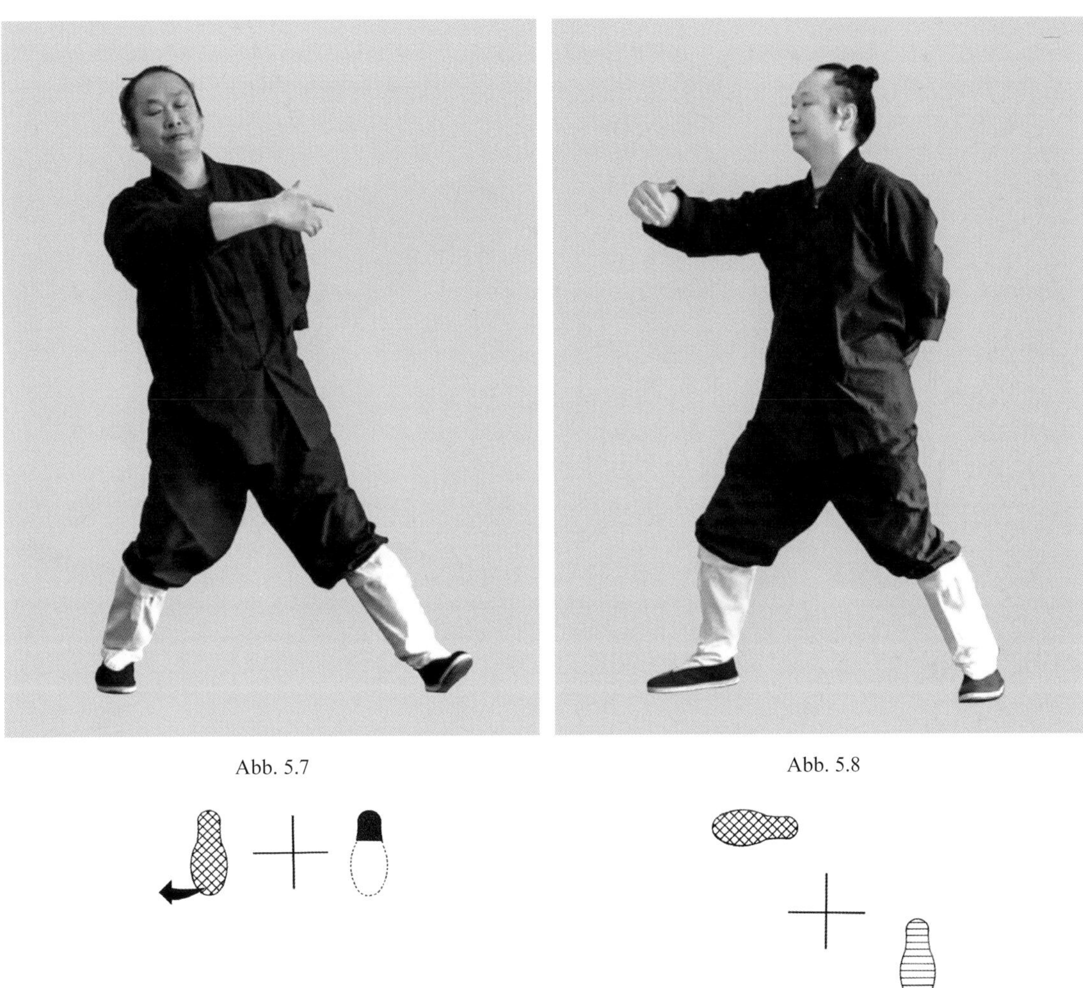

Abb. 5.7

Abb. 5.8

Mit weiterer Drehung dreht nun der rechte Fuß auf der Ferse um 90 Grad nach rechts (T-Schritt). Der rechte Arm bleibt im Ellenbogengelenk gebeugt, die Handfläche zeigt zum Körper. Der *láogōng*-Bereich (Herzhülle 8) zeigt zum *tánzhōng*-Bereich (*rènmài* 17). In dieser Haltung wird durch die Drehung des Körpers der rechte Arm mitgenommen (▶Abb. 5.7).

Der ganze Körper hat sich so um 180 Grad nach rechts gedreht (▶Abb. 5.8). Jetzt das Gewicht ganz auf den linken Fuß verlagern, wodurch sich die rechte Fußspitze hebt und der Körper auf das linke Bein sinkt (▶Abb. 5.9). In dieser Haltung den rechten Ellenbogen sinken lassen, die rechte Handfläche wendet sich nach oben, um dann mit einer nach innen schraubenden Bewegung den rechten Handrücken auf den *shènshù*-Bereich (Blase 23) zu legen (▶Abb. 5.10).

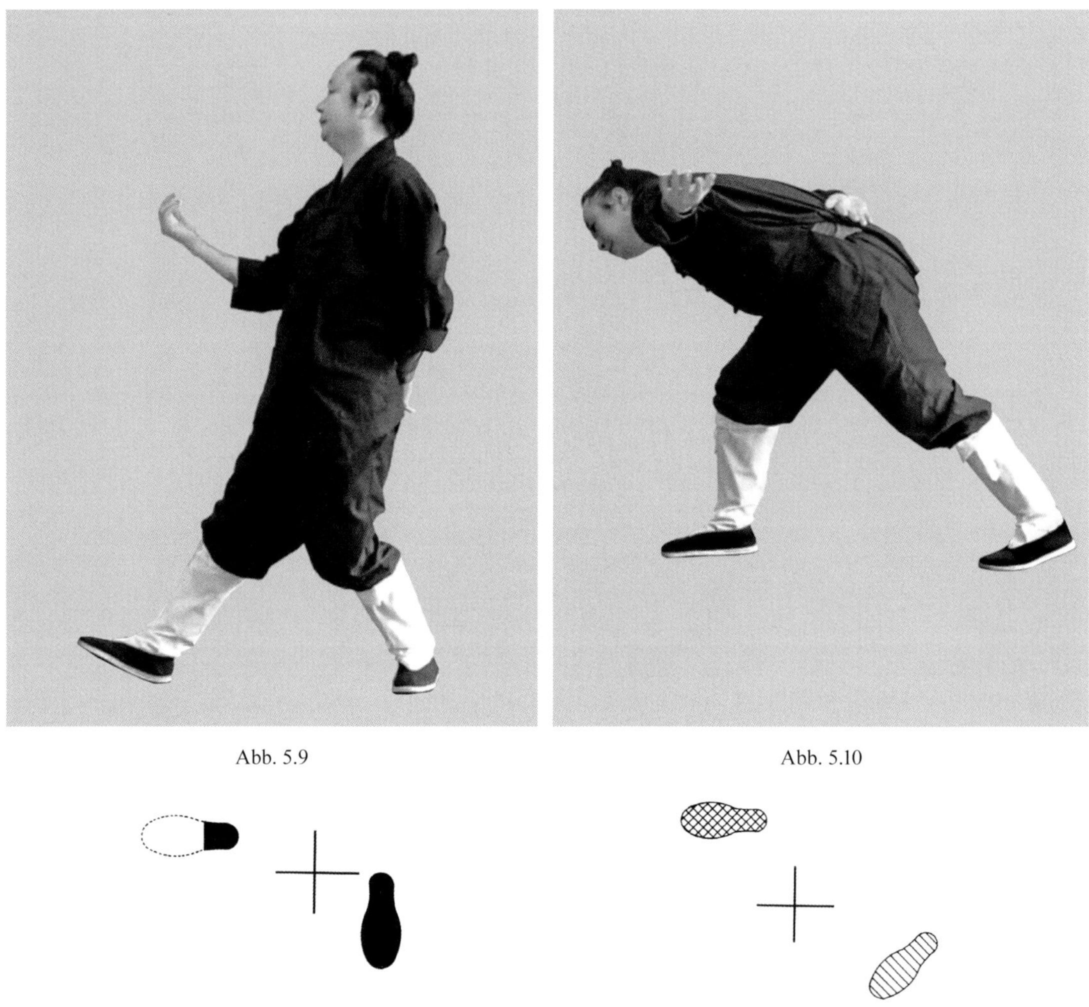

Abb. 5.9

Abb. 5.10

Damit ist die Übung mit Bewegung des rechten Armes abgeschlossen.

Den rechten Fuß absetzen und das Gewicht nach rechts im Verhältnis 7:3 verlagern, die linke Ferse dreht gleichzeitig um 45 Grad aus zum rechten Bogenschritt. Erneut beugt sich der Rumpf um 90 Grad bis zur Horizontalen, dabei nähert sich die rechte Schulter dem rechten Knie. Der Kopf bleibt leicht im Nacken und gleichzeitig die Hände nach unten und hinten bewegen. Die Handrücken auf die *shènshù*-Punkte (Blase 23) legen, die Handflächen zeigen nach oben (▶ Abb. 5.10). Jetzt beschreibt die linke Hand – mit der Handfläche nach oben – einen weiten horizontalen Bogen nach links außen, dann nach vorne, dann nach rechts. Das Gewicht verlagert sich dadurch noch mehr auf das rechte vordere Bein, das linke Bein ist fast gestreckt (▶ Abb. 5.10 und 5.11). Der Oberkörper dreht sich dabei schraubenförmig von vorne nach rechts, nach hinten, nach links. Der linke Arm ist während dieser kreisenden Bewegung fast gestreckt und malt einen großen ausladenden Kreis über dem Kopf (▶ Abb. 5.11 und 5.12).

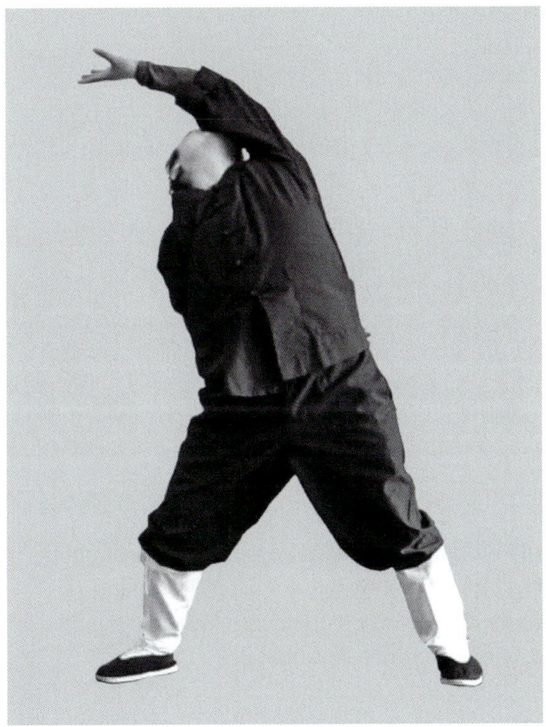

Abb. 5.11

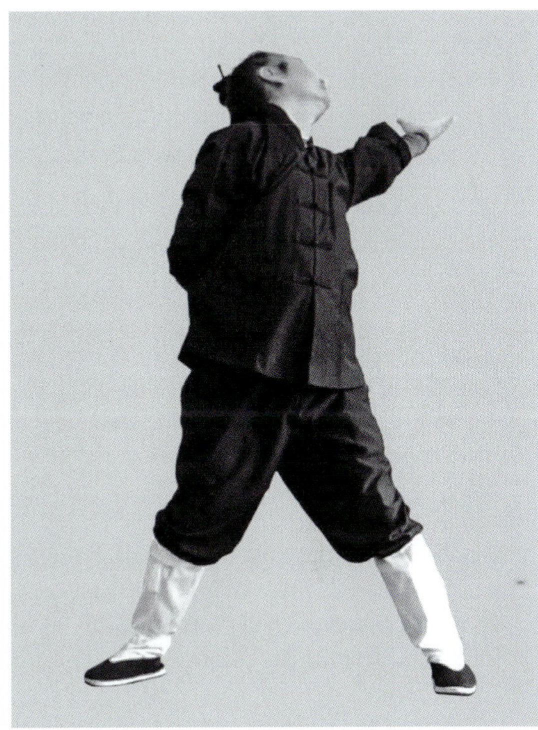

Abb. 5.12

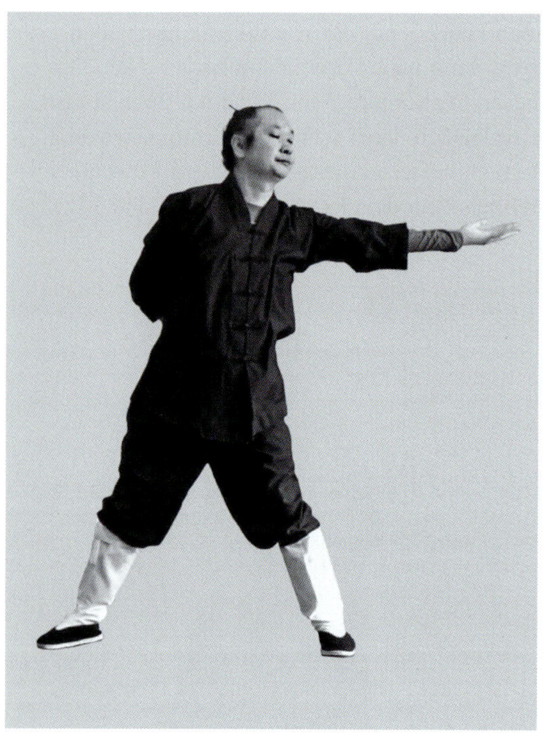

Abb. 5.13

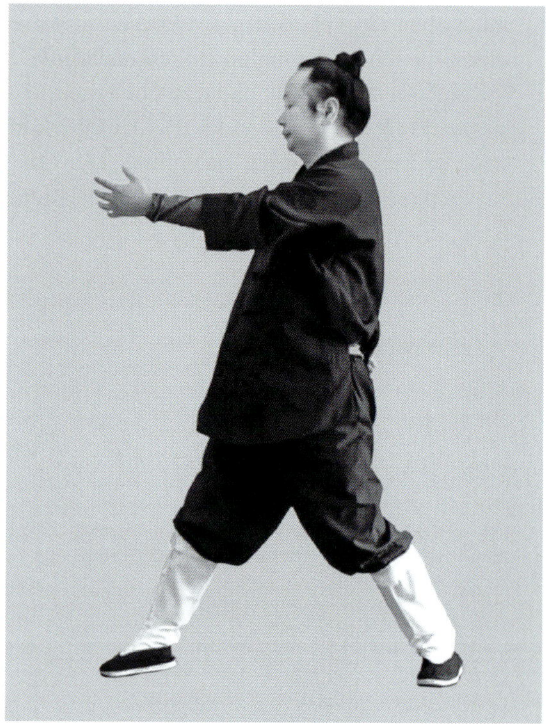

Abb. 5.14

Mit dem Sinken des linken Armes nach links vorne bleibt die Handfläche weiterhin nach oben gerichtet und der linke Arm bleibt gestreckt (▶Abb. 5.13). Infolge der Drehbewegung des Oberkörpers dreht sich der linke Fuß um 90 Grad aus, dabei verlagert sich das Gewicht auf das linke Bein. Jetzt ist das rechte Bein fast gestreckt (Bogenschritt), ▶Abb. 5.16.

Der Körper dreht sich weiter um 90 Grad nach rechts. Dabei dreht der linke Fuß über die Ferse um 45 Grad nach rechts in die Ausgangsstellung zurück, der rechte Fuß über die Ferse um 90 Grad nach rechts (T-Schritt). Das Gewicht bleibt auf dem linken Fuß, die rechte Fußspitze wird angehoben.

Der linke Arm wird in Schulterhöhe weiter nach rechts geführt. Durch stärkeres Sinken auf das linke Bein entspannt der linke Arm, beugt sich im Ellenbogen um 90 Grad und die Handfläche wird in *tánzhōng*-Höhe (*rènmài* 17) zum Körper gewendet.

Das Becken dreht sich nach links, dadurch dreht der rechte Fuß auf der Ferse nach links um 90 Grad zur Ausgangsstellung zurück. Mit weiterer Drehung dreht der linke Fuß auf der Ferse um 90 Grad nach links (T-Schritt). Der linke Arm bleibt im Ellenbogengelenk gebeugt, die Handfläche zeigt zum Körper. Der *láogōng*-Bereich (Herzhülle 8) zeigt zum *tánzhōng*-Bereich

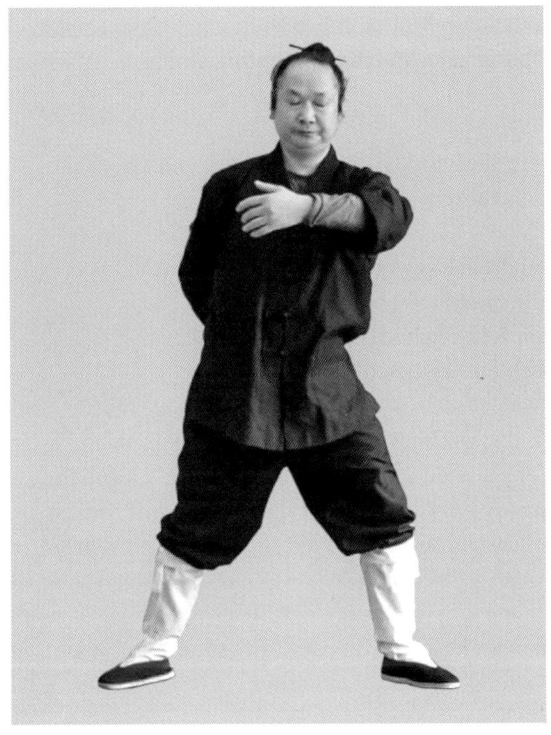

Abb. 5.15

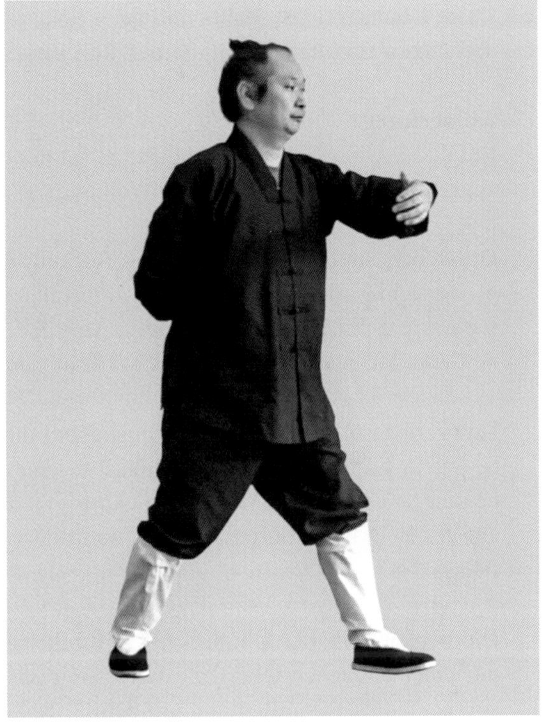

Abb. 5.16

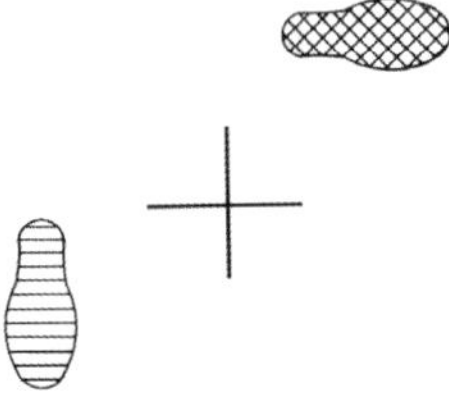

(*rènmài* 17). In dieser Haltung wird durch die Drehung des Körpers der linke Arm mitgenommen.

Der ganze Körper hat sich so um 180 Grad nach links gedreht.

Jetzt das Gewicht ganz auf den rechten Fuß verlagern, wodurch sich die linke Fußspitze hebt und der Körper auf das rechte Bein sinkt.

In dieser Haltung den linken Ellenbogen sinken lassen, die linke Handfläche wendet sich nach oben, um dann mit einer nach innen schraubenden Bewegung den linken Handrücken auf den *shènshù*-Bereich (Blase 23) zu legen.

Diese Übungen nach rechts und nach links jeweils neun Mal oder ein Vielfaches davon wiederholen. Anschließend mit dem 2. Teil dieser Übung „Der Phönix tanzt“ fortfahren.

Anmerkung

Bei dieser Übung „Der Drache fliegt“ ist der obere kreisende Arm fast gestreckt und gedehnt, anders als in der 2. Übung „Die Wolkenhände ausstrecken“.

Durch den Impuls der Drehung des Beckens wird die Bewegung des Armes gesteuert:

- Gewichtsverlagerung nach links führt den rechten Arm nach links.
- Gewicht mittig führt den rechten Arm über den Kopf/Scheitel (*bǎihuì, dūmài* 20).
- Gewichtsverlagerung nach rechts führt den rechten Arm nach rechts.

Die Verlagerung des Gewichts wird dabei durch die Drehbewegung des Beckens (s. Kap. 2, S. 69) in Gang gesetzt. Die Schlussbewegung ergibt sich aus der „schluckenden“, verdichtenden Kraft im Becken (unteres *dāntián*) und in der Leiste/Hüfte der Gegenseite mit Sinken auf das Bein und Einsammeln des Armes der anderen Körperseite zum Ruhebereich *shènshù* (Blase 23).

Die beiden Teile der Übung können direkt nacheinander geübt werden. Es ist auch möglich, mit einer einfachen Übergangsbewegung zur Haltung „Das *tàijí* umarmen“ zurückzukehren und nach dieser Pfahlhaltung mit dem 2. Teil der Übung zu beginnen.

Vorstellungskraft

Mit den großen, weit ausladenden Bewegungen stellt man sich einen Drachen vor, der durch die Wolken schwingt und dann in den Fluss eintaucht. Die Bewegungen des Drachens sind fein, geschmeidig, kontinuierlich, aber auch kraftvoll und zäh. Zusammen mit dem Phönix symbolisiert der Drache Langlebigkeit und Wohlstand. Phönix und Drache verkörpern zusammen das weibliche und das männliche Prinzip und stehen für die beiden Polaritäten von Yīn und Yáng.

Wirkpotential

Bei dieser Übung können die Funktionskreise Milz *pí*, Magen *wèi* und Dickdarm *dàcháng* reguliert und gestärkt werden.

Das Gleichgewicht zwischen den polaren Kräften von Yīn und Yáng wird gefördert.

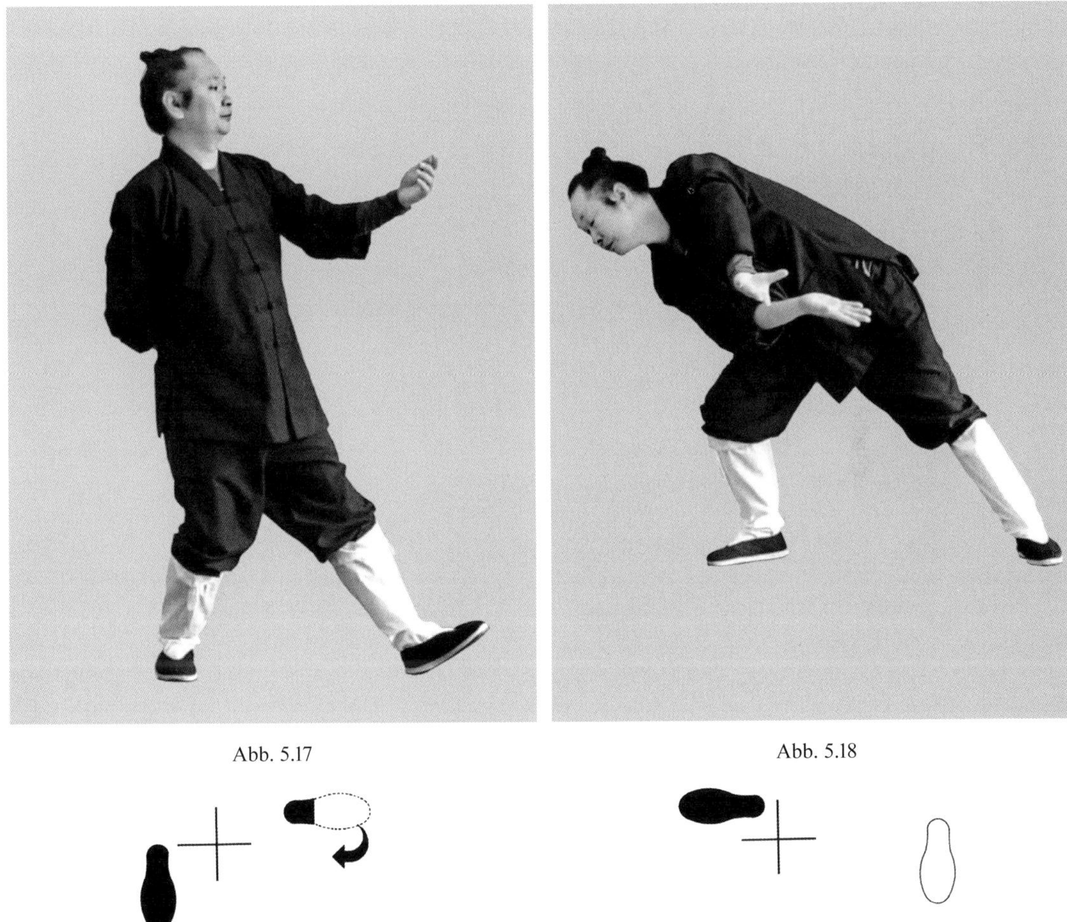

Abb. 5.17

Abb. 5.18

Übungsbeschreibung:

Teil 2: Der Phönix tanzt

Am Ende des 1. Teils der Übung „Der Drache fliegt“ ist das Gewicht zu 90 Teilen auf dem rechten, zu 10 Teilen auf dem linken Fuß. Die linke Fußspitze ist angehoben. Der linke Arm ist im Ellenbogenbereich rechtwinklig gebeugt, der *láogōng*-Bereich (Herzhülle 8) zeigt zum *tanzhong*-Bereich (*rènmài* 17). Der rechte Handrücken ruht noch auf dem *shènshù*-Bereich (Blase 23). Jetzt den rechten Arm um die Gürtelleitbahn *dàimài* herum nach vorne und dann nach links führen, dabei die Handfläche nach oben wenden, so dass sie zur Yáng-Hand wird. Der rechte Arm unterkreuzt den linken Arm. Gleichzeitig mit der Bewegung des rechten Armes wird der linke Arm gestreckt und die linke Handfläche mit einer starken Innnendrehung nach außen und oben gewendet. Damit kreuzen sich die gestreckten Arme vor der linken Körperhälfte, der rechte Arm liegt unten.

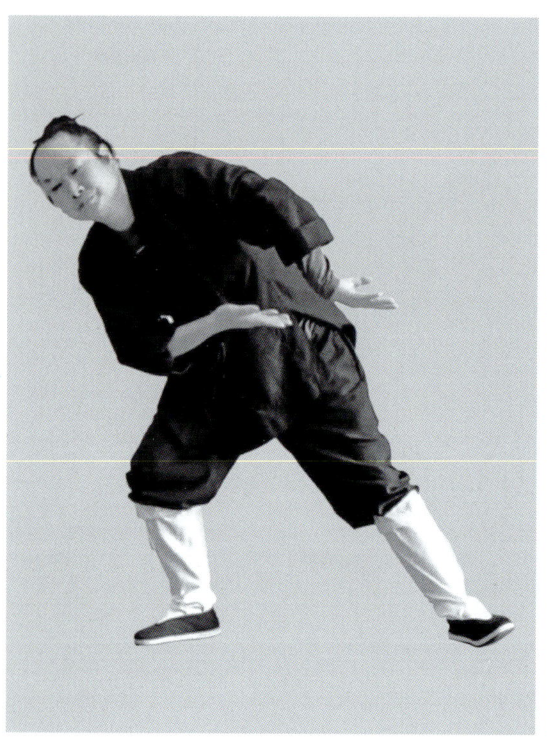

Abb. 5.19

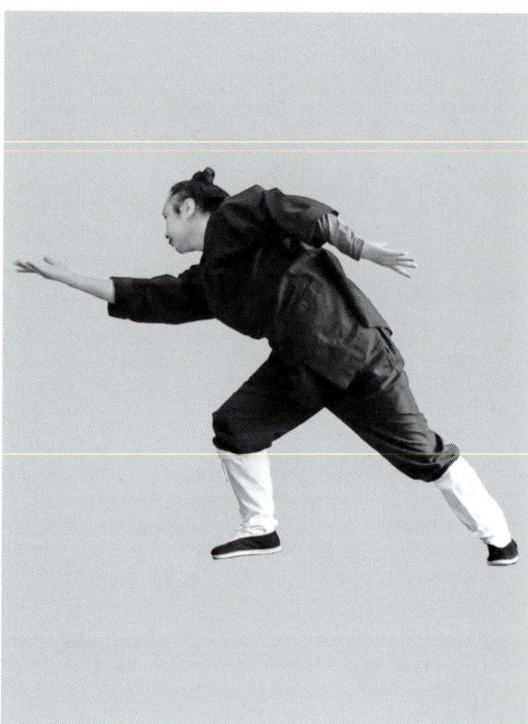

Abb. 5.20

Den rechten Fuß um 90 Grad über die Ferse nach rechts außen drehen und den Schritt nach links verbreitern. Das Gewicht ist überwiegend auf dem rechten Bein, der Rumpf wird nach rechts vorne gebeugt (▶Abb. 5.18). Die widerstreitenden Kräfte – Gewicht und Rumpf nach rechts, beide Arme gestreckt nach links – werden hier deutlich spürbar.

Der rechte Arm, die Hand als Yáng-Hand, beschreibt einen weiten Bogen nach vorne, schräg nach oben, nach rechts außen, nach hinten und dann im Bogen über den Kopf. Dabei richtet sich der Rumpf auf und lehnt sich nach rechts hinten. Mit dem Steigen des rechten Armes wird die linke Hand mit einer greifenden Bewegung nach hinten in Richtung *shènshù*-Bereich (Blase 23) geführt (▶Abb. 5.19), kreist dann um die Taille, die Gürtelleitbahn *dàimài*, nach vorne und nach rechts, wobei sich die Hand als Yáng-Hand nach rechts außen bewegt (▶Abb. 5.20 und 5.21).

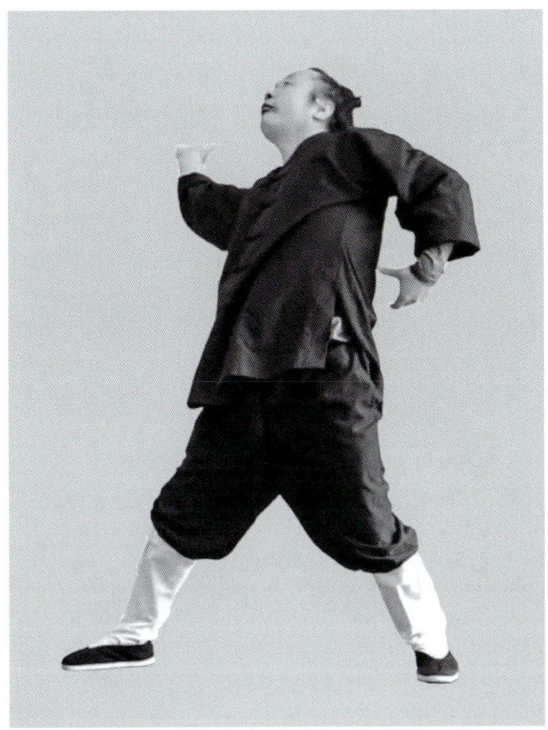

Abb. 5.21

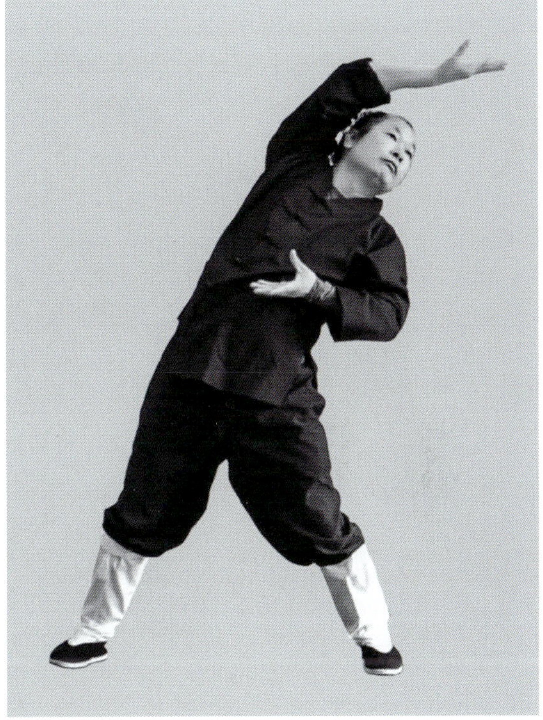

Abb. 5.22

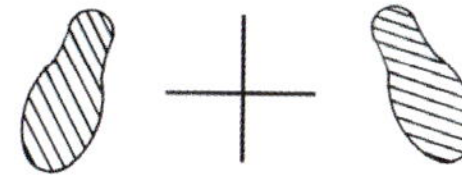

Gleichzeitig wird die rechte Hand – von oben kommend (▶ Abb. 5.22) – entlang des *rènmài* (Aufnehmende Leitbahn) nach unten geführt. Der rechte Arm streckt sich nach rechts außen, die Handfläche zeigt als Yáng-Hand nach oben. In dieser Haltung unterkreuzt der linke Arm den rechten, beide Arme sind gestreckt und beide Handflächen zeigen nach oben. Bei der Bewegung der Arme den linken Fuß über die Ferse um 90 Grad nach links außen drehen und den Schritt nach rechts verbreitern. Das Gewicht wird auf das linke Bein verlagert, der Rumpf wird nach links vorne gebeugt. Die widerstreitenden Kräfte – Gewicht und Rumpf nach links, beide Arme gestreckt nach rechts – werden auch hier deutlich spürbar (▶ Abb. 5.23).

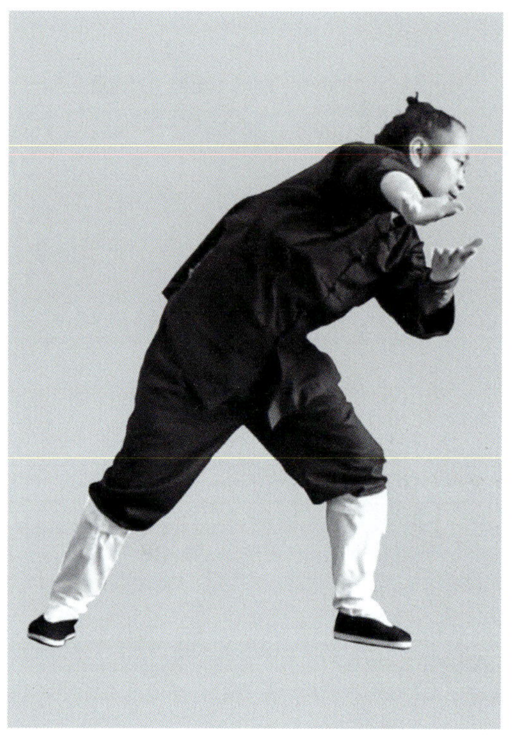

Abb. 5.23

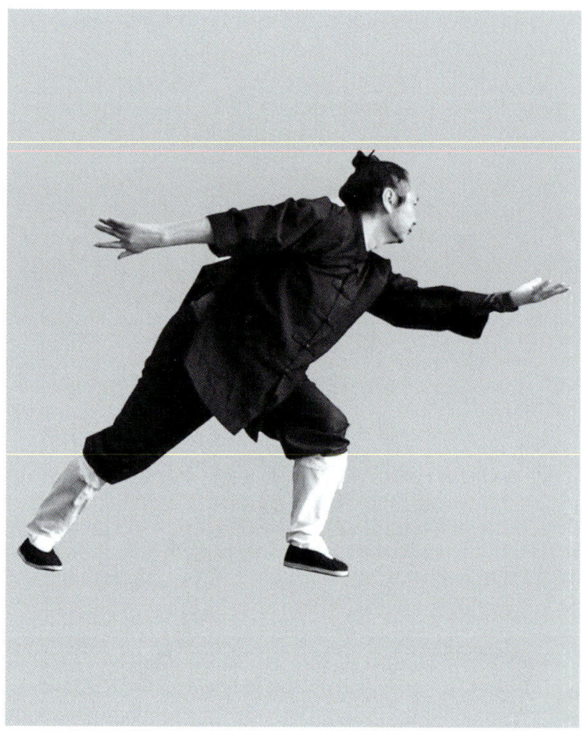

Abb. 5.24

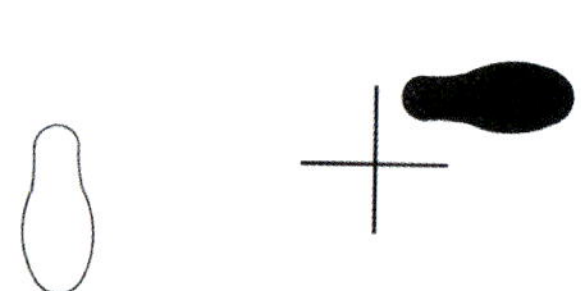

Dann beginnt das gleiche Bewegungsmuster mit den überkreuzten Armen rechts und der großen Bewegung des linken Armes.

Der linke Arm, die Hand als Yáng-Hand, beschreibt einen weiten Bogen nach vorne, schräg nach oben, nach links außen, nach hinten und dann im Bogen über den Kopf. Dabei richtet sich der Rumpf auf und lehnt sich nach links hinten (▶Abb. 5.25). Mit dem Steigen des linken Armes wird die rechte Hand mit einer greifenden Bewegung nach hinten in Richtung *shènshù*-Bereich (Blase 23) geführt, kreist dann um die Taille, die Gürtelleitbahn *dàimài*, nach vorne und nach links, wobei sich die Hand als Yáng-Hand nach links außen bewegt (▶Abb. 5.26).

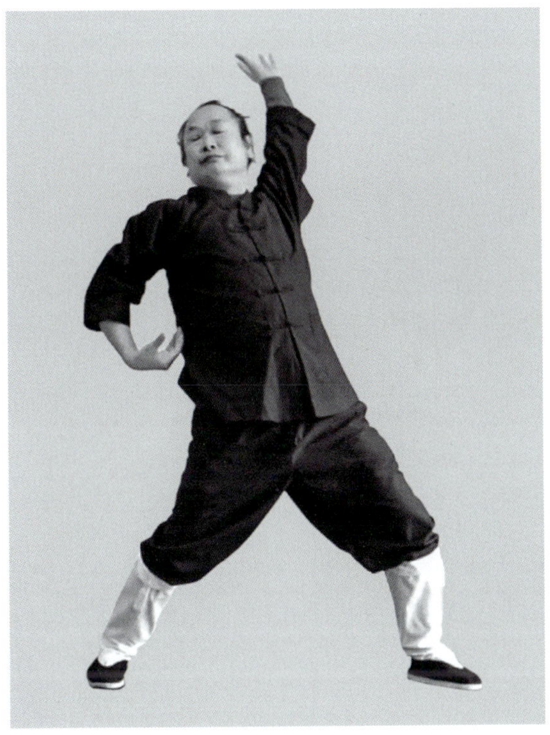

Abb. 5.25

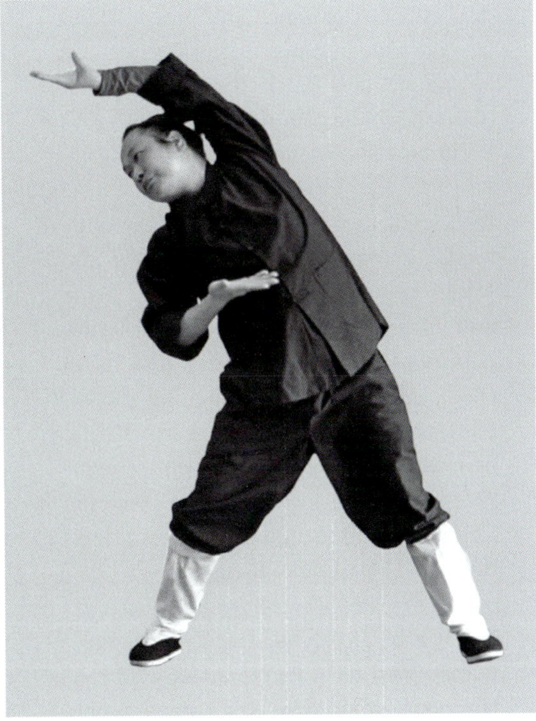

Abb. 5.26

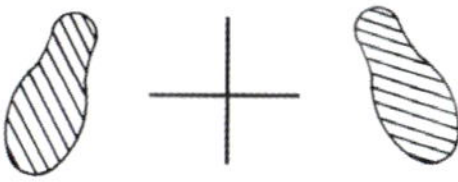

Gleichzeitig wird die linke Hand – von oben kommend – entlang des *rènmài* (Aufnehmende Leitbahn) nach unten geführt. Der linke Arm streckt sich nach links außen, die Handfläche zeigt als Yáng-Hand nach oben. In dieser Haltung unterkreuzt der rechte Arm den linken, beide Arme sind gestreckt und beide Handflächen zeigen nach oben (▶ Abb. 5.27). Das Gewicht wird auf das rechte Bein verlagert, der Rumpf wird nach rechts vorne gebeugt.

Anmerkung

Übungsanforderung: beide Arme beschreiben einen spiraligen Kreis. Ein Arm legt einen weiten Bogen zurück, der andere einen kleineren Bogen. Dabei ist die synchrone Bewegung der Arme miteinander wichtig: weit geöffnetes Auseinanderführen der Arme.

Die obere Hand bewegt sich in einer weit ausholenden Bewegung mit einsammelnder Kraft Richtung Stirn und sinkt dann mit verdichtender Kraft nach unten, dem *rènmài* (Aufnehmende Leitbahn) entlang. Die untere Hand bewegt sich in einer engen Spirale mit einsammelnder Kraft Richtung *dàimài* (Gürtelleitbahn), an der Taille vorbei in Richtung Gegenseite und nach vorne.

Insbesondere sind die widerstreitenden Kräfte in ihrem Wechsel von Yīn und Yáng deutlich wahrzunehmen: Arme und Oberkörper befinden sich in der Ausgangs- oder Endhaltung jeweils in entgegengesetzter Richtung. Im Bewegungsablauf heben sich diese Kräfte beim Kreuzen der Arme vor der *rènmài*-Achse auf, um sich dann im weiteren Verlauf der Bewegung umgekehrt gerichtet wieder aufzubauen.

Wenn z. B. die rechte Hand – von links vorne unten nach rechts außen und hinten oben, über den Kopf nach rechts vorne und unten – einen weiten Kreis beschreibt, bewegt sich die linke Hand in einer engeren Spirale von links vorne und unten nach links außen, nach hinten, dann über die Gürtelleitbahn *dàimài* nach rechts vorne und unten.

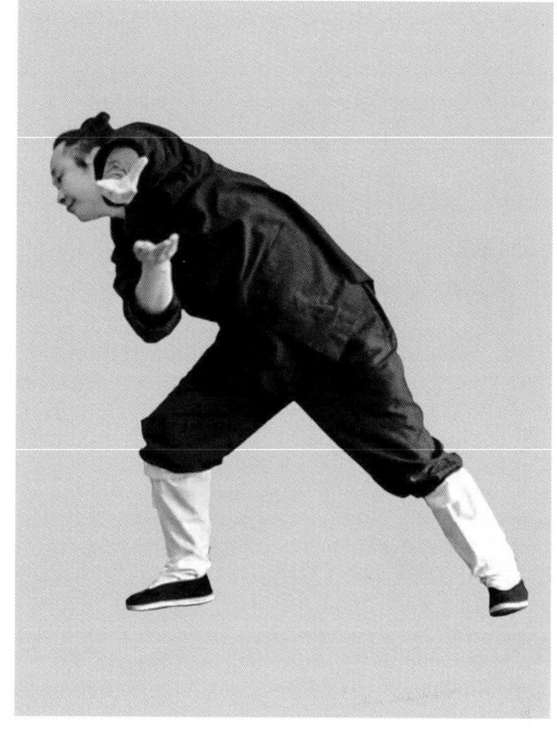

Abb. 5.27

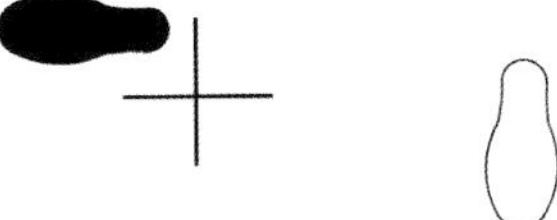

Vorstellungskraft

Phönix und Drache verkörpern zusammen das weibliche und das männliche Prinzip und stehen für die Polarität von Yīn und Yáng.

Wirkpotential

Die Funktionskreise Leber *gān* und Niere *shèn* können reguliert und gestärkt werden. Durch die starke Dehnung der Flanken werden die Fuß-Shàoyáng-Gallenblasen-Leitbahnen aktiviert.

6. Übung: Das Universum öffnet sich
Kāi qǐ qián kūn 开启乾坤

Übungsbeschreibung:

Aus der Haltung „Das *tàijí* umarmen" kommend die linke Hand als Yáng-Hand vor dem Körper in Höhe der Gürtelleitbahn *dàimài* unter den rechten Arm führen. Der rechte Arm wird in Schulterhöhe weiter nach links bewegt, so dass beide Arme die Mittellinie kreuzen (▶Abb. 6.2 und 6.3). Dabei dreht sich der Körper um 90 Grad nach rechts. Das Gewicht ist kurzzeitig mehr auf dem rechten Fuß.

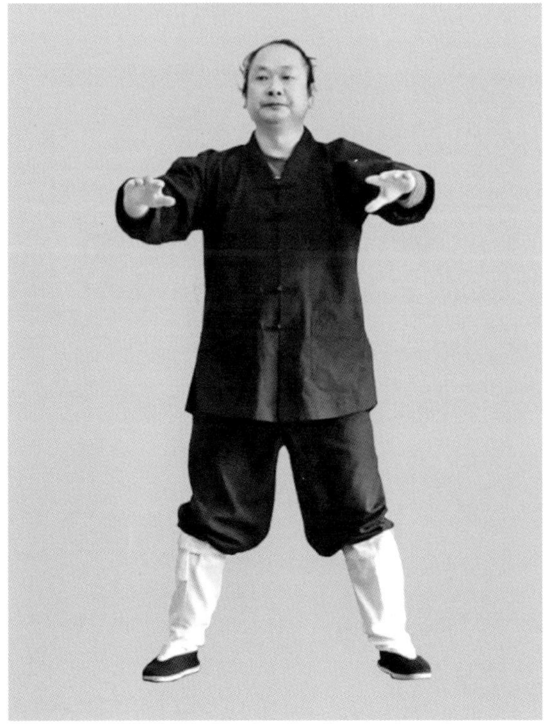

Abb. 6.1

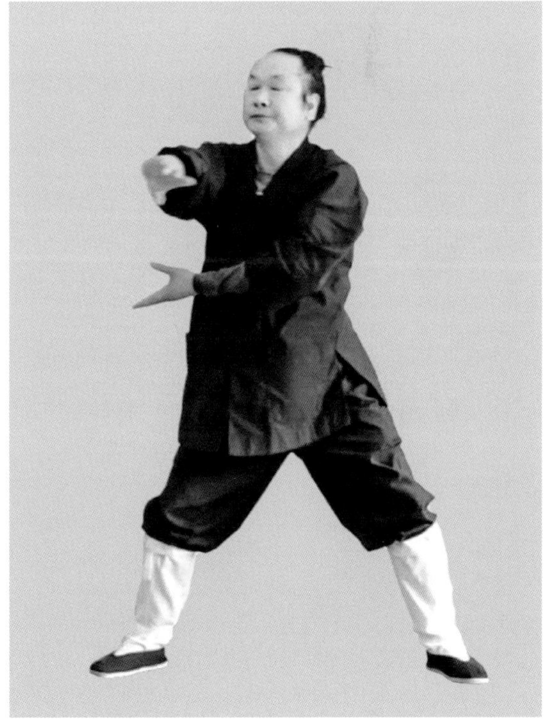

Abb. 6.2

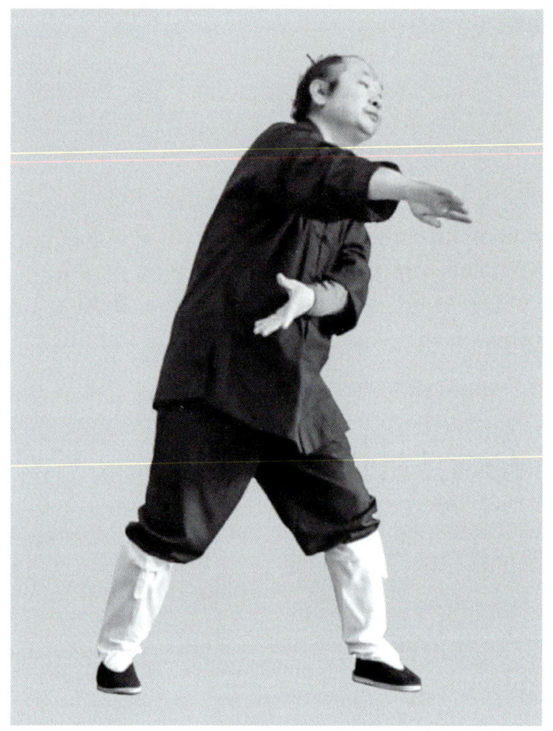

Abb. 6.3

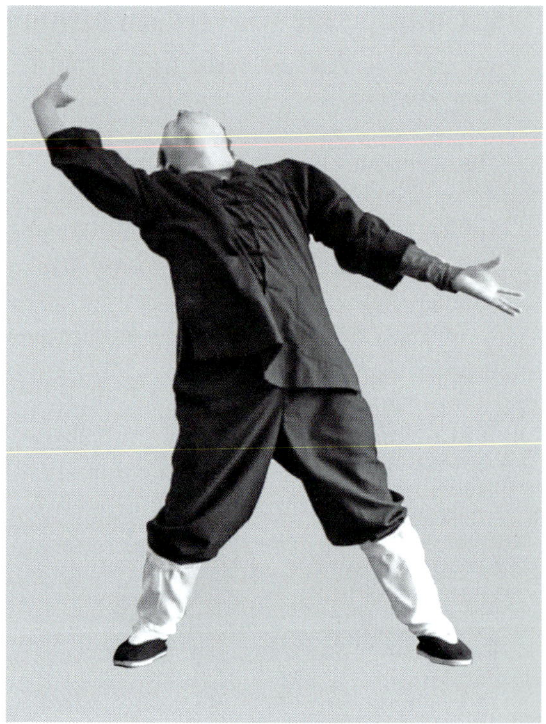

Abb. 6.4

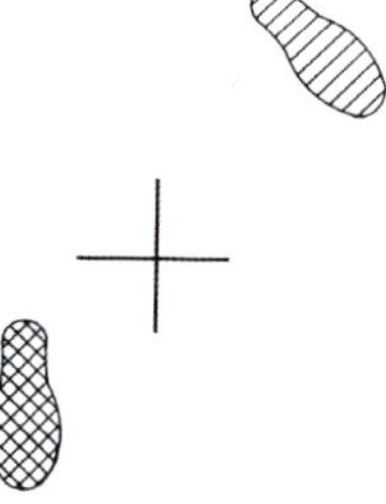

Der rechte Arm kreist im Bogen nach vorne links, dann über den Kopf nach hinten, dabei wendet sich die Handfläche nach oben. Gleichzeitig streckt sich der linke Arm nach unten und vorne, so dass vorübergehend beide Arme zusammen eine Linie bilden. Der linke Arm ist nach vorne und unten gestreckt, der rechte Arm nach hinten und oben. Dabei lehnt sich der Oberkörper entsprechend der rechten Armbewegung nach rechts hinten zurück (▶ Abb. 6.4).

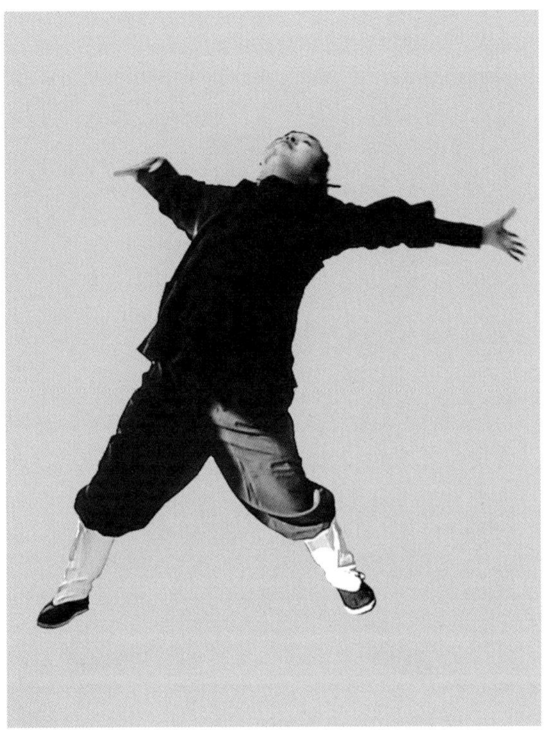

Abb. 6.5

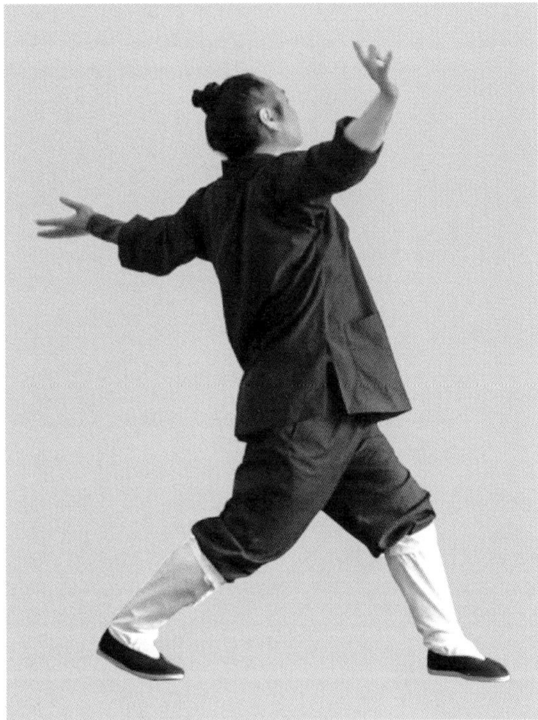

Abb. 6.6

Die Arme bleiben in dieser Position, während der Körper sich zurückdreht über den parallelen Stand in eine Drehung nach links um 180 Grad.

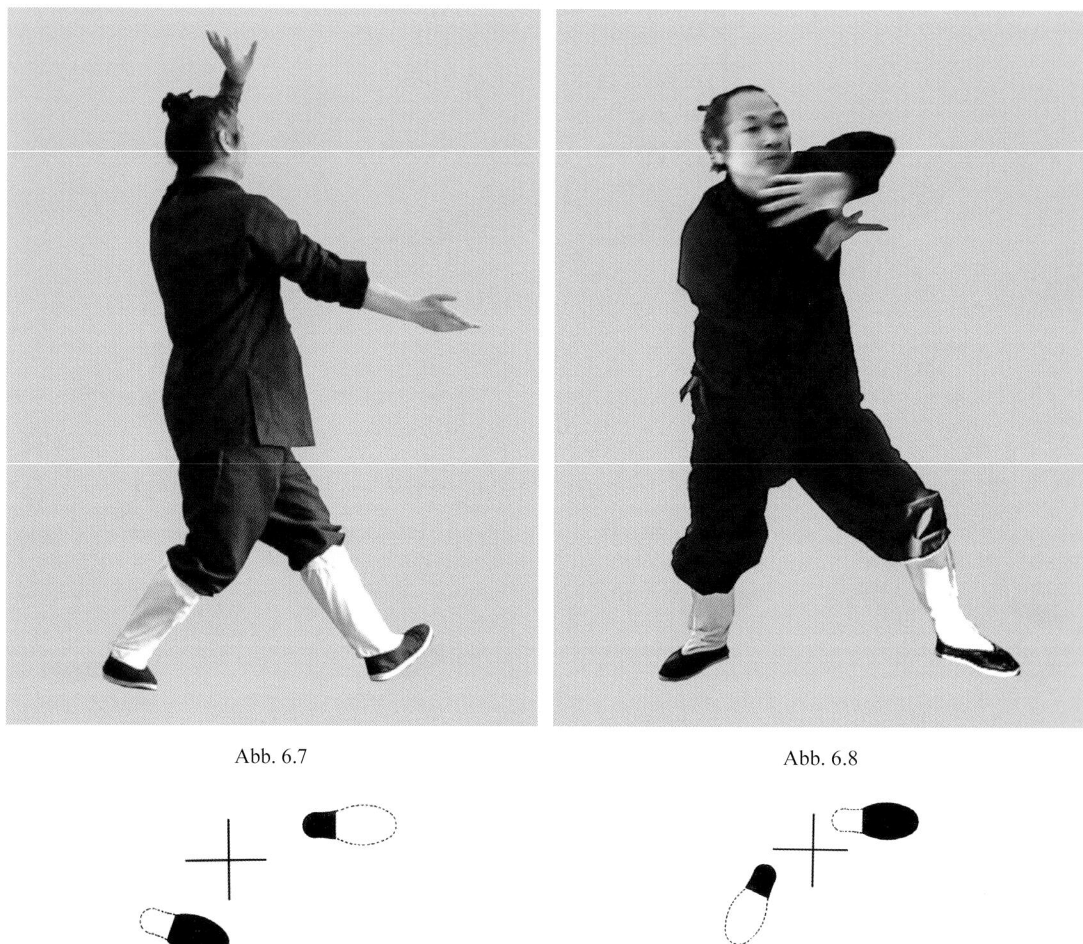

Abb. 6.7

Abb. 6.8

Der linke Fuß dreht auf der Ferse, dann auf dem Ballen um 180 Grad nach links, der rechte Fuß dreht auf dem Ballen, dann auf der Ferse um 180 Grad nach links.

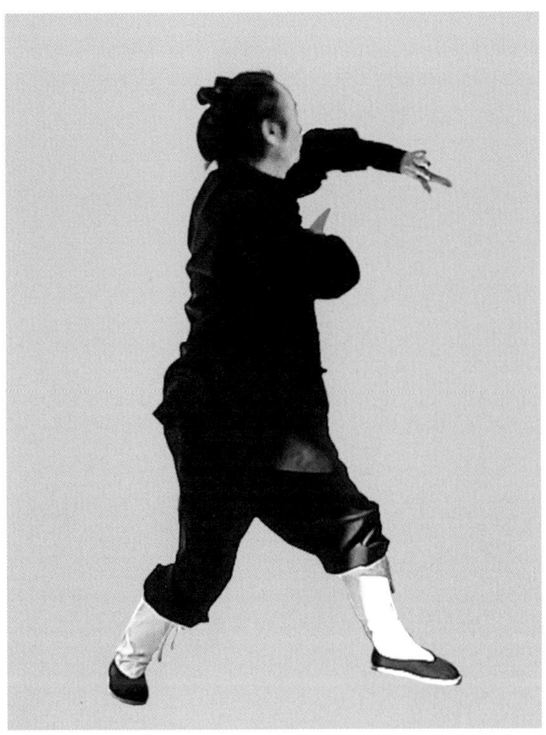

Abb. 6.9

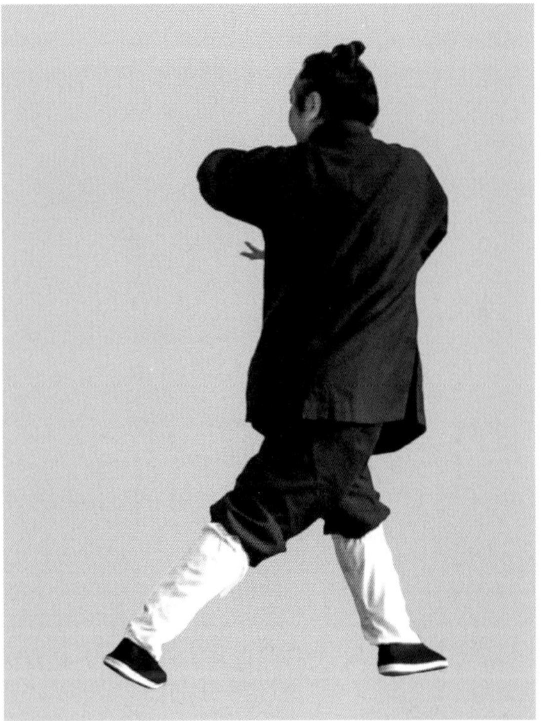

Abb. 6.10

Dadurch sind die Füße parallel versetzt und die Beine überkreuzt, d. h. das rechte Knie liegt hinter der linken Kniekehle. Die Drehung nach links erfolgt über die 180 Grad hinaus, das Gewicht ruht überwiegend auf dem linken Bein (▶Abb. 6.10 und 6.11). Bei der spiralförmigen Drehung der Wirbelsäule nach links schließen die Arme sich überkreuzend vor der Brust. Durch den natürlichen Bewegungsablauf gelangt die untere rechte Hand – mit der Handfläche nach oben als Yáng-Hand – unter die linke Achsel. Bei der linken Hand zeigt die Handfläche nach vorne, die Fingerspitzen sind vor der rechten Brust nach rechts gerichtet. Dadurch kommt es zu einer starken Schließung von Armen und Schultern, entsprechend einer Yīn-Haltung.

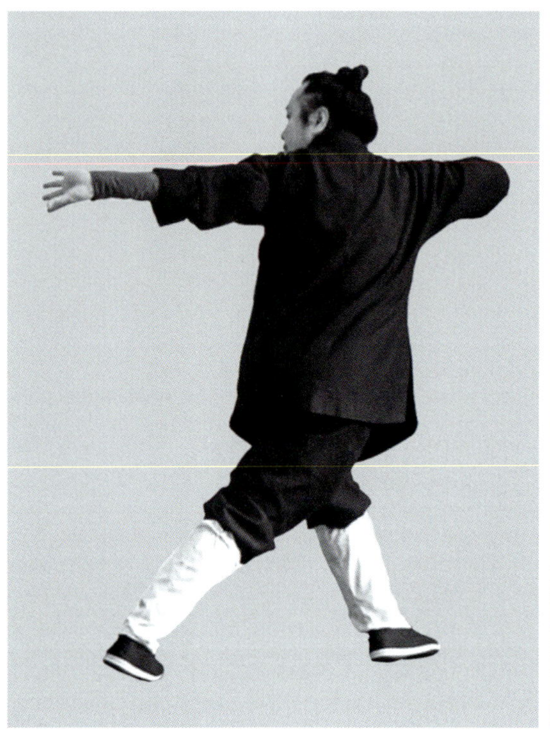

Abb. 6.11

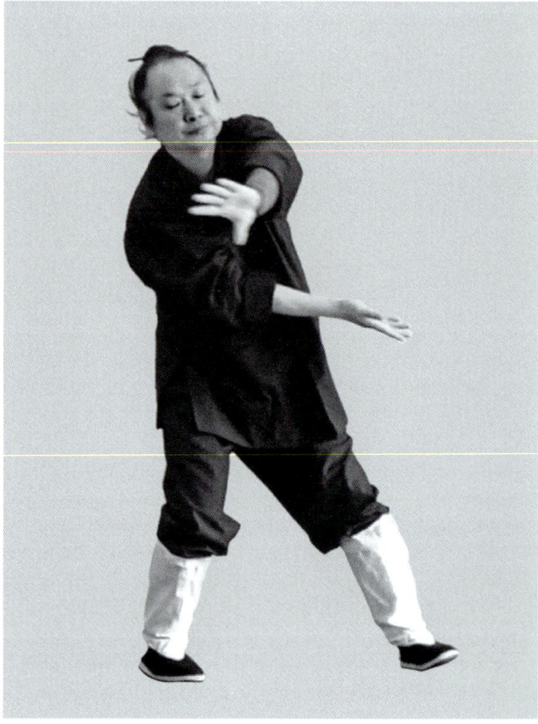

Abb. 6.12

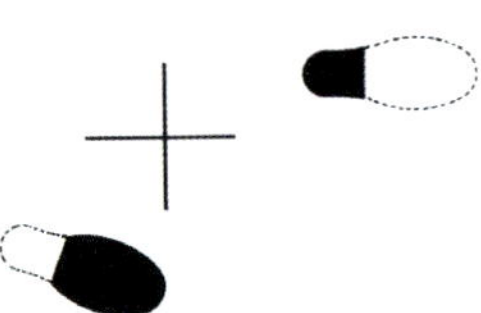

Es folgt das Auseinanderziehen der Arme:

Die linke Handfläche wird in Schulterhöhe nach links außen gedrückt, wobei die Fingerspitzen nach vorne zeigen. Dieses Bewegungsmuster gehört zu den „in die Ecken gerichteten Handbewegungen", *cǎi* (Ziehen), s. Kap. 3, S. 71. Die Bewegung hat einen abwehrenden Charakter mit widerstreitender Kraft: Die linke Hand drückt nach links außen, wogegen der Körper in Gegenrichtung ausweicht und sich nach rechts lehnt (▶ Abb. 6.11).

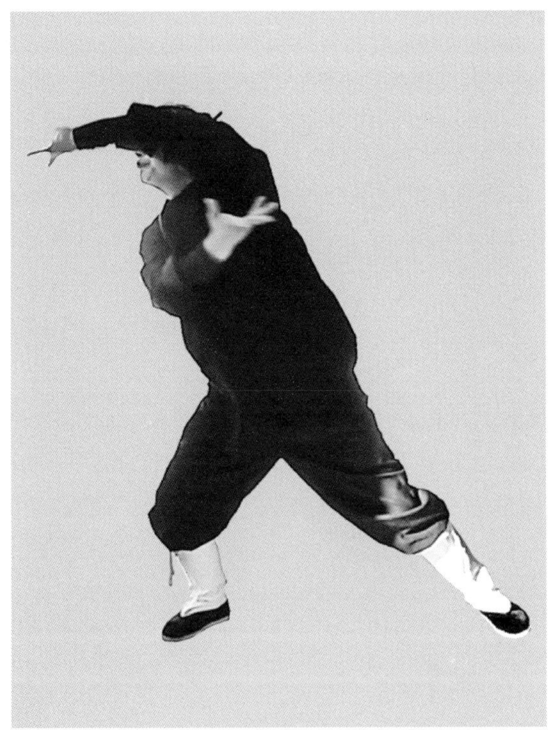

Abb. 6.13

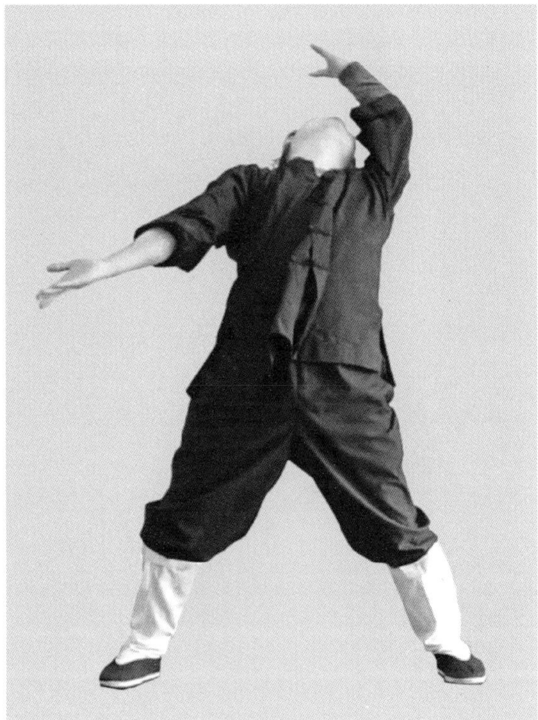

Abb. 6.14

Der rechte Ellenbogen führt die Bewegung des rechten Armes an und wird in *tánzhōng*-Höhe (*rènmài* 17) nach rechts außen gezogen, vergleichbar einem Stoß mit dem Ellenbogen nach rechts. Auch dieses Bewegungsmuster gehört zu den „in die Ecken gerichteten Handbewegungen", *zhǒu* (Stoß mit dem Ellenbogen), s. Kap. 3, S. 71.

Der rechte Arm bleibt im Ellenbogenbereich gebeugt, mit der Handfläche als Yáng-Hand nach oben zeigend.

In dieser Haltung kommt es zu einer starken Dehnung und Öffnung im Brustbereich.

Drehung zurück:

Der rechte hintere Fuß dreht auf dem Ballen, der vordere linke Fuß auf der Ferse eine halbe Drehung zurück. Es folgt eine weitere halbe Drehung nach rechts auf der rechten Ferse und dem linken Ballen. Die Belastungspunkte der Füße wechseln jeweils nach einer halben Drehung.

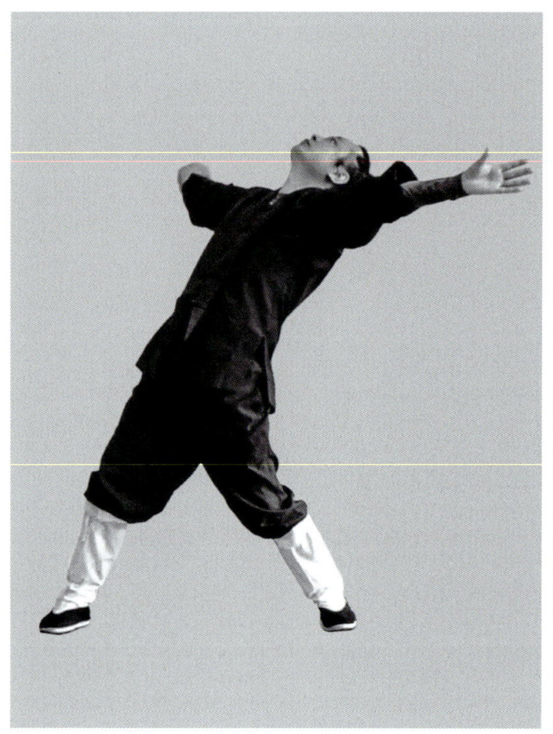

Abb. 6.15

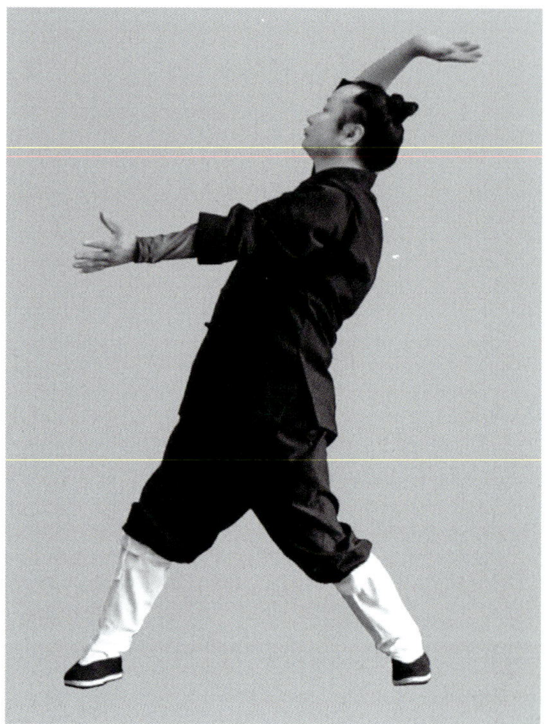

Abb. 6.16

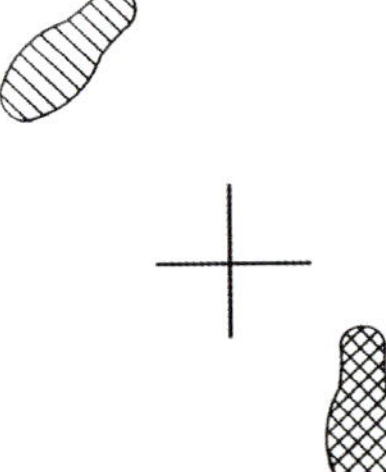

Mit der Drehung des Körpers um insgesamt 360 Grad bleibt der linke Arm gestreckt und wird in einem großen, weit ausladendem Bogen nach vorne rechts und oben über den Kopf geführt (▶Abb. 6.12 bis 6.14). Gleichzeitig wird der rechte Arm gestreckt, so dass beide Arme kurzzeitig eine Linie bilden. Der rechte Arm ist nach vorne und unten gestreckt, der linke Arm nach hinten und oben. Dabei lehnt sich der Oberkörper entsprechend der linken Armbewegung nach links hinten zurück (▶Abb. 6.15 und 6.16).

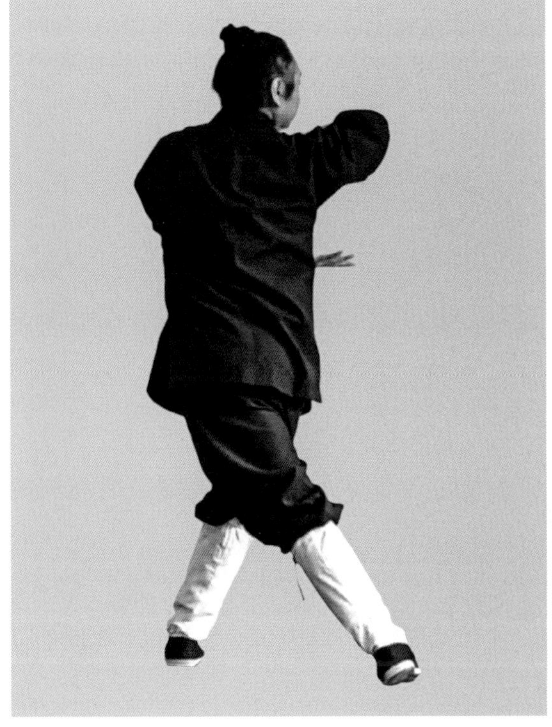

Abb. 6.17

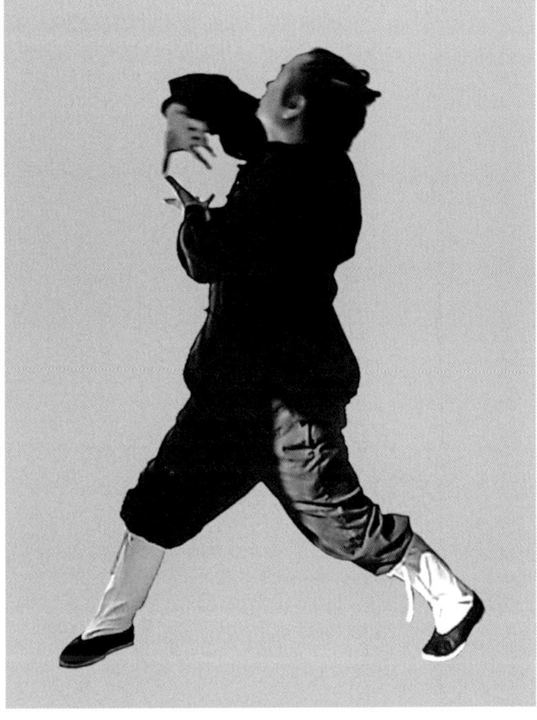

Abb. 6.18
Blick auf 6.17 von links

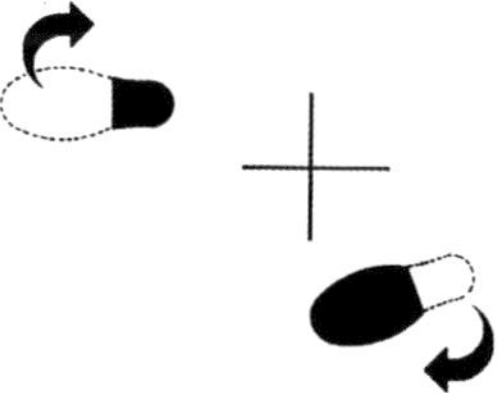

Durch die spiralige Drehung des Körpers und der Beine nach rechts sind die Beine überkreuzt, d.h. das linke Knie liegt hinter der rechten Kniekehle. Die Drehung nach rechts erfolgt so weit, wie es möglich ist, das Gewicht ruht überwiegend auf dem rechten Bein.

Die Wirbelsäule verschraubt sich nach rechts. Durch die spiralförmige Drehung der Wirbelsäule schließen die Arme sich überkreuzend vor der Brust (▶Abb. 6.18). Durch den natürlichen Bewegungsablauf gelangt die untere linke Hand – mit der Handfläche nach oben als Yáng-Hand – unter die rechte Achsel. Bei der rechten Hand zeigt die Handfläche nach vorne, die Fingerspitzen sind vor der linken Brust nach links gerichtet. Dadurch kommt es zu einer starken Schließung von Armen und Schultern, entsprechend einer Yīn-Haltung.

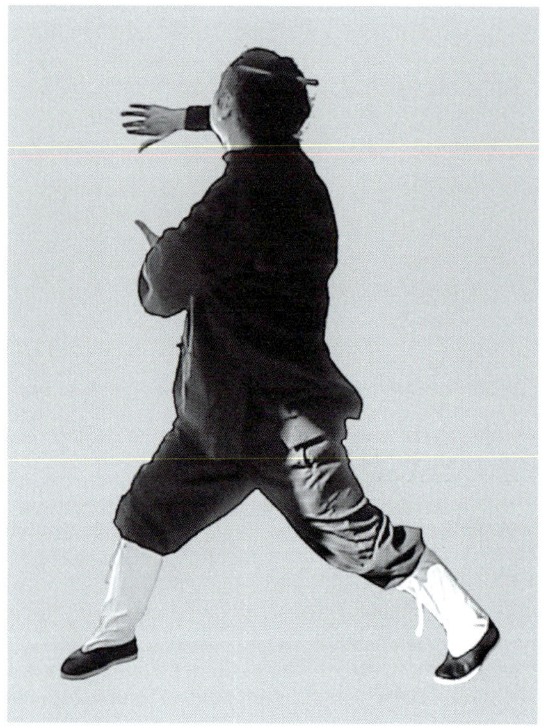

Abb. 6.19
Blick von links im Übergang auf 6.20

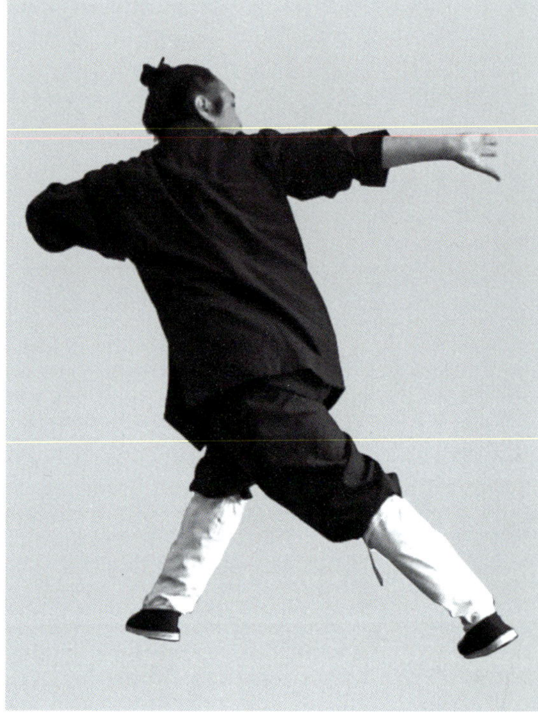

Abb. 6.20

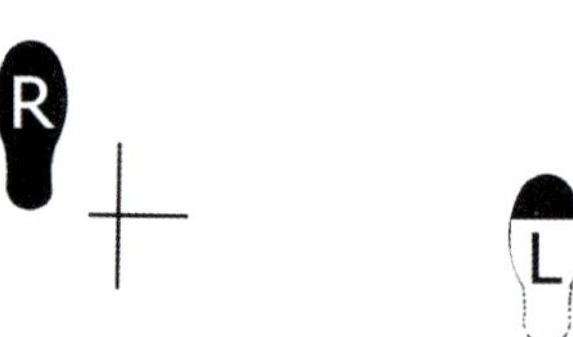

Es folgt das Auseinanderziehen der Arme: Die rechte Handfläche wird in Schulterhöhe nach rechts außen gedrückt, wobei die Fingerspitzen nach vorne zeigen. Dieses Bewegungsmuster gehört zu den „in die Ecken gerichteten Handbewegungen", *căi* (Ziehen), s. Kap. 3, S. 71. Diese Bewegung hat einen abwehrenden Charakter mit widerstreitender Kraft. Die rechte Hand drückt nach rechts außen, der Körper lehnt sich zurückziehend nach links (▶Abb. 6.17 bis 6.21). Der linke Ellenbogen führt die Bewegung des linken Armes an und wird in *tánzhōng*-Höhe (*rènmài* 17) nach links außen gezogen. Auch dieses Bewegungsmuster gehört zu den „in die Ecken gerichteten Handbewegungen", *zhǒu* (Stoß mit dem Ellenbogen), s. Kap. 3, S. 71. Der Arm bleibt im Ellenbogenbereich gebeugt, mit der Handfläche als Yáng-Hand nach oben zeigend.

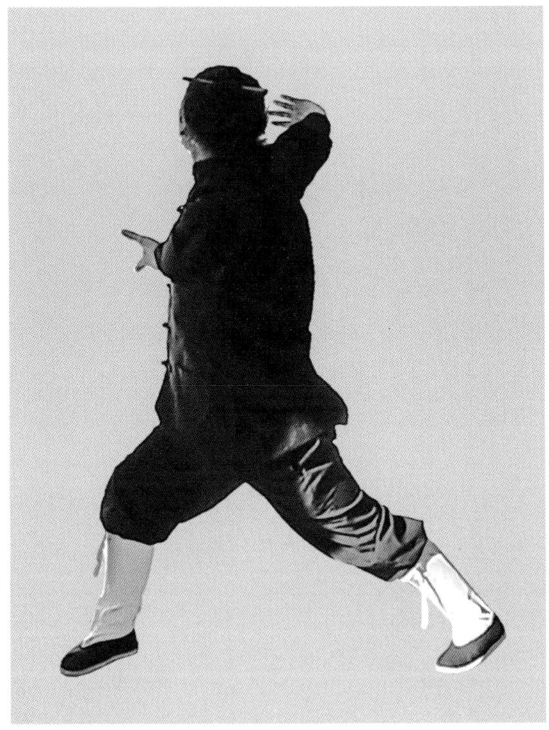

Abb. 6.21
Blick auf 6.20 von links

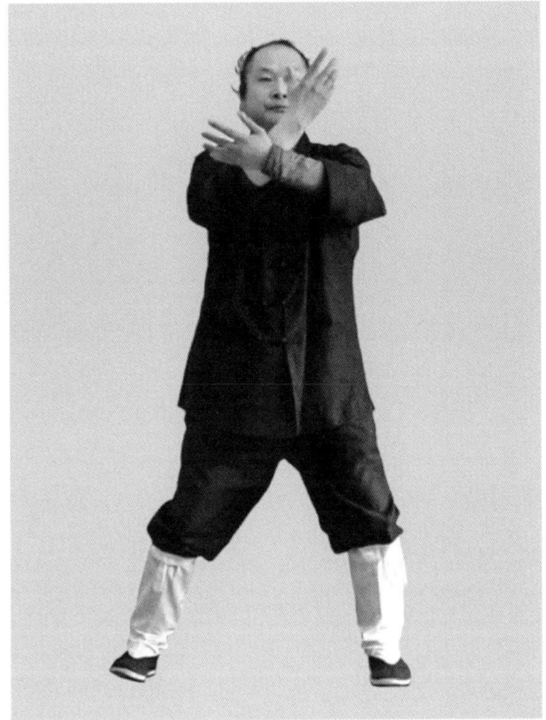

Abb. 6.22

In dieser Haltung kommt es zu einer starken Dehnung und Öffnung im Brustbereich.

Diese Übung nach rechts und nach links jeweils neun Mal oder ein Vielfaches davon wiederholen. Dann mit einer einfachen Übergangsbewegung zur Haltung „Das *tàijí* umarmen" zurückkehren und die Abschlussübungen anschließen.

Anmerkung
Bei den Bewegungen des Körpers werden spiralige Kräfte betont, die sich in der Verwringung der Beine und der Bewegung der Arme fortsetzen. Die abwehrende Hand drückt den Körper zur Seite. Gleichzeitig führt der stabil verwurzelte Krafteinsatz des hinteren Beines über den *yǒngquán*-Bereich (Niere 1) zur Stoßverstärkung im Ellenbogen. Der Oberkörper lehnt sich zur Gegenseite: Dadurch befindet sich der Ellenbogen in der Verlängerung der Achse des hinteren Beines.

Der Wechsel bei der Belastung der Füße – mal Fersenbereich, dann wieder Fußballen – wird in dieser Übung hervorgehoben.

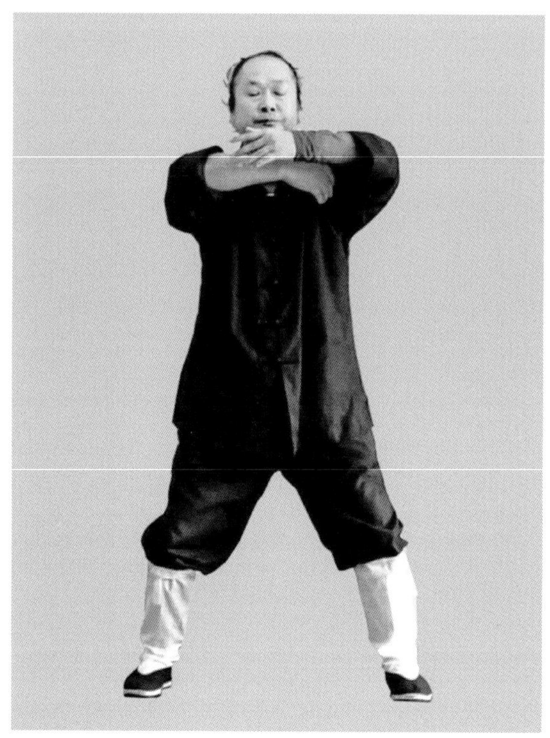

Abb. 6.23

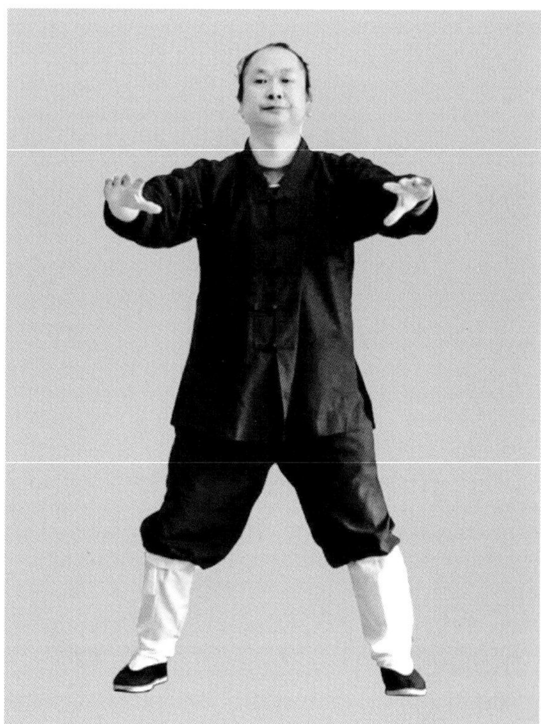

Abb. 6.24

Die Bewegung beider Arme ist weit ausladend.

Vorstellungskraft

In der Ruhehaltung ist die untere Hand als Yáng-Hand in Höhe des *tánzhōng*-Bereiches (*rèn-mài* 17). Die Vorstellungskraft ruht im mittleren *dāntián*.

Der Wechsel zwischen Schließen und Öffnen, Yīn und Yáng wird in dieser Übung betont.

Die weit ausladenden Bewegungen der Arme zeichnen einen großen Kreis, der symbolhaft das unendliche Universum umfasst. Die Öffnung und Weitung geht über die Fingerenden hinaus, der Blick ist entspannt und weit, jedoch angebunden an die Mitte, an das untere *dāntián* (Yīn im Yáng).

Die Kraftsteigerung zum Ende der Übung setzt so etwas wie einen Schlussakkord.

Es entsteht eine intensive Polarisierung der Kräfte in den widerstreitenden Polen der beiden Körperseiten:

Die Abwehr eines vermeintlichen, von der Seite kommenden Angreifers und das Zurückweichen zur Gegenseite bei gleichzeitigem Stoß mit dem Ellenbogen gegen den Angreifer geschieht durch eine Verstärkung des Kraftimpulses aus der Mitte heraus und wird unterstützt durch die seitwärts stürmende Körperneigung.

Dadurch entwickelt sich eine Kraftlinie diagonal durch den Körper, beginnend am Fuß (*yǒngquán*-Bereich, Niere 1) über das hintere Bein, über das untere *dāntián* zur Gegenseite über die Schulter in den Ellenbogen (Yáng im Yīn).

Wirkpotential
Durch die Betonung der beiden polaren Kräfte von Schließen und Öffnen, von Yīn und Yáng können die Funktionskreise Niere *shèn* und Herz *xīn*, Wasser und Feuer, reguliert und gestärkt werden.

Die ausladenden Bewegungen der Arme fördern eine Qì-Wahrnehmung bis in die Fingerspitzen. Die Finger sind Anfangs- und Endpunkte der drei Hand-Yīn- und drei Hand-Yáng-Leitbahnen, die dadurch reguliert werden können.

Kapitel 7

Abschlussübungen

Die Abschlussübungen bestehen aus vier Übungen

1. Das Alte ausstoßen, das Neue aufnehmen
tŭ gù nà xīn 吐故纳新

2. Alle Methoden beruhen auf einem Grundprinzip
wàn fă cháo zōng 万法朝宗

3. Yīn und Yáng werden ausgeglichen
píng héng yīn yáng 平衡阴阳

4. Alle Fünf Wandlungsphasen entsprechen dem dào
wŭ xíng guī yī 五行归一

Die vier Abschlussübungen können einzeln oder auch insgesamt praktiziert werden. Die erste Übung drei oder acht Mal, alle folgenden Übungen acht Mal oder ein Vielfaches davon ausführen. Die Zahl acht ist dem Yīn zugeordnet. Die Abschlussübungen stärken und regulieren Yīn im Körper. Bei den Abschlussübungen kann das verbrauchte Qì abgegeben, das numinose Qì aufgenommen werden.

1. Übung

Das Alte ausstoßen, das Neue aufnehmen
tǔ gù nà xīn 吐故纳新

Aus der jeweiligen Übung kommend den linken Fuß zum rechten stellen. Die Arme seitlich nach oben führen, dabei die Handflächen nach oben wenden. Tief einatmen und die Fersen anheben. In Kopfhöhe die Handrücken zueinander wenden. Mit sanftem oder auch kräftigem Ausatmen lässt man sich auf die Fersen fallen, der Körper sinkt leicht. Die Hände mittig entlang des *rènmài,* der Aufnehmenden Leitbahn, mit den Fingerspitzen voraus nach unten führen (▶Abb. 1 bis 7). Beim Sinken des Körpers neigt sich der Oberkörper etwas nach vorne, die Knie werden gebeugt (▶Abb. 6 bis 8).

Diese Bewegung drei oder acht Mal ausführen.

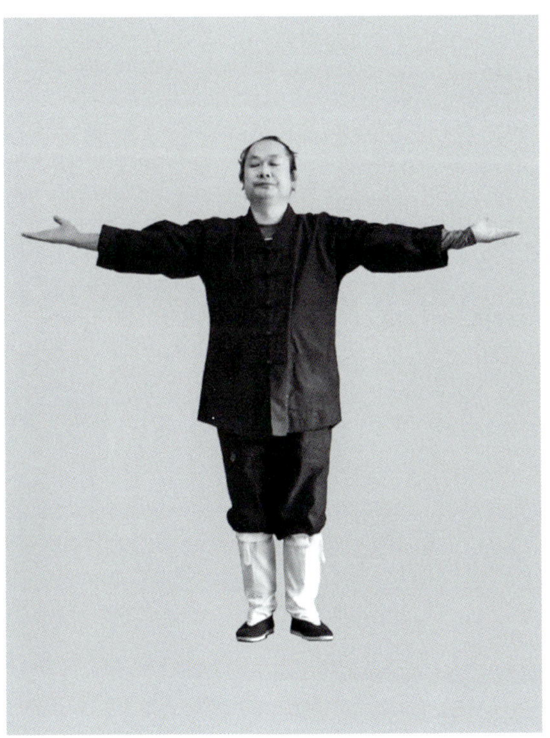

Abb. 1

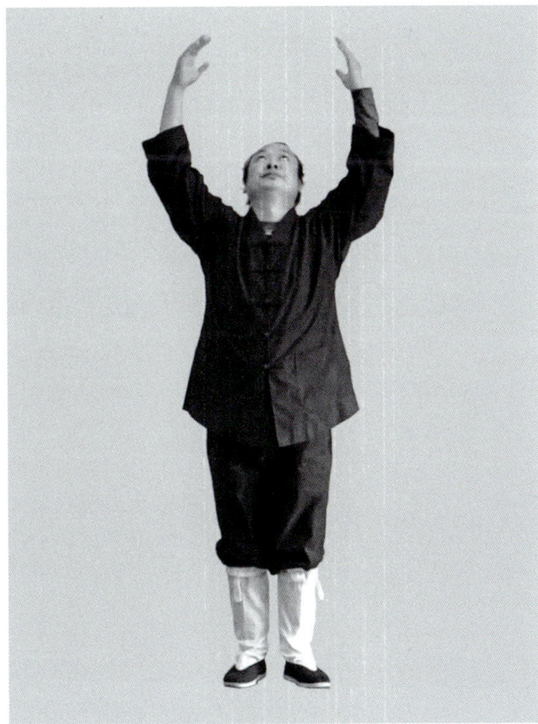

Abb. 2

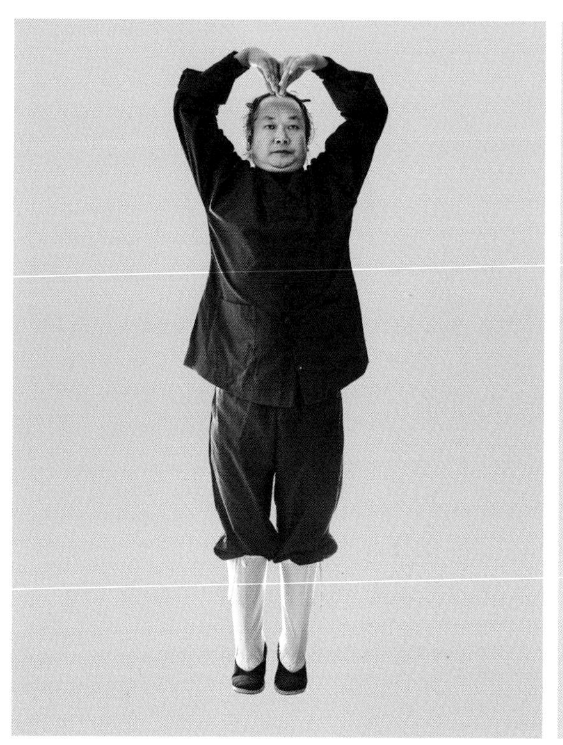
Abb. 3

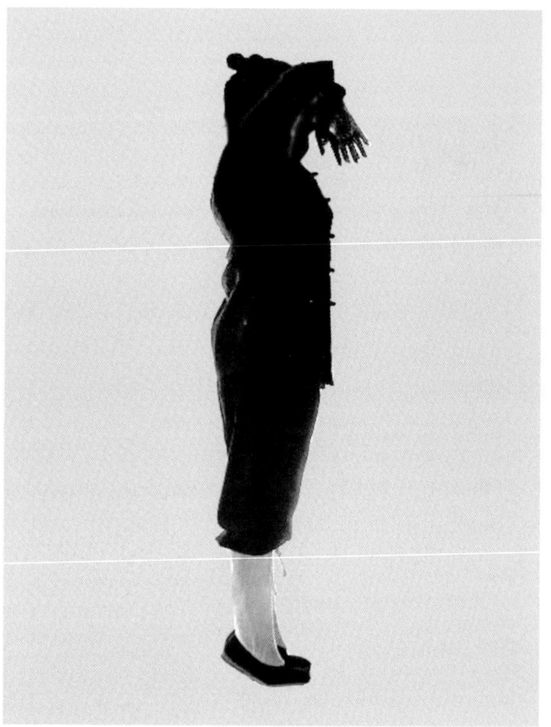
Abb. 4

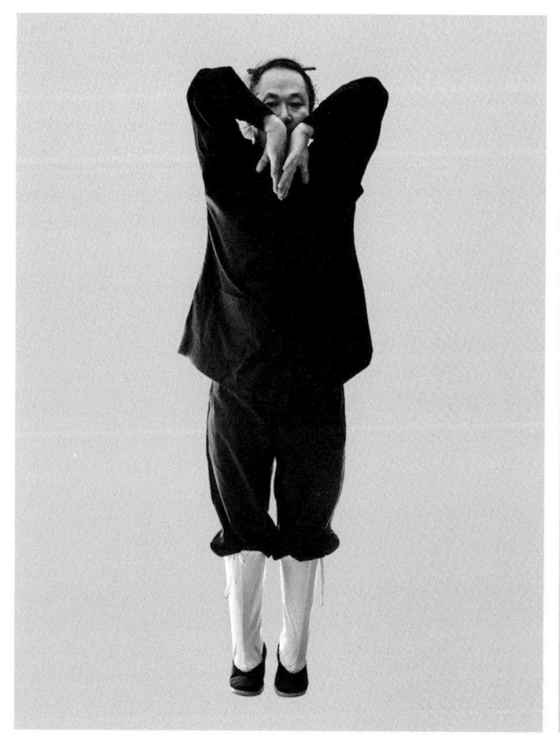
Abb. 5

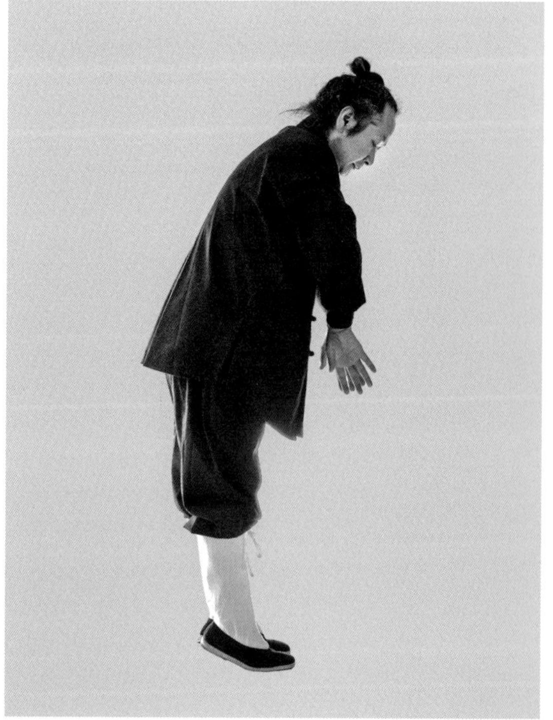
Abb. 6

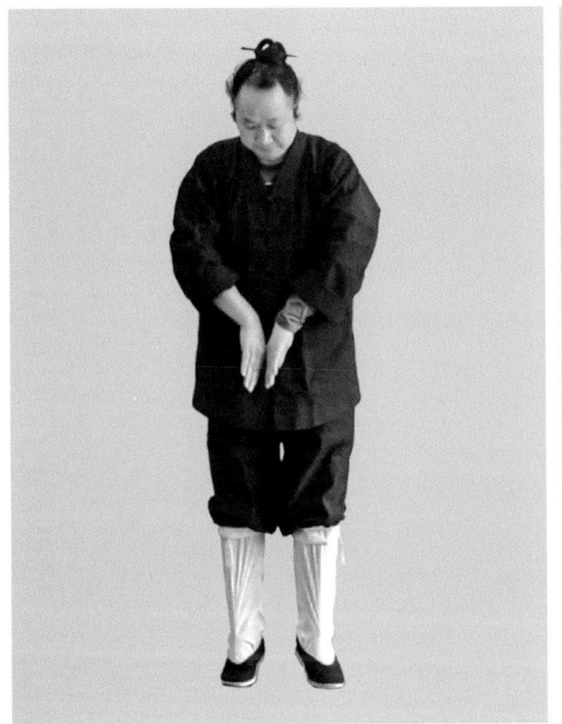

Abb. 7

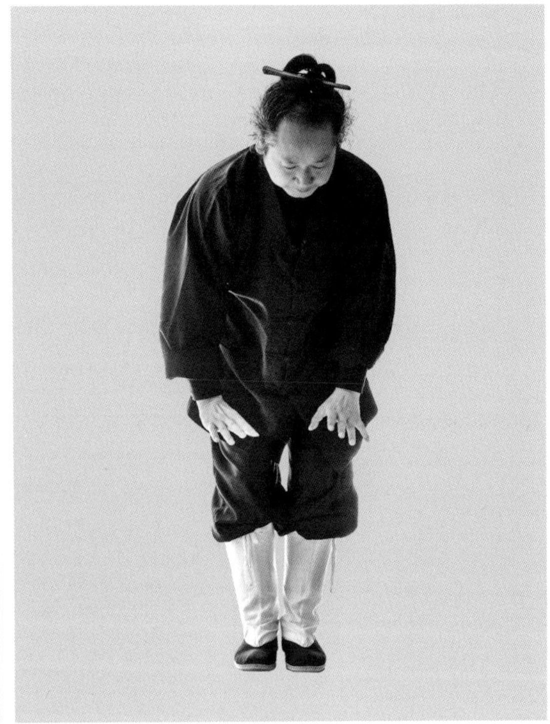

Abb. 8

2. Übung

Alle Methoden beruhen auf einem Grundprinzip
wàn fǎ cháo zōng 万法朝宗

Die Arme schwingen am Körper vorbei schulterbreit nach vorne und oben über Kopfhöhe hinaus nach hinten, so als wolle man etwas hinter sich werfen. Die Bewegung kommt aus den *yǒngquán* Bereichen (Niere 1) und aus dem unteren *dāntián* (Elixierfeld), Mitte des Körpers.

Die Fersen beim Steigen der Arme anheben. Die lockeren Hohlfäuste können oben die Punkte *jiānjǐng* (Gallenblase 21) klopfen. Dabei gleichzeitig kräftig auf den Fersen landen.

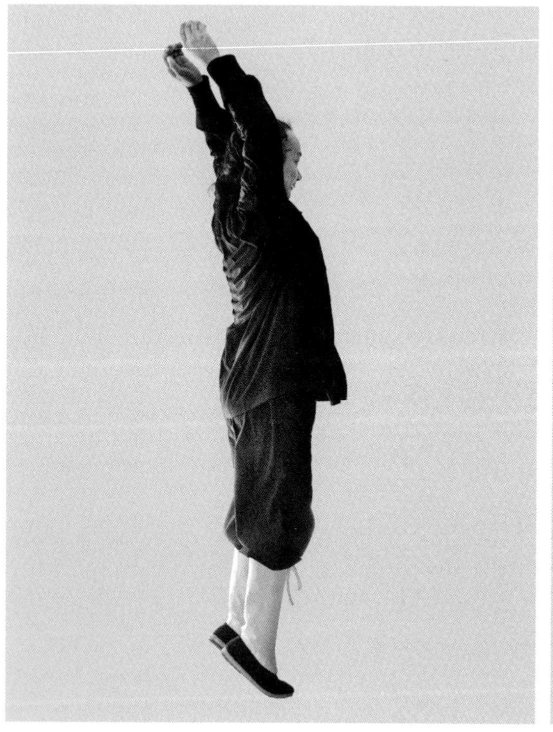

Abb. 9

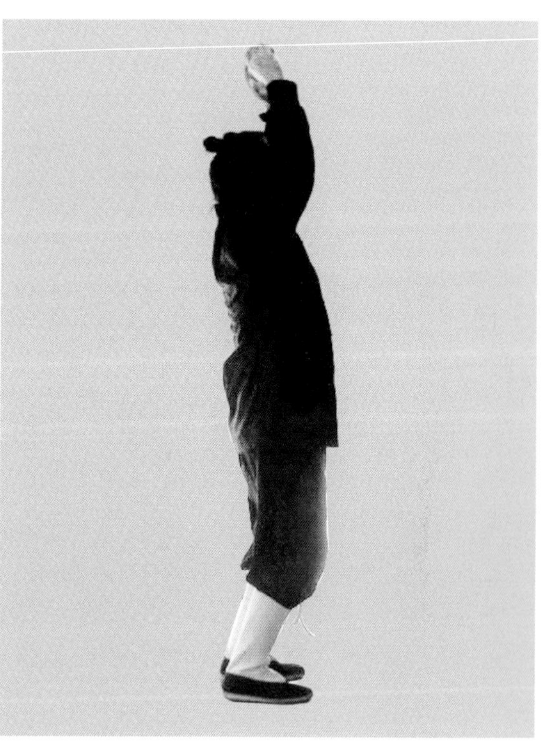

Abb. 10

Diese Bewegung acht Mal ausführen.

3. Übung

Yīn und Yáng werden ausgeglichen
píng héng yīn yáng 平衡阴阳

Mit beiden Armen klopfend eine Schulter und das andere Schulterblatt berühren, so als wolle man sich selbst umarmen. Mal ist der rechte, mal der linke Arm der obere. Auch hier werden die Fersen mit angehoben und bei der klopfenden Bewegung kraftvoll fallen gelassen.

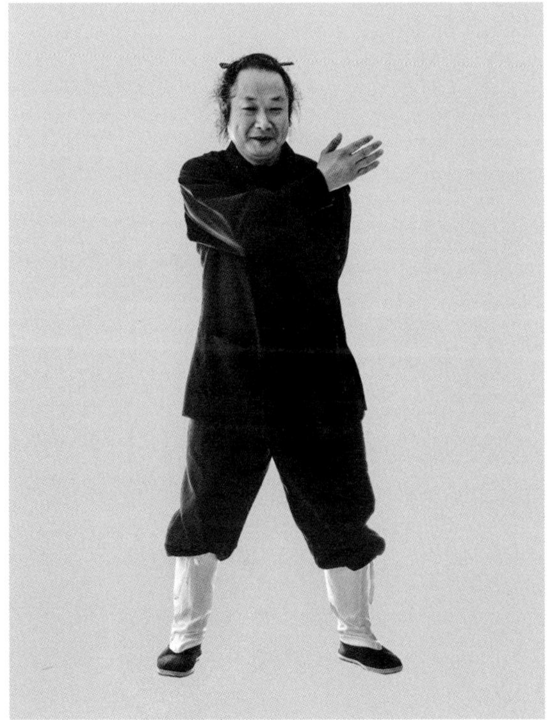

Abb. 11

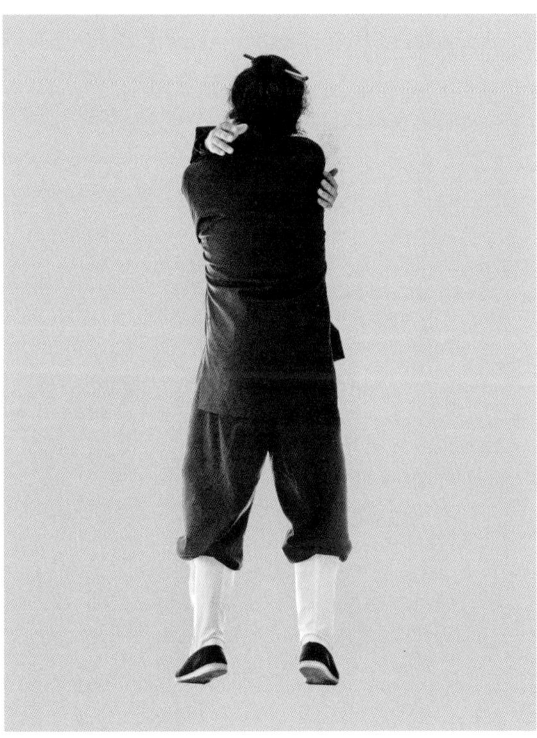

Abb. 12

Auch diese Bewegung acht Mal in beide Richtungen wiederholen.

4. Übung

Alle Fünf Wandlungsphasen entsprechen dem dào
wǔ xíng guī yī 五行归一

Beide Arme locker nach links und rechts schleudern (▶Abb. 13 und 14). Dabei berührt eine Hand die Schulter der Gegenseite (▶Abb. 15), die andere Hand *mìngmén*-Bereich, *dūmài* 4 (▶Abb. 16). Der Körper dreht sich jeweils entgegengesetzt zum oberen Arm.

Auch diese Bewegung wird acht Mal in beide Richtungen wiederholt.

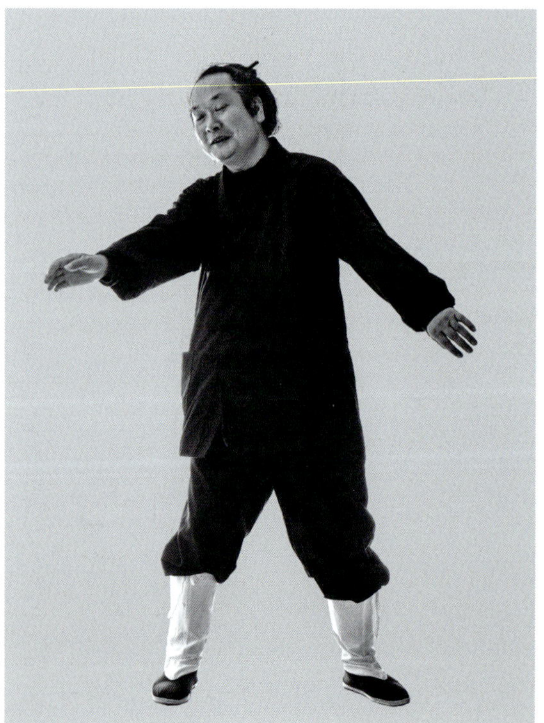
Abb. 13

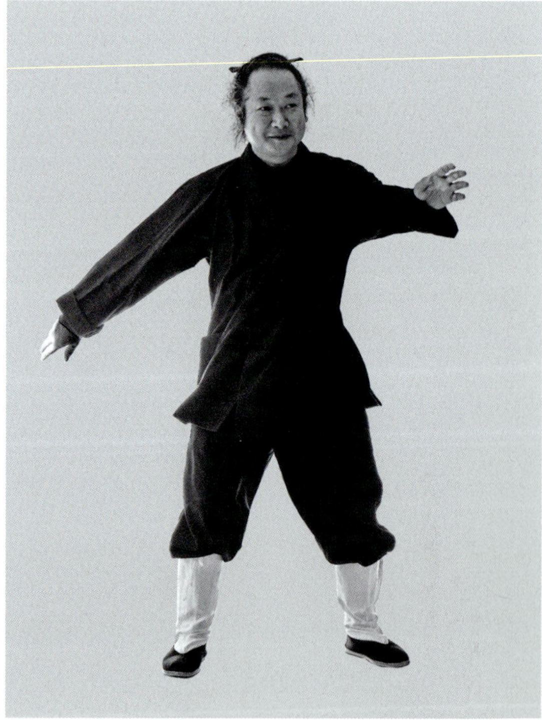
Abb. 14

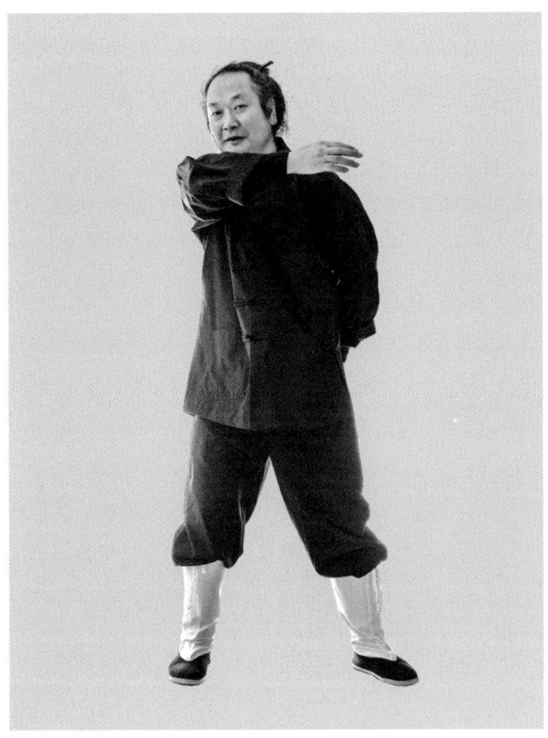

Abb. 15

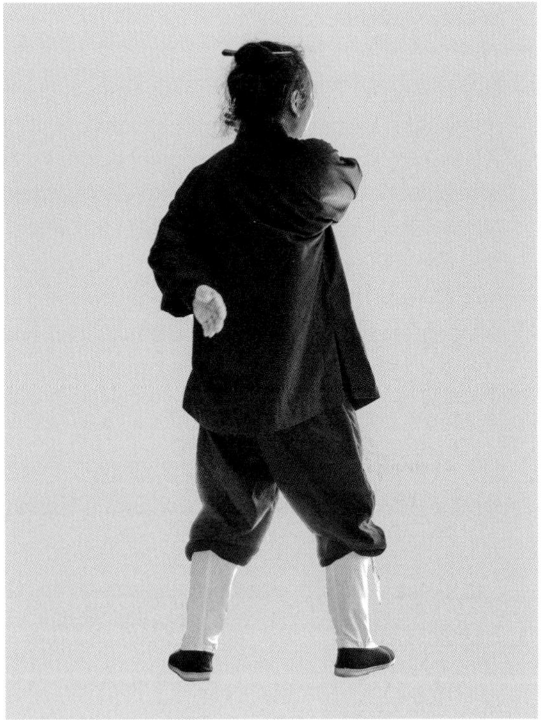

Abb. 16

Anmerkung

In Übung 1 während der Einatmung mit Hilfe der Vorstellungskraft Qì einsammeln, verdichten und mit der Ausatmung in das untere *dāntián* (Elixierfeld) und weiter zu den sprudelnden Quellen (*yǒngquán*, Niere 1) führen. Es erfolgt ein deutlicher Wechsel zwischen Anspannung – mit Dehnung beim Strecken nach oben und Heben der Fersen – und einer großen Entspannung, wenn sich die Fersen wieder auf den Boden senken. Die Wirkung wird in Übung 2 durch das Sich-auf-die-Fersen-Fallenlassen noch verstärkt, als wolle man das stagnierte Qì lösen und weiter „komprimieren“, verdichten und sich setzen lassen. Übung 3 führt zur Lockerung und Freisetzung des blockierten Qì-Flusses, indem die Leitbahnen durchgängig gemacht werden. Mit Übung 4 versucht man, Qì zu einem intensiven und freien Zirkulieren anzuregen durch höchstmögliche Lockerung und Entspannung des ganzen Körpers. Wie bei allen Übungen verweilt die Vorstellungskraft im unteren *dāntián* (Elixierfeld). Die Bewegungen entstehen nicht im äußeren Schütteln des Körpers, der Arme und Hände, sondern im unteren *dāntián* (Elixierfeld).

Wirkpotential

Die Wirkungsrichtung des Qì-Flusses ist anfangs das Steigen und Sinken. Durch die Schlussbewegung der Hände nach unten und das Sich-auf-die-Fersen-Fallenlassen wird Yīn nach unten geführt und verdichtet und kann dadurch gestärkt werden. Auch „obere Fülle" kann durch Absenken des Yáng abschließend entlastet werden. Durch das Fallenlassen auf die Fersen und die dadurch ausgelöste Erschütterung kommt es zur Vibration des Körpers, besonders auch der inneren Organe und Gewebe. Es werden alle Yīn- und Yáng-Leitbahnen aktiviert, reguliert und durchgängig gemacht. Bei der 4. Übung kann man sich vorstellen, alle Gelenke zu lockern und Qì frei fließen zu lassen. In der Vorstellung ist der freie Qì-Fluss eine wichtige Voraussetzung zur Vorbeugung und Heilung von Krankheiten. Es gilt, den Körper und den Geist in den bestmöglichen Zustand zu bringen. Die zyklischen Prozesse der Fünf Wandlungsphasen werden in den Übungen betont. Sie haben jedoch ihren Ursprung im *dào*.

Die Schlussübungen sind ein wichtiger Abschluss mit umfassender, nachhaltiger und vertiefender Wirkung der vorausgegangenen Übungen.

Kapitel 8

Leitbahnen und Akupunkturpunkte

Leitbahnen

Die Drei Yīn-Leitbahnen der Hände *sān shǒuyīnjīng*

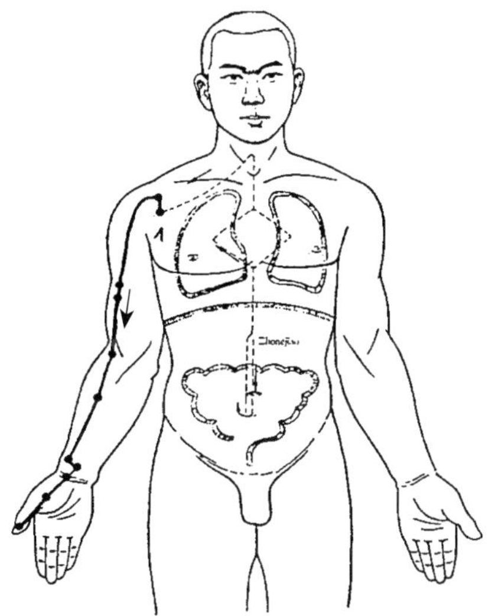

Hand-Tàiyīn-Lungen-Leitbahnen
shǒutàiyīn fèijīng

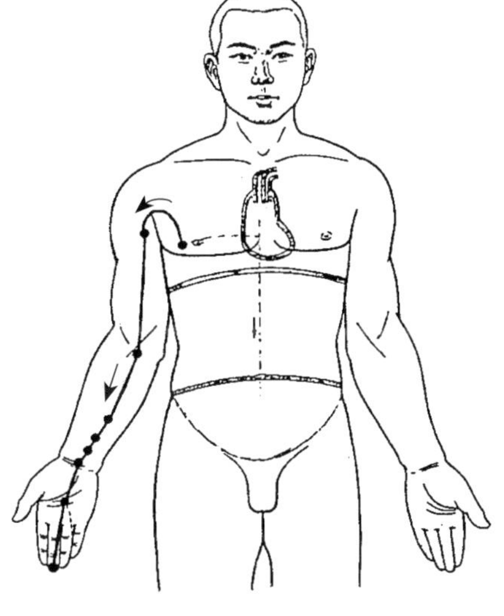

Hand-Juéyīn-Herzhülle-Leitbahnen
shǒujuéyīn xīnbāojīng

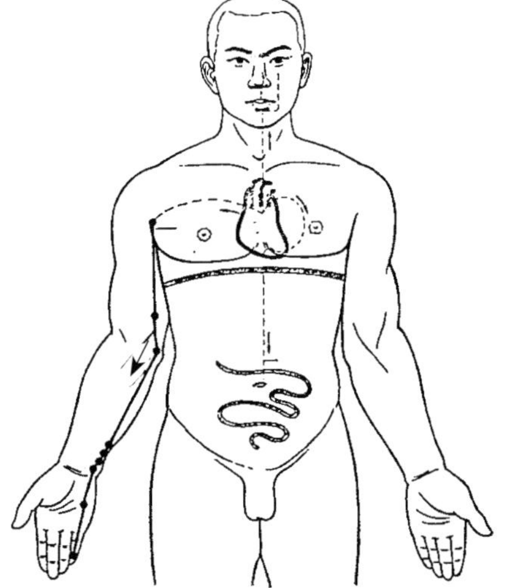

Hand-Shàoyīn-Herz-Leitbahnen
shǒushàoyīn xīnjīng

Die Drei Yáng-Leitbahnen der Hände *sān shǒuyángjīng*

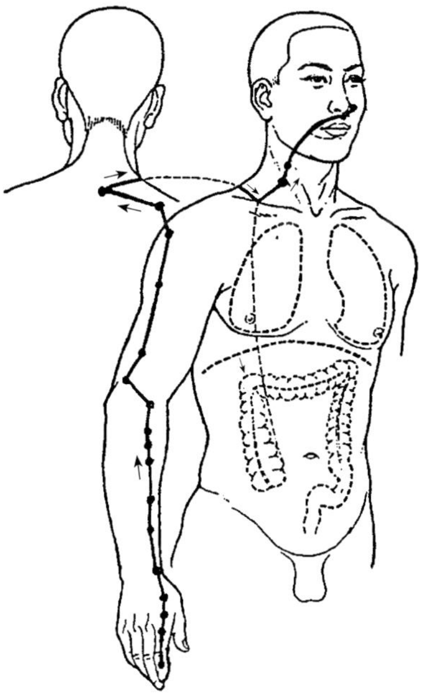

Hand-Yángmíng-Dickdarm-Leitbahnen
shǒuyángmíng dàchángjīng

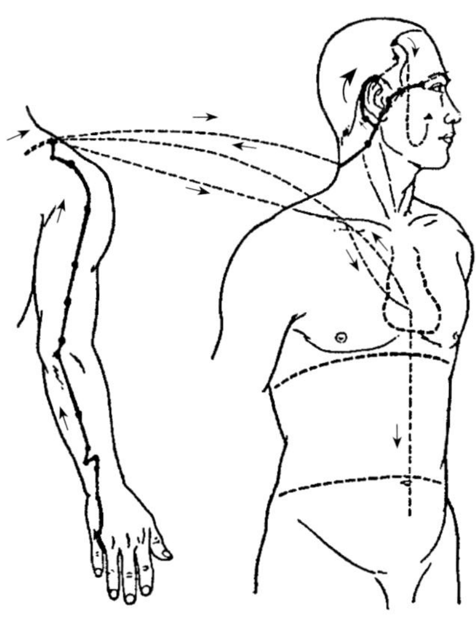

Hand-Shàoyáng-Drei-Erwärmer-Leitbahnen
shǒushàoyáng sānjiāojīng

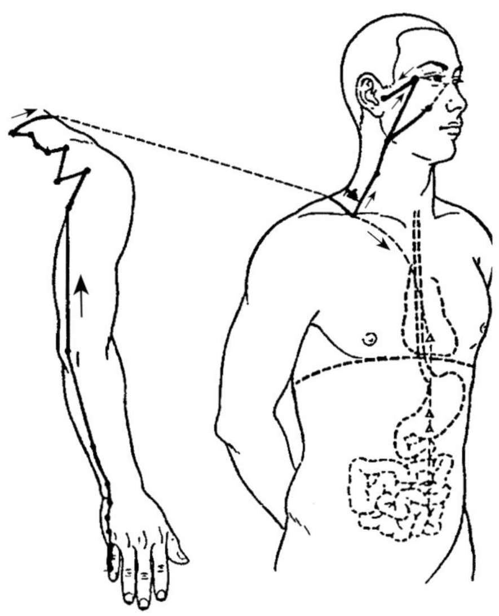

Hand-Tàiyáng-Dünndarm-Leitbahnen
shǒutàiyáng xiǎochángjīng

Die Drei Yīn-Leitbahnen der Füße *sān zúyīnjīng*

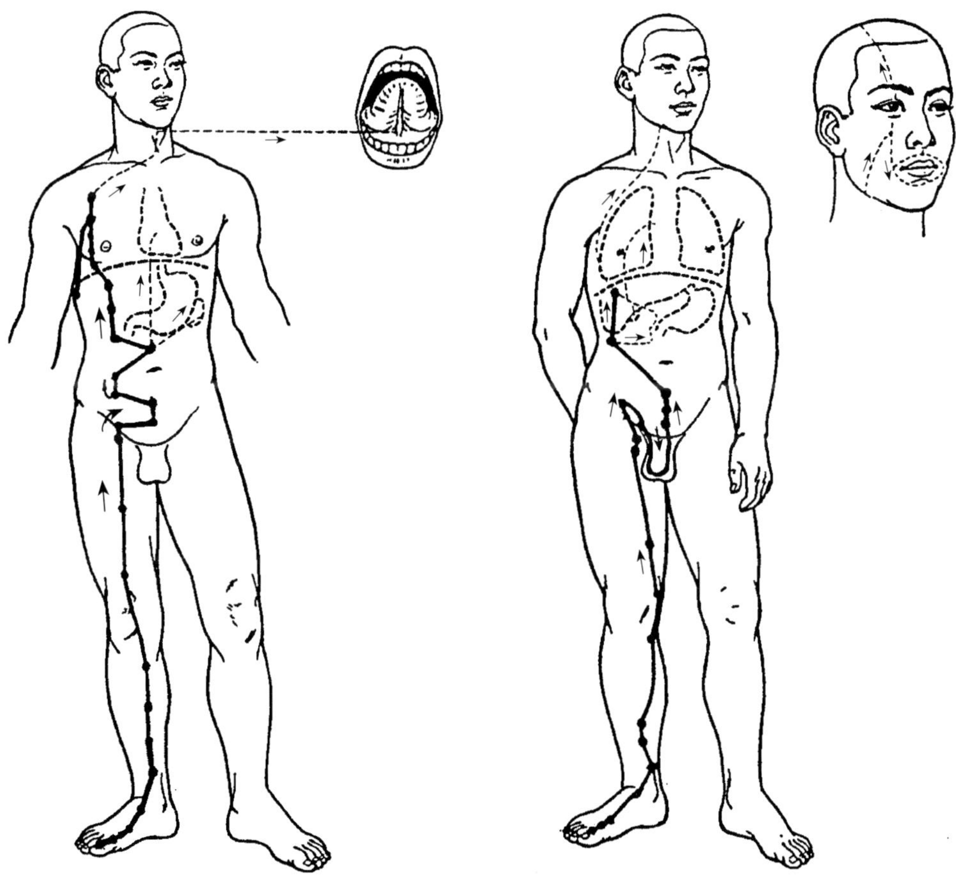

Fuß-Tàiyīn-Milz-Leitbahnen
zútàiyīn píjīng

Fuß-Juéyīn-Leber-Leitbahnen
zújuéyīn gānjīng

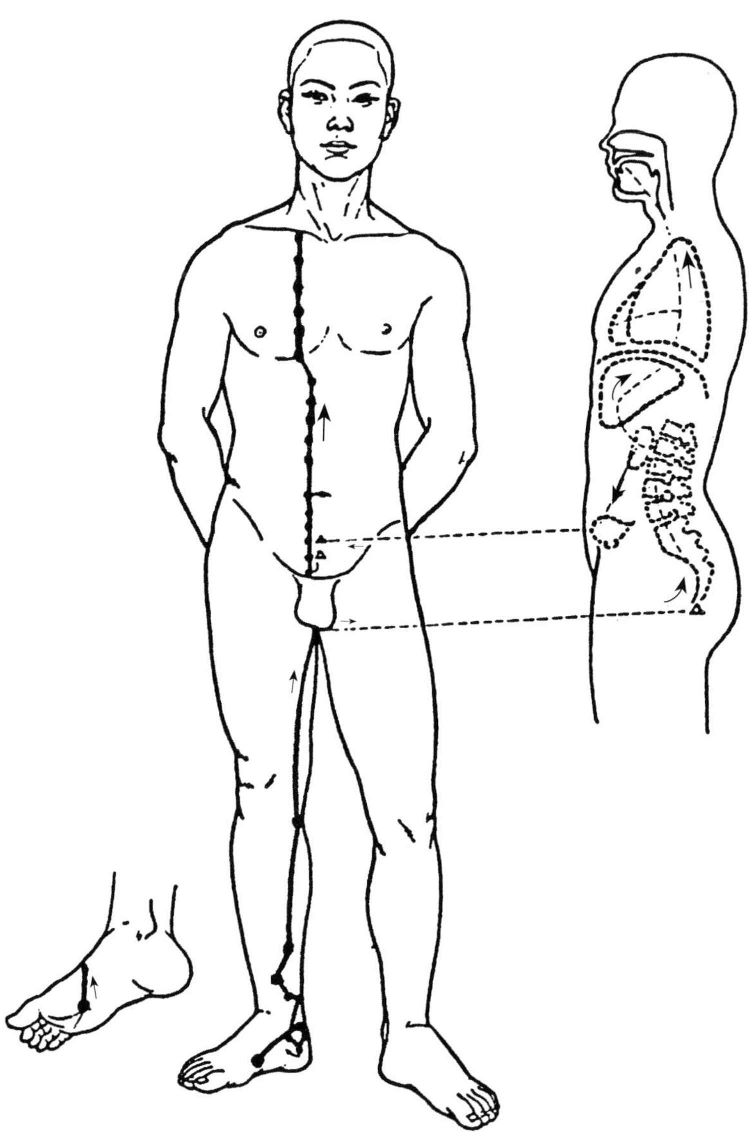

Fuß-Shàoyīn-Nieren-Leitbahnen
zúshàoyīn shènjīng

Die Drei Yáng-Leitbahnen der Füße *sān zúyángjīng*

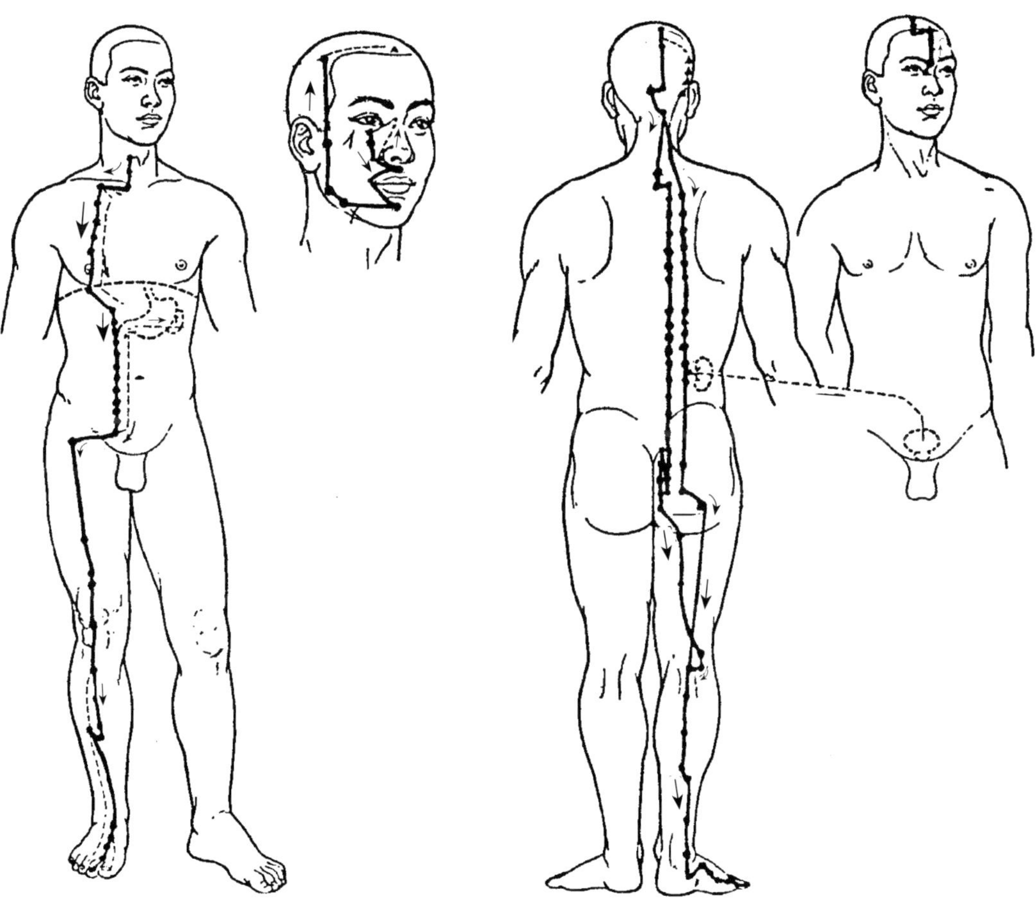

Fuß-Yángmíng-Magen-Leitbahnen
zúyángmíng wèijīng

Fuß-Tàiyáng-Blasen-Leitbahnen
zútàiyáng pángguāngjīng

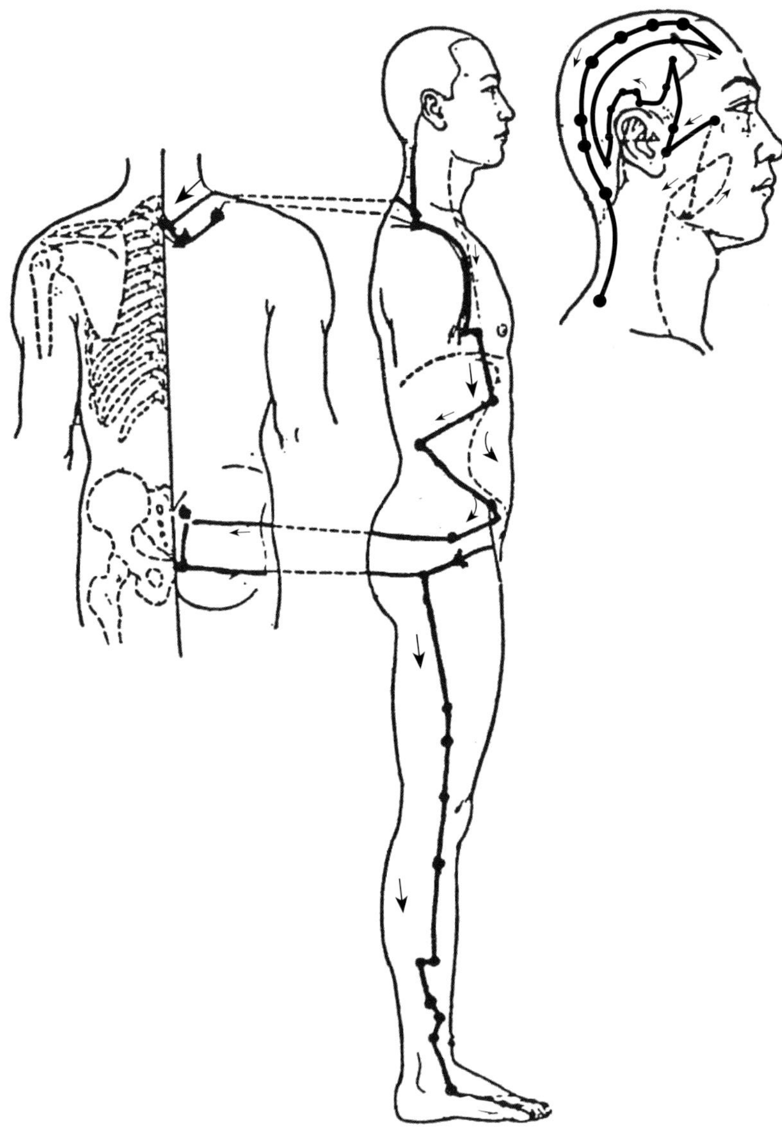

Fuß-Shàoyáng-Gallenblasen-Leitbahnen
zúshàoyáng dǎnjīng

Acht Extra-Leitbahnen, Acht Sonderleitbahnen *bāmàijīng*

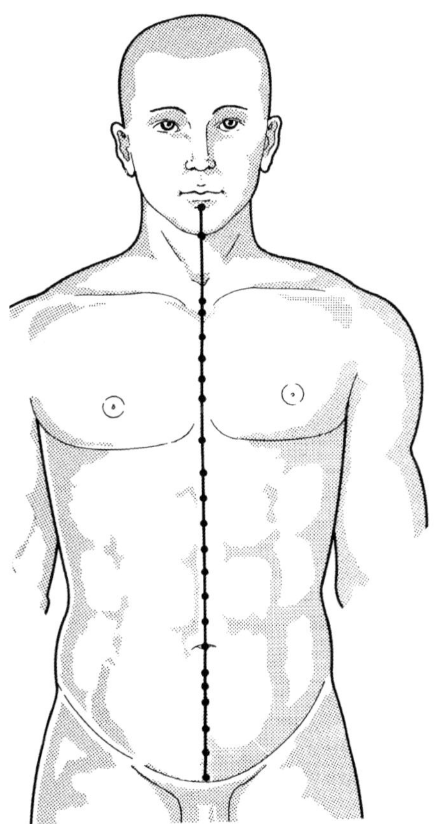

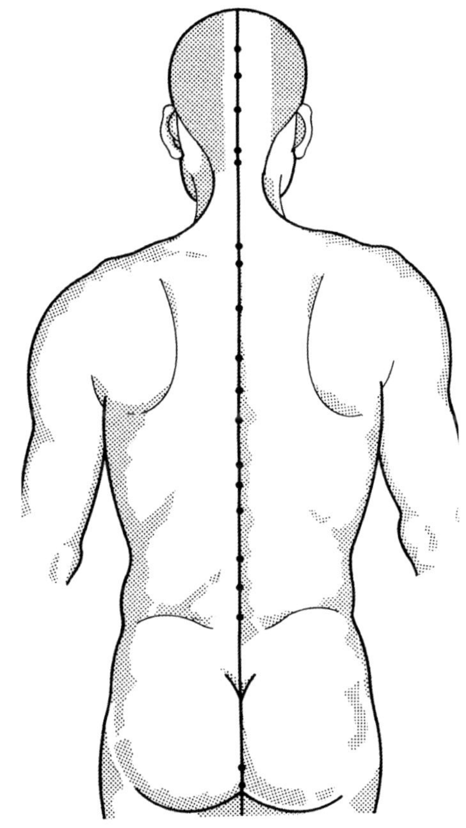

Aufnehmende Leitbahn
rènmài
Wirkpotential: Harmonisierend, kräftigend, besonders Yīn stärkend.

Leitbahn der Steuerung
dūmài
Wirkpotential: Harmonisierend, kräftigend, besonders Yáng stärkend.

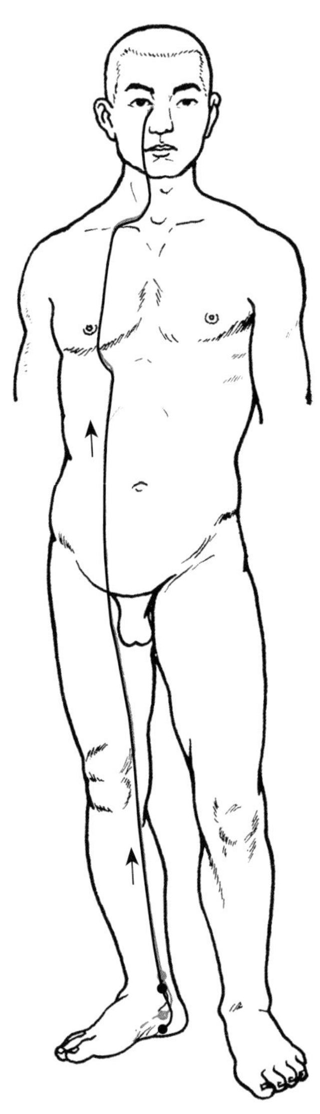

Yīn-Fersen-Leitbahnen
yīnqiāojīng
Wirkpotential: Dienen als Ausgleichsreservoir, stärken die Innenseite der Beine.

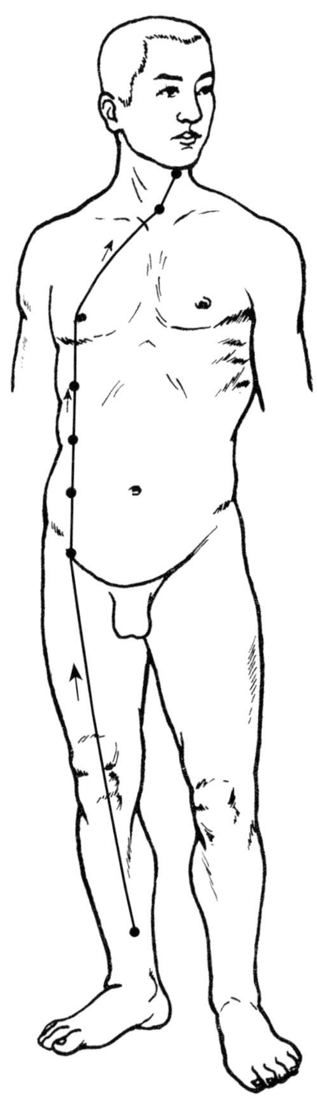

Yīn-Verbindungs-Leitbahnen
yīnwéijīng
Wirkpotential: Dienen als Ausgleichsreservoir, regulieren Qì im Brust- und Bauchbereich.

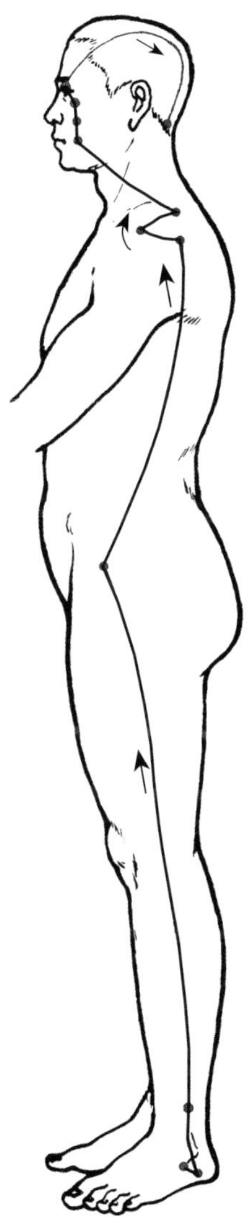

Yáng-Fersen-Leitbahnen
yángqiāojīng
Wirkpotential: Dienen als Ausgleichsreservoir, stärken die Außenseite der Beine.

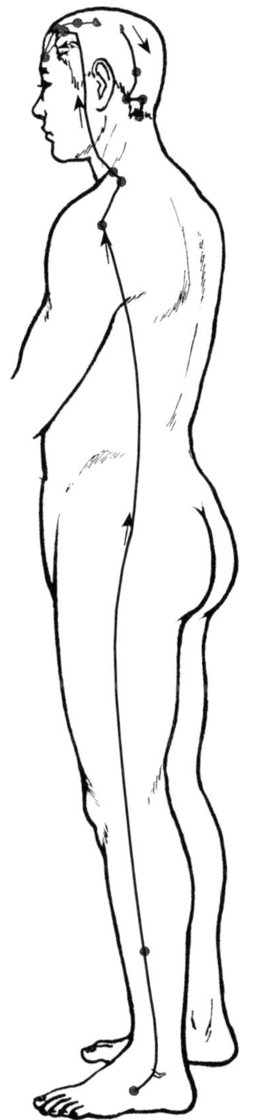

Yáng-Verbindungs-Leitbahnen
yángwéijīng
Wirkpotential: Dienen als Ausgleichsreservoir, regulieren den Qì-Fluss an der Außenseite des Körpers und des Kopfes.

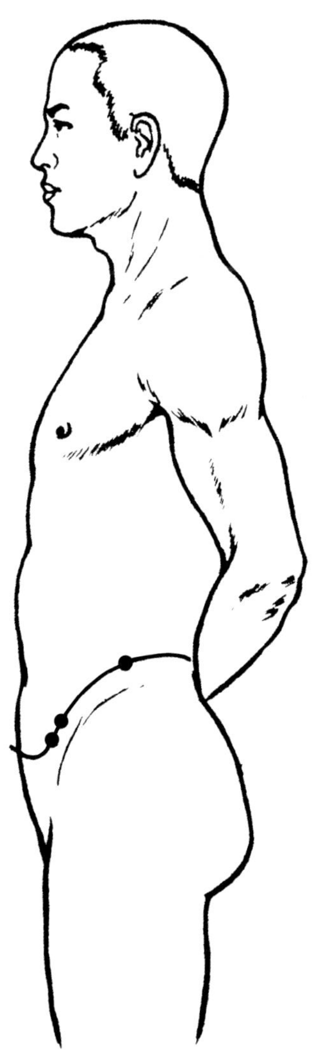

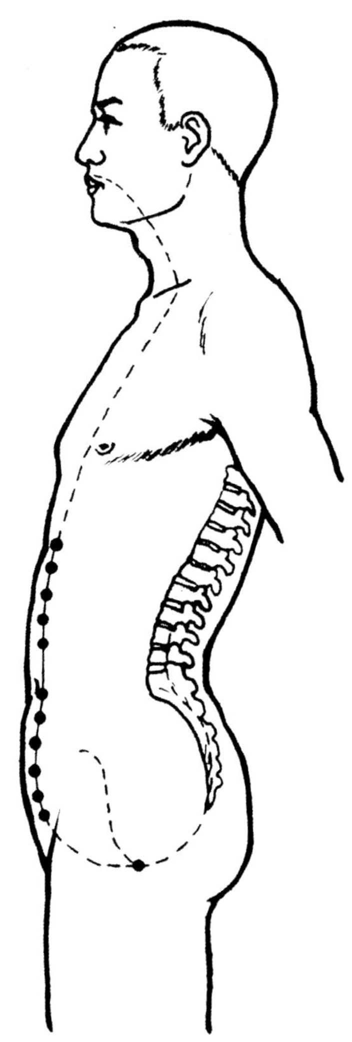

Gürtel-Leitbahn
dàimài
Wirkpotential: Wirkt allgemein ausgleichend in der Körpermitte.

Durchdringungs-Leitbahn
chōngmài
Wirkpotential: Dient als Ausgleichsreservoir aller Leitbahnen und des Blutes xuè.

Akupunkturpunkte in den Übungen des wuxing yangsheng gong:

yúnmén (Lunge 2), „Tor der Wolken“ und *zhōngfǔ* (Lunge 1), „Versammlungshalle der Mitte“.

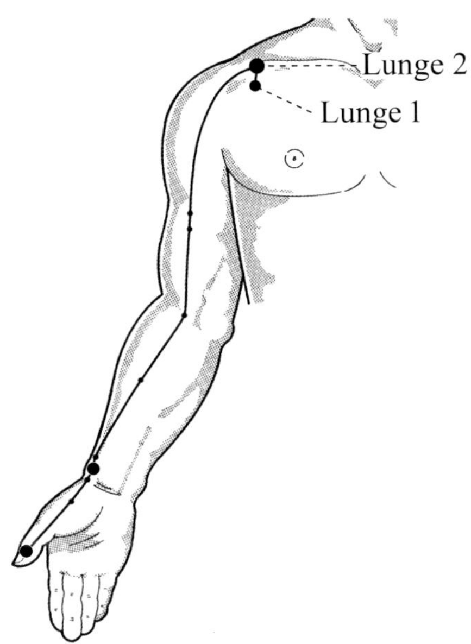

yúnmén (Lunge 2), „Tor der Wolken“.

Lage:	Der Punkt liegt unmittelbar unterhalb des Schlüsselbeins, ein *cùn* über dem Punkt *zhōngfǔ* „Versammlungshalle der Mitte“ (Lunge 1), von der Mittellinie sechs *cùn* entfernt.
Wirkpotential:	Beide Punkte stärken Qì des Funktionskreises Lunge *fèi*, und senken Qì des Funktionskreises Lunge *fèi* ab.

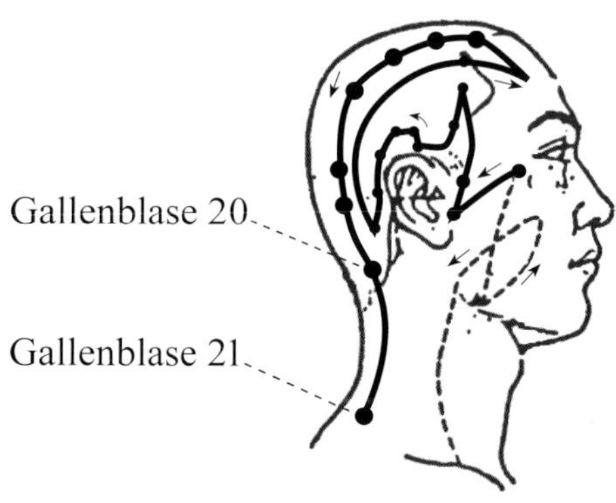

fēngchí (Gallenblase 20), „Teich des Windes“.

Lage: In einer Vertiefung zwischen dem großen Kopfwender (m. sternocleidomastoideus) und dem Trapezmuskel (m. trapezius) in gleicher Höhe wie *dūmài* 16, 1 *cùn* innerhalb des Haaransatzes.

Wirkpotential: Wind zerstreuend, Hitze kühlend, die Sicht klärend.

*jiānjǐng (*Gallenblase 21), „Brunnen der Schulter“.

Lage: Am höchsten Punkt der Schulter.

Wirkpotential: Kann Wind zerstreuen und Hitze kühlen.

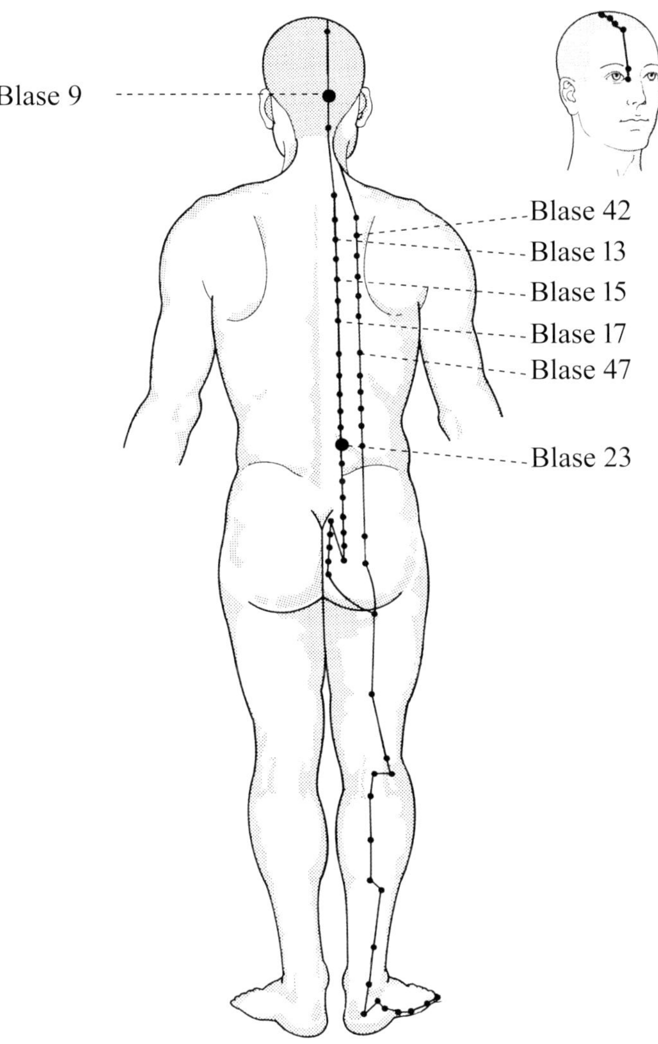
Blase 9
Blase 42
Blase 13
Blase 15
Blase 17
Blase 47
Blase 23

yùzhěn (Blase 9), „Nackenstütze aus Jade".
Lage: 1,3 *cùn* seitlich neben der Mittellinie über dem Oberrand der Hinterhauptsvorwölbung.
Wirkpotential: Wind zerstreuend, Leitbahnen durchgängig machend.

fèishū (Blase 13), „Einflusspunkt für den Funktionskreis Lunge *fèi*".
Lage: 1,5 cùn seitlich neben dem Dornfortsatz des 3. Brustwirbels.
Wirkpotential: Den Funktionskreis Lunge *fèi* stärkend.

xīnshū (Blase 15), „Einflusspunkt für den Funktionskreis Herz *xīn*".
Lage: 1,5 cùn seitlich neben dem Dornfortsatz des 5. Brustwirbels.
Wirkpotential: Den Funktionskreis Herz *xīn* harmonisierend und stärkend.

géshū (Blase 17), „Einflusspunkt für das Zwerchfell".
Lage: 1,5 *cùn* seitlich neben dem Dornfortsatz des 7. Brustwirbels.
Wirkpotential: Spannungen in Brust und Leibesmitte lösend, Blut *xuè* harmonisierend.

shènshù (Blase 23), „Einflussreicher Punkt des Funktionskreises Niere".
Lage: 1,5 cùn seitlich der Dornfortsätze, in Höhe des Zwischenraums zwischen 2. und 3. Lendenwirbel.
Wirkpotential: Den Funktionskreis Niere *shèn* stützend und harmonisierend, die Lenden kräftigend.

pòhù (Blase 42), „Tür zur Körperseele *pò*".
Lage: 3 *cùn* seitlich neben dem Dornfortsatz des 3. Brustwirbels.
Wirkpotential: Den Funktionskreis Lunge *fèi* stärkend, die Körperseele *pò* stützend.

húnmén (Blase 47), „Tor zur Wanderseele *hún*".
Lage: 3 *cùn* seitlich neben dem Dornfortsatz des 9. Brustwirbels.
Wirkpotential: Den Funktionskreis Leber *gān* stützend und regulierend, die Wanderseele *hún* stärkend.

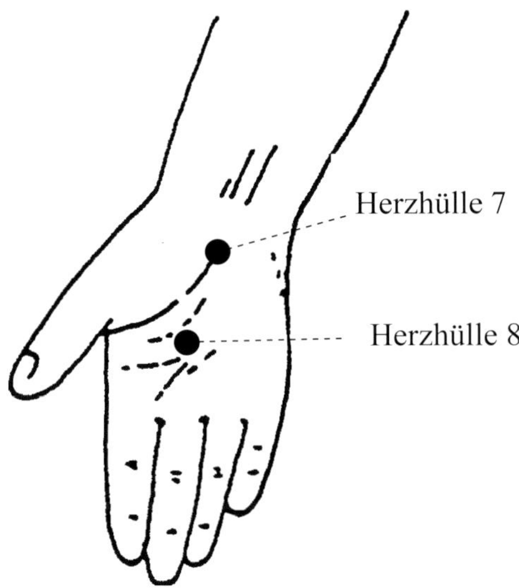

dàlíng (Herzhülle 7), „Großer Grabhügel".
Lage: Mitte der Handgelenksfalte.
Wirkpotential: Den Geist beruhigend, „Hitze" ableitend.

láogōng (Herzhülle 8), „Palast der mühevollen Arbeit".
Lage: Mitte des Handtellers, bei geschlossener Faust liegt der Punkt zwischen den Spitzen von Mittel- und Ringfinger.
Wirkpotential: Den Geist beruhigend, „Hitze" ableitend.

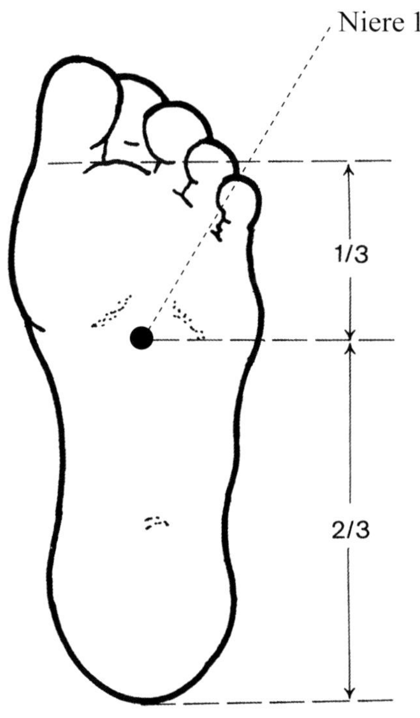

yǒngquán (Niere 1), „Emporsprudelnde Quelle “.

Lage: In einer Vertiefung auf der Mitte der Fußsohle, an der Grenze vom 1. zum 2. Drittel der Fußsohle, die Zehen nicht eingeschlossen.

Wirkpotential: Den Geist beruhigend, Yīn stärkend, kann Fülle vom Kopf absenken.

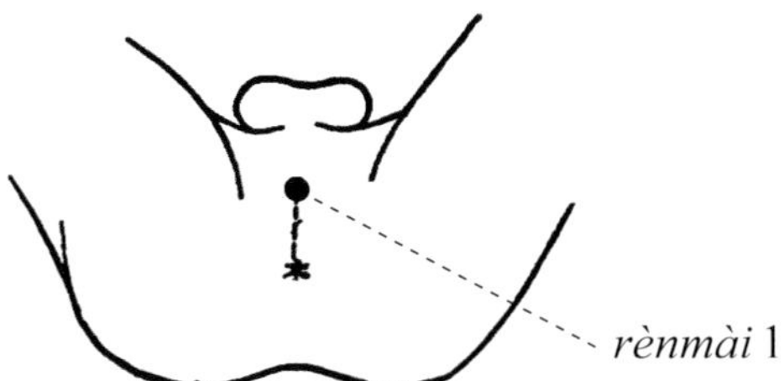

huìyīn (*rènmài* 1), „Zusammentreffen des Yīn".

Lage: In der Mitte des Dammes.

Wirkpotential: Die Aufnehmende Leitbahn, *rènmài,* stützend und regulierend, Yīn nährend. Anfangspunkt von *rènmài,* Aufnehmende Leitbahn, *chōngmài* Durchdringungs-Leitbahn und *dūmài,* Leitbahn der Steuerung.

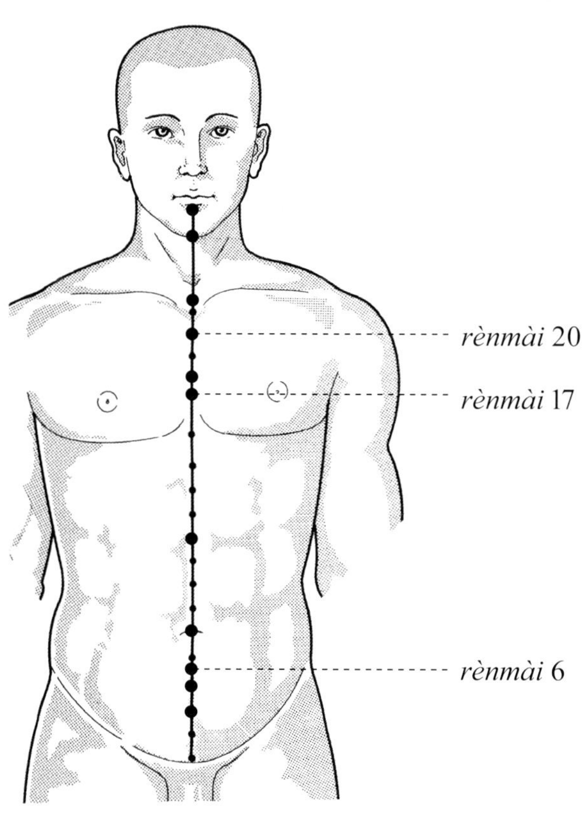

qìhăi (*rènmài 6*), „Meer des Qì", unteres *dāntián.*

Lage: 1,5 cùn unterhalb des Nabels.

Wirkpotential: Das Ursprungs-Qì, *yuánqì,* „Primäres Qì", stärkend, Qì und Blut *xuè* regulierend.

tánzhōng (*rènmài* 17), „Mitte der Brust", mittleres *dāntián.*

Lage: Auf der Mitte des Brustbeins, in Höhe der Brustwarzen bzw. des 4. Rippenzwischenraums.

Wirkpotential: Qì regulierend, „Gegenläufigkeiten" absenkend, Druck von der Brust nehmend, die Leibesmitte entspannend.

huágài (*rènmài 20*), „Geschmückter Baldachin ".

Lage: Auf der Mittellinie des Brustbeins, in Höhe des ersten Rippenzwischenraums.

Wirkpotential: Qì des Funktionskreises Lunge *fèi* stärkend.

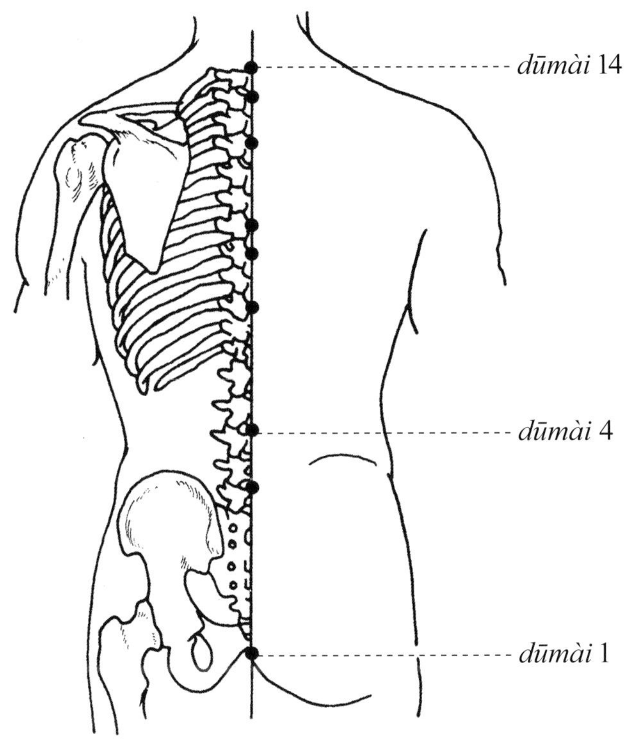

wěilǘ (*dūmài* 1, auch genannt *chángqiáng*), „Wachstum und Stärke".
Lage: Zwischen Spitze des Steißbeins und Anus.
Wirkpotential: Den Geist beruhigend, den unteren Bereich des Drei-Erwärmers regulierend.

mìngmén (*dūmài* 4), „Tor des Lebens".
Lage: Unterhalb des Dornfortsatzes des 2. Lendenwirbels.
Wirkpotential: Den Funktionskreis Niere *shèn* und die Essenz *jīng* stärkend.

dàzhuī (*dūmài* 14), „Großer Wirbel" auch genannt *bǎiláo*, „Punkt aller Strapazen".
Lage: Unterhalb der Dornfortsatzes des 7. Halswirbels.
Wirkpotential: Die Mitte stärkend, Erschöpfung ausgleichend.

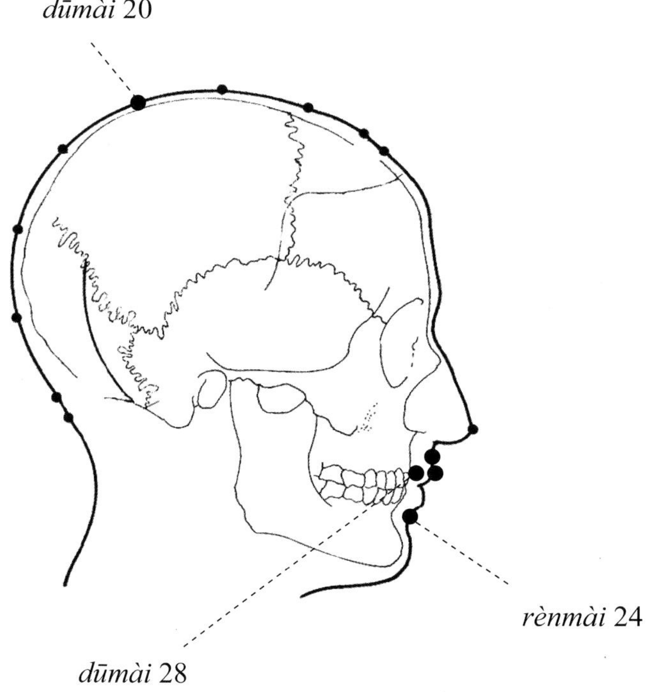

bǎihuì (*dūmài* 20), „Zusammenkunft aller Leitbahnen".
Lage: Auf der Mitte des Schädeldaches, höchster Punkt des Kopfes.
Wirkpotential: Beruhigend, Yáng des Funktionskreises Leber *gān* absenkend.

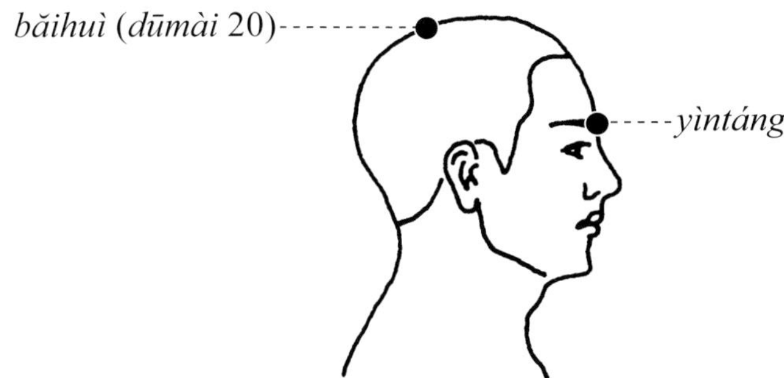

yìntáng, „Siegelhalle“, oberes *dāntián.*

Lage: Der Punkt *yìntáng* liegt auf der Stirn zwischen den Augenbrauen im Verlauf der *dūmài* Leitbahn und wird als oberes *dāntián* bezeichnet.

Wirkpotential: Sitz des Geistes *shén*, beruhigt den Geist, hilft Qì nach unten zu leiten und beugt oberer Fülle vor.

Kapitel 9

Vorwort und Autobiographische Anmerkungen Lǐ Héchūn

《五行养生功》德文版前言

李合春

仙道贵生，无量度人。在众多的道家修炼秘笈中，我当首推《黄帝阴符经》。因其语言精简，且从道、法、术三方面指引人们修炼身心，以至于达到长生久视之功效。《黄帝阴符经》作为前圣之心宗，是探玄寻仙之路、获得经典智慧的真常妙道。该经在篇首提出的“天道”这一命题，成为了无数道门先贤的毕生夙愿。他们穷尽自己的一生，试图去把握那个无法用语言描述的“天道”。他们认为只要能够把握住“天道”，一切就能顺其自然。如何才能对“天道”进行把握呢？《黄帝阴符经》明确提出了具体方法，那就是“观”。所谓“观天之道”，便是对于天地间运行至理的观察与体悟，即《易传·系辞上》所云：“仰则观象于天，俯则观法于地。”通过“观”，对于天道的理解便悄无声息的展开了。我们只有通过“观”的方式去体悟大道，这是《黄帝阴符经》提出的一种体悟天道的有效方法。正如胥元一在《黄帝阴符经心法》中所指出的那样:“欲造《阴符》之道，便向‘观’字上下功夫，更莫别生解会。” 胥元一强调了“观”的重要性，认为应当在缄默之中反观自身。只有对自我有了清醒而明确的体认，才可称之为“自观”；在此基础之上，对这种自观状态进行自觉地体认，则可称之为“观见吾之自观”。

《黄帝阴符经》云:“观天之道，执天之行，尽矣。”“观”不仅要观天道，而且还要求“观”我们的行为举止与天道运行是否相符合，即是否能够做到“执天之行”。只有行为契合于天道，我们才能够自强不息，与四时万物共生共荣。《易传·系辞上》云:“观鸟兽之文与地之宜，近取诸身，远取诸物。于是始作八卦，以通神明之德，以类万物之情。”先民们通过生命的实践与探索，对天道法则的观察和对自然规律的分析，寻求与世界和谐相处的最佳途径。在这一过程中，逐步形成了一整套完善的理论体系，以阴阳五行八卦为思想核心，从现象到概念来诠释天道的衍化。

于是《黄帝阴符经》进而指出:“天有五贼，见之者昌。五贼在心，施行于天，宇宙在乎手，万物生乎身。”这里所谓的“五贼”，指的就是五行。沈亚夫注解《黄帝阴符经》时明确指出:“天有五贼，五行也。日者，火也；火生于木，木克土。月者，水也；水生于金，金克木。见五行相贼相生，是为寒暑。”此类解释更有助于理解个人之修行，且通过五行与自然环境融通，是我们全息理解人与自然的一个重要途径。

作为中国历史上最为著名的神仙养生家之一，“药王”孙思邈在与唐代著名文学家卢照邻的对话中指出：“吾闻善言天者必质于人，善言人者必本于天。天有四时五行，寒暑迭代，其转运也，和而为雨，怒而为风，凝而为霜雪，张而为虹蜺，此天地之常数也。人有四支五藏，一觉一寐，呼吸吐纳，渍而为往来，流而为荣卫，彰而为气色，发而为音声，此人之常数也。阳用其精，阴用其形，天人之所同也。及其失也，蒸则生热，否则生寒，结而为疣赘，陷而为痈疽，奔而为喘乏，竭而为焦枯，诊发乎面，变动乎形，推此以及天地，则亦如之。” 我们还可以通过观察天道，体察天心，然后按照天所展现出来的“道”去生活。如果能够体察到天的运行之道，我们就能阴阳和合，天人交感。只有对大道了然于胸之后，我们才能游刃有余于无形的大道之中。

五行即可相互生养，也可相互克制。是作为贯穿人与自然的内在结构，是天人合一的重要津梁。天有五行，风云雷雨电。象有五星，木、火、土、金、水。人有五行，为五脏，肝、心、脾、肺、肾。地有五行，为五方，东、南、中、西、北。音有五行，为五音，角、徵、宫、商、羽。在物为五色，青、赤、黄、白、黑。在食为五味，酸、苦、甘、辛、咸。在山为五岳，东岳泰山，西岳华山，中岳嵩山，南岳衡山，北岳恒山。通过五行的生克之道，人与自然，人与环境，人与宇宙，形成天人合一之境，所以才会有“宇宙在乎手，万物在乎身”，道教将人身的个体生命，看作是一个小的宇宙，个体与个体之间，个体与整体之间形成了同构互动的关系。五行之间相生相克，相刑相胜，又成为万事万物相互制衡，和谐存在的重要力量。五行犹如五贼之盗，有逆顺之炁，有相返之炁。如果修炼者向道之心坚定，则五行之炁便会返为己用。因此说无论是万物的化育与刑杀，都是因为对五行之炁的具体运用。五行之炁即为阴阳之炁。阴阳之炁散逸则化为五星，五星之炁散逸则化为五行，五行之炁散逸则化为万物，万物之炁聚合而成为五味，五味之炁化为真一，真一散逸而化育五芽，五芽生而五行具，五行具而五脏全。如果人能够明白五行的这种关系，通过判断天地间五气之消长变化，就能够体察天地运化之消息。顺着五行变化的气息去安排自己的生活，那就是顺之者昌。所以通过观察天地五行，并顺之而行，就能够身心安泰，事业兴旺，国家繁荣。如果乱五行之气而行事，则为“贼”，五贼藏在人心。沈亚夫指出：“心者，五贼之首，是以观于五星，经纬万象，内外相成，执天之道行矣。”如果心能不被欲牵，保持真心，就能体察到，天地万物之五行，如若任由“五贼”不加限制地发展，祸乱心灵，欲望滋生，则蒙蔽心灵，使人失去清静之心，无法与世界、自然、宇宙形成有效沟通，故五行反过来伤害其身，所以《阴符经》称之为“五贼”。五行生于阴阳，掌握了五行运行之道，也就能通晓阴阳变化之理。故《化书》曰：“小人由是知阴阳可以召，五行可以役，天地可以别构，日月可以我作。”五行不仅联通天地，内藏于人身，外形于五岳，化声为五音，在人之伦则为五常。《化书·五行》曰：“道德者，天地也。五常者，五行也。”仁，代表发生之意，因此比配于木。义，代表救难之意，因此比配于金。礼，代表明白之意，因此比配于火。智，代表变通之意，因此比配于水。信，代表慤然之意，因此比配于土。仁不足则可以义进行补救，取金克木之意也。义不足则可以礼进行补救，取火克金之意也。礼不足则可以智进行补救，取水克火之意也。智不足则可以信进行补救，取土克水之意也。世间万物开始于五行相生，终结于五行相克。因此我们可以说，在五行生克的过程中化育了世间万物。

因此，《黄帝阴符经》进一步指出：“圣人知自然之道不可违，因而制之。” 古往今来的有道之士体悟到“道”的这种不可违，故而顺之而行。体味经中所云之阴阳，八卦，自然衍生万物之数，《易经·系辞》讲得颇为详细。其文曰：“是故易有太极，是生两仪，两仪生四象，四象生八卦，八卦定吉凶，吉凶生大业。是故法象莫大乎天地，变通莫大乎四时，显象著明莫大乎日月，崇高莫大乎富贵；备物致用，立成器以为天下利，莫大乎圣人。”圣人观象悟道，读经养心。圣人在观察天地万物的过程中，体悟到了自然之道的不可违逆，进而将自然之道化用于人事当中，劝诫人们为人处世既不可不足，也不要过度。我们将阅读《阴符经》的道理和心得体悟，贯穿于我们生活的方方面面，亲身躬行大道之至理，那么我们在生活和做事之中，又会加深对大道的认知。《黄帝阴符经直解》曰：“言自然之道，凡人不能知，故违而去之。斯顺变而生，顺化而死，惟圣人知其不可违。”阴阳八卦，是圣人在观察宇宙，体察自身的过程中发现的秘密。八卦循环往复，象征着天地之道的正常运行。从观察自己到观察宇宙，从审视自身的言行举止到审视宇宙的大化流行，日积月累，我们自然就会向正道不断地靠近，最终，积跬步以致千里，终其一生都在践行大道。

在道教看来，长生久视的基础在于生存质量的不断提升，因而创立出了众多气功导引之术。历代高道大德都在对导引之术进行着丰富与完善，提出了一系列不同的修炼功法，如五禽戏、八段锦、二十四式气功导引法等等。这些高道大德都是结合自己的医学知识与修炼经验，提出具有一定针对性的修炼方法。这些方法都与其发明者所处的时代背景相契合，因而具有相应的时代特征。时代在发展，人们的饮食习惯与生活方式也有了根本性的转变。尤其是进入到了二十一世纪的互联网时代之后，生活方式导致了完全有别于古代生活的职业病、时代病的出现。近视、颈椎病、腰椎间盘突出、肩周炎等成为了大众病，而长期营养过剩导致的心脏病、高血压、糖尿病、冠心病、癌症等等成为了高发病。此外，高强度的工作压力与生活节奏，导致了亚健康状态的普遍化，以及抑郁症等心理疾病的高发。针对这些时代病，我从传统功法入手，结合自己的修炼心得，融合各家之所长，提出了《五行养生功》这一套功法。该功法最主要的特征，便是具有极强的时代性与针对性，因而能够达到立竿见影的功效。

在道教看来，人道和天道的关系，即大自然与人类社会的关系，是一种提高生命质量的生存之道。人与自然的和谐共存，不仅是人类社会的生存必要，同时也是天道自然运行法则所决定（即自然规律的客观主导作用）。人即为天地阴阳之产物，理应法天效地、执而行之，此为《五行养生功》的核心之所在。《五行养生功》主张不同个体生命之间的同构互动，反映了道教对于天然生态的强烈渴望和热爱之情，体现了道教徒们历来尊重客观发展规律的美好情操。在《五行养生功》的修习过程中，能够不断地启迪和激发人们生命存在的内在智慧潜能，提醒人们在永恒无穷变化的世界里去求得生存，促进人类社会持续和谐发展，给予无穷动力。

在人类利用迅猛发展的现代高科技时代，向大自然展开肆无忌惮掠夺的今天，人类文明正面临着前所未有的危机，古老东方的大道智慧，是否能重新过滤我们生活在时代前沿的心灵世界；让我们在纯真自然的世界中找回本真的自我，这不能不唤醒更多的贤人智士去思索和觉醒。充满无限神奇智慧的大道，如甘泉一般滋润着世间每一个生命，她必将成为未来人类荒芜心灵世界的重要精神食粮，必将成为润泽人类文明的重要源泉。

《五行养生功》出版之际，我借此机会，祝愿每一位研习修炼者身心康泰，六时吉祥，福生无量！也祝愿《五行养生功》能更好地传承并发扬光大，帮助更多的人从中探寻智慧健康人生。由衷地感谢德国气功医学养生学会为本书的出版发行付出的艰辛和努力！感谢学会主席何静文女士、田丽斯博士、玛丽斯女士、王民教授等正是有你们默默无闻的不断付出，才得以成就无量之功德！厚德载物，天道酬勤，我祝福你们福寿康宁，乐享太平！

辛丑小雪大吉

李合春于成都重玄书院

梦回南山

（《五行养生功》德文版代自序）

大众！谁曾不死？哪见长生？
不死者，岂是凡身？
长生者，非关秽质。
彭祖至今何在？颜回万劫还存。
不死者，我之法身；
长生者，吾之元气。

——王常月老方丈《龙门心法》

依世人所见，生也匆匆，命也匆匆，恒古难相逢；人生百态，转瞬即逝，都付笑谈中。然道者有云，人生方生方死，方死方生，死生变化，无有恒常。因此王常月老方丈才会发出“彭祖至今何在？颜回万劫还存”的感慨。法身不死，故非凡身；元气长生，故非秽质。李白《春夜宴桃李园序》云：“夫天地者，万物之逆旅也；光阴者，百代之过客也。而浮生若梦，为欢几何？古人秉烛夜游，良有以也。”[①]古人认为时光短暂，生活如漂浮不定的幻梦，所以于黑夜中秉持烛火探索生命之真理。

《道德真经》云：“万物负阴而抱阳，冲气以为和。”[②]人秉阴阳二气，聚则成形，散则为气。“不死者，我之法身；长生者，吾之元气。”唯有吸天地之灵气，集日月之精

① （唐）李白：《李太白集注》，台北：台湾商务印书馆影印文渊阁《四库全书》本，第 1067 册，第 493 页。

② 《道德真经》，《道藏》，文物出版社、上海书店、天津古籍出版社 1988 年版，（以下简称“《道藏》”）第 11 册，第 478 页。本文所引《道德真经》原文皆引自该书，以下不再具体标注。

华，夺自然之造化，方能与天地同寿，日月同辉。故而老子又说："不失其所者久也，死而不亡者寿也"[①]。修真之士，需常养浩然之正气，得性命之双修，方能守精达变，道法同行。此即谓"深根固蒂，长生久视之道"[②]。

道之化机是孕育世间万物的源泉，生命中的每一次相遇，都是在冥冥之中由无数个机缘注定的，与之相遇的每一个瞬间，都是天地自然之道的最佳显现。唯有正确地认知天道与人文的规律，从中领悟人生哲理，以坦然心态为人，以宽容胸怀处世，才能云水风度，随遇而安，洞彻人生机缘。

法不孤起，仗境方生；道不虚行，遇缘则应。自 2004 年起，我时常应邀至欧洲诸国讲学。在讲授中华文化和道家修养的过程中，西方人对我所讲的《阴符经》和《清静经》思想赞叹有加。在此基础之上，我从传统功法入手，结合自己的修炼心得，融合各家之所长，提出了《五行养生功》这套功法，改善人们的生存状态，提高人们的生存质量，以期达到长生久视之功效。

经功浩力不思议，时常诵读，开智生慧，如隔微云仰朗月，夷途良辔，大海安波。有鉴于此，但搓数语以记之：

源道

籍以无心相遇，
而成有心之计。
不知宿缘有在，
何以了此缘机?

① 《道德真经》，《道藏》，第 11 册，第 479 页。
② 《道德真经》，《道藏》，第 11 册，第 479 页。

第 2 页

世间流云飞羽，
大梦浮生若寄。
人谓乾坤万化，
皆在一念之诚。

人生众多的相遇，皆是无心的。无论是功名利禄，还是喜怒哀乐，好坏对错，美丑善恶，无不如是焉！人们总是在相遇之后，去面对诸多幻境与虚妄，憧憬着美好的未来。为了虔诚的信念，不断地改变着自己的命运，牵动着漫漫人生，却不知命运使然，乃承负羁绊，如古人在一副对联中写道："浮生若梦谁非寄，到处能安即是家。"生活如浮云一般，转瞬即逝，游来飘去。此生客寄于世，如能逍遥无碍于天地间，将可达观妙处于人世。

道通天地有形外，山在虚无飘渺间。从中国的终南山到欧洲的阿尔卑斯山，一路走来，虽相隔万水千山，然而道相通，德相连。在欧洲诸国讲学期间，我时常云游于山水之间。其中，瑞士的风土人情给我留下的印象最为深刻。每当我搭乘的航班降落在瑞士这片祥和而恬静的国土时，第一时间会让我想起老子在《道德真经》里所描绘的景象："小国寡民，使有什伯之器而不用，使民重死而不远徙。虽有舟舆，无所乘之；虽有甲兵，无所陈之；使人复结绳而用之。甘其食，美其服，安其居，乐其俗。邻国相望，鸡犬之声相闻，民至老死不相往来。"[①]老子所生活的中国周朝，是一个智者辈出的时代，路不拾遗，夜不闭户；日出而作，日落而息；起居有常，饮食有节；空气清新，百姓安定。来到瑞士，让我

① 《道德真经》，《道藏》，第 11 册，第 481 页。

感到熟悉而温馨，诗意般地栖居在大地上，是人类共同的梦想。

真心清静道为宗，譬彼中天宝月同。

净扫迷云无点翳，一轮光满太虚空。[①]

2007 年 8 月 12 日，第一缕曙光射穿了黎明前的黑暗，由天外而来的琳琅振响，如天籁一般响彻我的心扉，透过灵魂深处，激活身体的每一个细胞。我呼吸着清新的空气，从美梦中醒来，就像打通了任督二脉一般通透。在瑞士苏黎世郊外 Guido.Steiger 家的一座古老的木屋里，我躺在松软舒适的大床上，依稀回味着昨夜那灵虚幽旷的感觉：在美丽的月神守护下，被浩瀚无垠的星空紧紧包裹着，犹如天人合一。此时我正沐浴在美丽祥和的阳光里，享受着花园的恬静和丰硕的果实。秋季的阿尔卑斯山，到处是鲜花灿烂，香气怡人。我望着满园的硕果，整个身心全然陶醉在这迷人的秋色里，恍惚之间，如有隔世之感，穿越时空隧道，回到了古代中国的周朝。那里有我最为崇拜的智者姜子牙，他在昆仑神山，追随元始天尊，修炼道法。后得恩师授意，赴终南山，号令诸神，助周伐纣，辅佐周天子缔造了时代的辉煌。

古往今来，人们对幸福美好生活的向往，莫过于追求快活逍遥的神仙境界。探寻神仙之道的玄妙，成为了我人生立志的初心。我出生的那个被称之为南山（后来又称终南山）的地方，不仅是自周朝以来中国历代帝王和神仙们朝拜的圣

① 《灵宝五经提纲》，《道藏》，第 9 册，第 859 页。

地，而且还是天道在人间世界的最佳展现。因此天人合一、道法自然的理念，构成了天道与人道的紧密联系。中国古代天文学将天空划分为三个重要部分，即紫薇垣、太微垣和天市垣。紫薇垣是天的中心，天帝在其中。世间帝王住在紫禁城中，奉天承运，代天化民。世间的山水河流皆对应承接了源自天庭的元始之"气"。终南仙山顺势而起，绝尘离世。享日月之精华，汇天地之灵气，上秉中天北斗紫微之气，中承万山之祖昆仑神山，下续长江黄河之德。隐士乐土，神仙都会，实属聚风藏水宝地也！

山为龙，水为脉，谓之来龙去脉。山为脉之源，脉行山之势。正如龙腾有起伏，山脉有高低。龙腾云雾中，见首不见尾，山势绵延，逶迤不断。万物皆为气所化，所以龙脉也被称为气脉。八百里秦川，万里终南山，通天地造化，和阴阳大德，润泽苍生。无论是金戈铁马的时代，还是醉生梦死的红尘岁月，高真大隐们总是修行于这些仙山胜境、洞天福地之中。有人说"洞天"的"洞"就是"通"的意思，"洞天"即与天地相通。在与上"天"气息相通的福地修炼，自然更容易修炼有成。福地洞天，玄灵造化；东方文明，与道合真。道教所讲的"气"，作为无形无象的存在，贯穿于万事万物之中，滋养了中华文化的根脉。"气"与"道"同在，琴、棋、书、画、诗、酒、剑、茶无不得气而生，失气而亡；万物负阴而抱阳，冲气以为和。天清地宁，万物相生。充斥天地之间的自然之气，不仅造就了华夏仙山的众多神仙事迹，同时也化育了勤劳朴实的芸芸众生。

慈母秉承南山之气，历经世间甘苦，将我养育在这片青山绿水间。商山以南的这片土地——商南，此处建县于北魏景明元年，迄今已有1500多年历史。这里有仰韶文化、龙山文化积淀的厚重，兼具移民文化的丰富广博。商山宗终南山为主脉，被道教列为洞天福地，春有百花秋有月，夏有凉风冬有雪。可谓是地灵人杰，钟灵毓秀，历来堪称智者隐士们修真悟道的摇篮，秦朝末年著名的隐士商山四皓中甪里便是此地人。商南是秦岭山脉的源头，而秦岭山脉是中国地理上的南北分界线。我家背靠秦岭支脉的西岳华山，南邻太和武当山，东连古都洛阳。中华之“华”源于华山，因而华山被世人誉为“华夏之根”，是中华民族精神的象征。

众所周知，五岳指的是东岳泰山、西岳华山、南岳衡山、北岳恒山和中岳嵩山。在民众心理中，五岳是中国传统山岳崇拜中最为推崇的五座神山，其中的西岳华山更是被道教列为第四洞天，历来仙真云集，高道辈出，宫观林立。

而在信仰者心目中，武当山更是一座常年仙气充盈的神山，昔年道教祖师真武大帝在此修行成仙。放眼武当山，七十二峰朝大顶，二十四涧水长流，从太子坡“云岩初步”到紫霄宫“云外清都”，皆置身世外，圣境如云。明代帝王发愿大修武当山，并赐名“大岳太和山”。从治世玄岳到皇室家庙，武当山作为一座重要的道教名山影响着中国近世道教的发展。

翻过秦岭即为繁华喧嚣的盛唐古城——长安（现称西安），其见证了中国历史上最为辉煌的盛世。现在的商南文

第 6 页

化多元，既古且新，厚重而又充满活力，是秦楚豫三省八县之枢纽。

宇宙万有，天道循环，最终都会因时间与空间而化为乌有。自母亲以上三代，家族女性皆传承医道，践行善道，济世行善，德泽乡里。慈母怀胎十月，乳哺三年，历经艰辛承续李氏之宗祧。母恩难忘，身为幼子的我，将用一世之修行感恩家母之大爱。

记得那是1985年的一个严寒的冬日，我清晨起来在父亲的床边，温馨地和他聊着天，聊着聊着他睡着了。在吃完了母亲精心准备的早餐后，哥哥送我去上学，还没到放学的时间哥哥突然来到学校接我。我感觉十分诧异，哥哥颤声说道："咱们回家吧！父亲走了……"回到家里，我看着安祥睡着的父亲，无论我如何声嘶力竭地呼唤，他都再也没醒过来……从那时起，我对生活的记忆就越来越清晰了。父亲的过早离世，令哥嫂早早挑起了家庭的重担。老家有这样一句俗话："当哥比父，当嫂比母。"在哥嫂的严厉训导下，我的童年时光没有荒废，而是同其他的孩子们一样，正常生活，努力学习。

熬过了严寒的冬天，万物复苏，迎来了满怀生机的春日。在一个风和日丽的正午，我兴高采烈地放学归来。在饭桌上，我突然发现一个不同寻常的客人。他瘦高的个头，一袭天蓝色的长衫，挽着饱满的发髻；清瘦修长的脸上镶嵌着一双深邃睿智的眼睛，似乎能洞察这世间的一切；双眉如慧剑一般鼎托着宽阔的额头，好像其中蕴藏着无穷的智慧；那悠然自得的胡须将他衬托得如此潇洒与飘逸，仿佛他是从另外一个世界而来。对他的景仰之情，在我心底油然而生。从母亲那里得知，他是一位在华山修道的出家之人，云游来此。

在家人的引荐下，我正式拜他为师。此后，每日白天我像别人家的孩子一样，去学校上学。不同的是，早晚我还要跟随师父习武，并听他讲述许多离奇的故事，和他那传奇的人生经历。那时的我对于武功和拳术全然不知，脑子里根本没有概念，但是他那神奇的经历和动听的故事深深吸引了少年的我。当时的中国，电视机不算普及，但一系列以武侠为题材的电视连续剧，例如《张三丰》《武当》等，却轰动了整个中国。习武的热潮和侠客的梦想，在刚刚开放的中国，令无数年轻人痴迷神往。肉眼凡胎的我，也追波逐流，在大侠的梦想中畅想未来。

不能继承家学、传承医道的我，实在不忍看着终日被病魔缠身的人却无所作为。这种心有余而力不足的烦恼，始终困扰着我。迫切希望成为一代大侠，扶弱济困，当时是我唯一的奋斗目标。师父心怀天下，慈悲济世，云游四方。他每年能来我家居住的时间非常宝贵，我十分珍惜，只能加倍努力，冬练三九，夏练三伏。在母亲的眼里，我离“大侠”已经不太远了。

20 世纪 90 年代初期，随着年龄慢慢增长，我开始进入到了中学时代，就读于文碧峰下的青山中学。据史料记载，这里是宋代道学大家邵雍所创办的青山书院之旧址。邵雍（1011－1077），字尧夫，谥号康节，是北宋时期的一代高道，集思想家、数学家、文学家于一身，誉满后世。在其所著《皇极经世书》中，邵雍运用易理和易数推演宇宙起源与自然演化的规律，探究古今历史变迁的奥秘，取得了极大成就。邵雍生于河南，毗邻我的家乡，因此地民风淳朴，山川灵秀，故在此创办青山书院传道授业，著书立说，教化一方。

青山中学秉承青山书院的教学理念，为青年学子打下了坚实的基础。青山中学门口有一条涓涓小溪紧挨着操场，旁边有两棵胸径粗近八米、高近三十米的千年古树，据说乃是邵雍亲手所植。每次路过，看到此树在溪水的滋养下郁郁葱葱，枝繁叶茂，我都为其所展现出来的顽强不息的生命力而唏嘘不已。

离开了家庭生活，我开始和同学们朝夕相处，吃住在学校里。只能每周末回家一次，所以与家人和师父相聚的时间越来越少，对于往事的思索和怀念却越来越多。师父那飘逸潇洒的形象，母亲那善良慈祥的面孔，在我心中变得高大了起来……

一次偶然机遇，我做出了人生的重大选择。清晰地记得，那是中学快要念完前的一个傍晚，我在校外的小镇玩耍，偶然间被一部电视连续剧《封神榜》吸引住了。电视剧讲述了古代中国众多神仙和隐士们的修炼生活，以及他们是如何辅佐周王朝战胜邪恶、统理天下的故事。周王朝是中国历史上统治时期长达近八百年的一个朝代（公元前1046——公元前256）。我为这样一个故事痴迷，并且沉醉其中难以自拔。

从那以后，我就无心学习。尽管每天依旧按时去学校上课，但是满脑子都是神仙的世界。我开始思考我的师父：他虽然从来没有读过大学，却拥有丰富的知识和了不起的智慧，他还精通绘画、书法、医学和武功……师父每天怀着慈悲之心，行医治病，解救众生。他亲自去深山采药，然后精心炮制，制成各种汤膏和药丸，药到病除。不仅如此，他清静的心态和深邃的智慧，给无数人提供了一种精神指引。他成了我的英雄和偶像。在我的内心深处，我是多么想成为他那样的人。

每当想起师父，我就倍受鼓舞。可是，当我意识到想学习的东西永远也无法从学校里学到时，我就万分沮丧。学校这种单调乏味的教育模式，不能让我拥有师父那般的智慧。我不可能在学校实现自己的梦想——拥有像师父那样无拘无束、自由自在的生活。那段时间我非常困惑，每天都在思考如何实现梦想。

期末考试的前两周，我突然鼓起勇气做出了重大决定——离开学校。我没有告诉任何人，包括家人亲人和老师同学。除了那身夏天的衣服，只带了一把母亲给我的雨伞。尽管那时我孤身一人，但是内心充满喜悦之情，虽然当时我也不知该去向何方。这时，我遇到一位老人，他告诉我在某座山上有一座寺庙，里面住着一位老和尚。我就顺着他的指引去了那座庙。

那时候交通不发达，也没有直达山中寺庙的交通工具。我只能靠我的双手双脚，一路翻山越岭。这真是一段艰辛的旅程。尽管早已精疲力竭，但是虔诚的精神力量一直支持我不断前行，因为我很高兴自己终于走上实现梦想的道路。

当我最终到达寺庙的时候，已是黄昏时分。群山环绕之中，万山来朝，一座已经荒废的“地母庙”静静地耸立在这山巅之上。漫天的星辰和彩云，触手可及。松柏翠竹相伴，清风来徐，沙沙作响。尽管地母庙颓败破旧，但在我看来，她却是这壮观景象中最耀眼的地方。

当我正在欣赏这壮观景象时，一位老僧走了出来。他独自一人住在这里，不仅是这里的住持，也是这里唯一的僧侣。这位大师和我的师父不一样——他剃着光头，没有优雅的胡须，穿着灰色的袍子。他不像我的师父那样优雅潇洒，但是他看起来依旧端庄干净，令人肃然起敬。他慈祥地看着我，然后用和蔼的语气和我讲话。我十分激动地诉说着自己的来意，他很和善地答应了我的请求。

伴随着日出日落，我和法师一起练习武功，打坐冥想，早晚学习经文。在变幻莫测的彩霞映照下，我们一起喝茶，期间他教我一些心法。然而，地母庙的生活让我想起了师父和电视剧里的姜子牙。我有时会思考：要怎样才能过上他们那种生活呢？我开始怀念师父，试图去实现电视上看到的那种生活。

到达地母庙两三个月后的一个午后，我跟地母庙的法师闲谈，告诉他自己的理想——成为一名道士，修道成仙。后来法师告诉我，在另一座山上有一座老君山道观，那里的道长是他的老朋友。当听见这个消息，我非常激动，想着也许在那里就会遇到我命中注定的真正的师父。我非常感激地母庙的法师，并立刻去大殿里焚香感谢地母，祈求她的保佑，帮助我实现我的梦想。与法师告别后，我就离开了地母庙。

经过漫长艰苦的跋涉，通往梦想之路似乎出现在了眼前。

在几乎不间断地行走了一天半以后，我终于到达山脚下。老君山道观位于商南县城西党马乡，途经 312 国道，由捉马沟大桥向北行进沟，山路崎岖，山石险峻，有点“山高石头多，出门就爬坡”的意思，山尖高耸入云，极其陡峭。那天下了很大的雨，还好是夏天，过一会太阳就出来了。尽管梦想就在眼前，但依旧困难重重——这座山太陡峭了。这下真的是“爬山”——因为只能手脚并用去爬，有些地方就像是在攀登陡立的墙壁或者攀登直立的梯子。

事实上，很快我就迷路了。尽管迷路了，但我还是很高兴，因为我在山里——夏天的山里，有各种各样的成熟野果，他们可以给我提供充足的能量和力量，帮助我登上顶峰。但是当我最终到达山顶之时，我却发现，法师跟我讲的那座道观，却耸立在另一座山峰之上。于是我只能原路返回，然后再重新攀登。

最终到达那座道观时，天已经黑了，我也已经累得精疲力竭。然而，我吃惊地发现整座道观一个人也没有。真的，一个人也没有。不过我还是径直走进道观，然后倒头就睡，因为确实累得不行了。我一觉睡到天亮。醒来才发现，道观正建造在悬崖绝壁之上。主峰天池峰，峰顶有一池号称“天池”，四季不涸，常年清澈，传说是神仙沐浴的地方。左有狮象峰，右为蜡台峰，环山依岩，坐北向南，自然天成。经过昨天的大雨，远远望去一目千里。山上清晨的阳光是那么得清纯明亮，视野开阔。我起来洗漱完毕，就去大殿上香叩拜，静静地等候这里的道长回来。道长大约是在中午之前回来的，我恳请他收留我，允许我出家成为一名道士，在这儿和他一起修道，修炼成仙。

他静静地倾听，微笑地看着眼前这个可爱而虔诚的小男孩。在接下来的日子里，我要接受出家相关的种种考验。每天打扫卫生，早晚功课。修道成仙的愿望如此迫切，以至于每天还要练习打坐冥想、诵读经文。

一起生活了一段时间以后，我和师父的关系变得非常亲切，算是通过了初步考验，他建议我回家一趟，把我出家的打算告诉家人，并且让他们知道我在哪里，在做什么。那时候我突然想起了家人，尤其是我的母亲。因此，我决定在正式出家修道之前至少先回趟家。

当我回家的时候，才发现他们都一直在找我，而且已经找了很长一段时间。母亲见到我喜极而泣，又是激动又是高兴。原来，自我逃学走后，学校便联系我的家人，询问为何我很长时间都不去学校上学，他们这才意识到我失踪了。从那以后，家人们就一直尽力寻找我。但是在他们找我的时候，我却把他们忘得一干二净。

就在此时，我突然意识到每个人的生活都是不可复制的，别人是无法替代你去生活，而我也只能经历属于我的生活。家人的担心和关怀，让我感受到慈悲与爱的力量，更加坚定我对美好未来的无限憧憬。

我前往家族祠堂（也就是传统中国北方人家里的堂屋），——这里供奉着天地君亲祖先牌位。我在香炉里上了炷香，告诉先辈们自己希望出家修道的打算，然后又告诉了母亲。我的母亲是一位虔诚善良的宗教信徒，当她听到我的打算时，她非常高兴我能做这样的决定。但是我的哥哥，还有家里的其他亲戚们却不理解我为什么会这样做。

我又回到那个老君山道观，把母亲同意我出家修道的决定告诉了师父。母亲认为我能够造福更多的人，而选择出家修行这条路是整个家族莫大的荣耀。这时候，师父才正式收我为徒，并赐道号“合春”作为我的道名。“合”是天人合一、聚集联合的意思，是道教全真龙门派第16代玄裔弟子的辈分。“春”是春天的意思，春天是万物萌芽的季节，这个字就像道生万物一样，充满着生机，让我甚是欢喜。

序号	辈分	内容
1	1-20 代	道德通玄静，真常守太清。 一阳来复本，合教永圆明。
2	21-40 代	至理宗诚信，崇高嗣法兴。 世景荣惟懋，希微衍自宁。
3	41-60 代	惟修正仁义，超升云会登。 大妙中黄贵，圣体全用功。
4	61-80 代	虚空乾坤秀，金木姓相逢。 山海龙虎交，莲开现宝新。
5	81-100 代	行满丹书诏，月盈祥光生。 万古续仙号，三界都是亲。

第 14 页

表一：全真道教龙门派百代谱系

在师父身边，我从道门日常课诵基础开始，净心神咒、净口神咒、净身神咒、安土地神咒、净天地神咒、金光神咒、祝香咒、玄蕴咒等八大神咒学起，相继背诵《太上老君说常清静妙经》《高上玉皇心印妙经》《吕祖百字铭》《龙门派百字辈》《龙门心法》《三官经》《北斗经》等等经文典籍。修行学习一段时间后，师父感知到我内心的想法，给了我外出云游历练的机会，参访学习见识一下外面的世界，拜访洞天福地和高真大德。

一个风雪交加的清晨，师父送我到汽车站，并跟我说先去华山和楼观台拜访两位高道。在分别的时候，他语重心长地跟我说了两句简短的话——“慈心下气，恭敬一切”，一下子触动了我内心深处。这八个字，来自于我每天都要念诵的早晚功课经文，但是在此情此景中，这就是师父特意为我准备的参学处事心法。从那时起，这两句经文便成为了一座灯塔，照亮了我的修行之路。

按照师父的指引，我来到了华山。到达华山的时候，已是傍晚时分。放眼望去，在皎洁的月光映照下，皑皑白雪覆盖的群山是多么的雄伟壮丽。当晚，我住在山脚下的道观玉泉院里。进入道观的一刹那，蜿蜒矗立的殿台楼阁召唤着我，内心喜悦之情油然而生。

第二天很早我便起床，却发现其他人已经做完了功课，每个人都悄无声息地拿着扫帚，打扫着庭院的落叶，我也自然而然地加入其中。院落很大，大家互不交接，各自扫着眼下的落叶。好像每个人都在清扫着自己的心田一般，且在自然而然的过程中受到教化，如《南华真经 · 知北游》所言：“天地有大美而不言，四时有明法而不议，万物有成理而不说。”[①]这一切是那样的完美和谐，宁静祥和。

玉泉院始建于北宋皇佑年间（1049-1051），是高道贾得升为其师父“希夷先生”陈抟老祖修建的。据说陈抟老祖在这里的山荪亭写出了《钓潭集》《三峰寓言》等著作。院内的无忧树，据说为陈抟老祖当年亲手栽植。此外，玉泉院还有石舫、无忧亭、通天亭、希夷洞等名胜古迹。华山自古三宫九观七十二庵一百零八洞，是久负盛名的福地洞天。

在其他道长的指引之下，我去拜访了一位德高望重的老前辈，她住在华山极为险要的地方——大上方。我内心有很多问题需要请教，想从她那儿学到一些方法。在我和她相处的期间她并没有传授我具体的方法，后来回想起有关她的点点滴滴，总觉得从中受益匪浅。我这才明白这就是所谓的以身示法，行不言之教。

离开华山，我去了终南山楼观台。楼观台是周朝函谷关关令尹喜真人结草为楼，观星望气之所，留下了“紫气东来”的千古佳话。一日尹喜真人观天象，有紫气从东方缓缓而来，预示着将有智者圣贤路经此地。于是命人清扫道路，在此恭候，不日老子离开京畿云游至此。在尹喜真人的再三请求下，方才有了《道德真经》流传后世，惠及苍生。之后的楼观台成为了世人心中的圣地，道韵悠长。

① 《南华真经》，《道藏》第十一册，第 607 页。本文所引《南华真经》原文皆引自该书，以下不再具体标注。

福地洞天历来都是高道大德们切磋砥砺的云集之地。师父推荐我来此地参学定有深意，我每日扫洒应对，行早晚功课，沐浴在谈玄论道的玄门正气之中。在众多前辈的熏陶之下，我和其他道徒一样，聆听教诲，学习经典。虽然当时对众多经典领悟有限，然通读并背诵的《黄帝阴符经》《道德真经》《黄石公素书》《周易参同契》等经典至今记忆犹新。其中，刊刻在楼观台《道德真经》碑石之侧的十四字玄之又玄的秘诀，经过任道长的解读和传授，让我受益良多。这十四字如下[①]：

【身宝】读音：玉【yù】

字义：珍贵之意。天有三宝日、月、星，人有三宝精、气、神。此字会意身内有宝，珍贵如玉。常人因凡俗萦扰，恣情纵欲，而不能常保。故《道德真经》第七十五章中说“民之轻死，以其求生之厚”。老君造此字教人固守三宝，恬淡世情，积精累气，以求长生。

【身丹】读音：炉【lú】

字义：冶炼的器具。此字指炼内丹而言，从字的构成应理解为：以人身固有的精、气、神，经过阴阳交会炼就养生的真丹。丹经《悟真篇》曰：“先把乾坤为鼎器，次搏乌兔药来烹。”[②]人身如一小乾坤，既有炼丹的鼎器，也有炼丹的元素。【身丹】字反映了道家关于修养的基本方法。

【一内火】读音：烧【shāo】

字义：一者，坎也，为水也；内者是身内有水、有火也。

① 读者如有兴趣，可进一步参阅任法融道长著《太上老君十四字养生诀》。

② （宋）张伯端撰，王沐浅释：《悟真篇浅释》，北京：中华书局 1990 年版，第 31 页。

一者取其天一生水之意，在天干为壬癸，在地支为亥子，在卦为坎，按老君太极图意，阴极生阳，故曰“冬至一阳生”①。水者万物之所伏生，喻人身亦有阴极生阳之理。火者在时令为夏，在四方为正南，在卦为离，在天干为丙丁，在地支为己午，在三光为日，在人身则为心神。丹经提到：火逼金行者，实即心火下降，肾水上腾，阴阳交会成为烧炼之意。

【木石土】读音：炼【liàn】

字义：木能生火，所以木是火源。丹经中说：“木为火之元神，金为水之元精。土能簇五行。”金、木、水、火，在四季各有旺、相、休、囚的不同变化，只有土属中央，旺于四季。金、木、水、火皆依于土。所以说“土能生万物”②。用人的心意来招摄人身内的水火，使之归源，去其糟粕，取其精华（元神、元精）。只有经过这样的提炼，真气才能正常运转。

【心命】读音：延【yán】

字义：延长寿命之意。道家认为只有性（心）命双修才能延年益寿。丹经中说：“只知修性不知命，这是修行第一病。”性命双修是通过戒、定、慧，修炼精、气、神，宁心静虑，精满气足，心旷神怡。故此字的意思是教人平日清静身心，固守精气，这才是延长寿命的根本，亦即道家倡导的养生之道。

【千万】读音：年【nián】

字义：依法修炼能够达到长寿无极之意。据《南华真

① （北宋）张伯端：《悟真篇注释》，《道藏》，第3册，第28页。
② 《周易参同契注》，《道藏》，第20册，第182页。

经·在宥》记载，广成子向轩辕黄帝传授养生之道时说："天地有宫，阴阳有藏，慎守汝身，物将自壮，我守其一，以处其和，故我修身千二百岁矣，吾形未尝衰。""千万"意喻长久，人如能依照老君养生之法，久持不懈地修养，就能身强体健，延长寿命。

【自家水】读音：药【yào】

字义：指内丹的元素。《高上玉皇心印经》云："上药三品，神与气、精。"[1]自、家、水者，即人体内之精液，为三品上药之源泉，故丹经《悟真篇》中又说："人人本有长生药，只是迷途枉自抛。甘露降时天地合，黄芽生处坎离交。"[2]人不分贤愚，皆有丹药，只因常人纵欲过度，以致药源枯竭，多疾寿夭。因此，修道之人把清心寡欲、筑基、炼精，作为养生最根本的功夫。

【正青】读音：正【zhèng】

字义：此字体现了修炼的不偏不邪、生机盎然之意。此字指人外行纯一，止于正大光明，不染邪曲，以此作为修德之本。所以它有道与德、内与外对仗意义。青在五行为木，在四季为春，在四方为东，属万物生气一方。又春为一岁之首，草木应春而生，枝叶青葱，隐含人循道养生，就能生机旺盛，如草木逢春。

【人道寸】读音：道【dào】

字义："人"指人体，"道"指宇宙万物运行的规律，"寸"喻寸心，即个人的心。整个字含有道法自然之意，教

① 《高上玉皇心印经》，《道藏》第1册，第748页。
② （宋）张伯端撰，王沐浅释：《悟真篇浅释》，北京：中华书局1990年版，第11页。

人修炼时要顺乎人身阴阳之道，使人常处于无邪思、无妄为的清静状态。可是一般人都因世俗影响，心神躁动，胡思妄为，气血循环不轨，阴阳失去调和，心神偏离生理自然之道。故此字教人要清静心神，革除邪思妄为，循道而行，返朴归真。

【人法心】读音：行【xíng】

字义："人"指人体，"法"指师法，"心"指人的心性。《太上老君说常清静妙经》云："人心好静而欲牵之，常能遣其欲而心自静，澄其心而神自清。"[①]人心本来是清静的，然而不能保持者，是因私欲牵绕，此字是教人降心止念，宁心澄虑，取法自然清静之意。又《道德真经》第十九章云："见素抱朴，少私寡欲。"以上讲的都是绝去私欲，养我常静常清之心。

【至成】读音：修【xiū】

字义："至"即达到，"成"即成功，此字指坚持不懈的决心。《高上玉皇心印经》说："回风混合，百日功灵。"[②]其意为收视返听，经百日即可见修炼之效。换言之，如能遵循自然之道，久持不懈，诚心修炼，就一定能够成功。

【天水井】读音：益【yì】

字义：添也，满也，是天井中有水也。所谓天、井、水者，是指人用功到虚极静笃时，阴阳交会，心平气和，只觉口内上腭有分外香甜的津液，自然由上降下，滋润百骸。故《道德真经》有"天地相合，以降甘露"之语，吕祖《百字

① 《太上老君说常清静妙经》，《道藏》，第 11 册，第 344 页。
② 《高上玉皇心印经》，《道藏》，第 1 册，第 748 页。

碑》亦说“白云朝顶上，甘露洒须弥”①，讲的都是这个道理。

【在人内】读音：寿【shòu】

字义：“人”指道家所谓的“真身”，“内”指人体内精、气、神的凝聚物。故《周易参同契》说金丹长成以后的形态是“类如鸡子，黑白相扶，纵广一寸，以为始初，四肢五脏，筋骨乃俱，弥历十月，脱出其胞，骨弱可卷，肉滑若饴”②。这时的丹在人身内，还没有成熟，似妇妊娠，尚未分娩，所以是“在”“人”“内”。如果人身内成就此丹，便可长寿在望。

【九真】读音：丹【dān】

字义：“九”比喻炼功长久，“真”是真实之意。修道之人常说修炼功成时“九转成丹”，三千功满，八百行圆，方能证得道果。所谓“三千”就是三千天，将近九年。这里的“九”即“久”的谐音，隐喻长久不断修炼。比如炼金，次数愈多，纯度愈高。“炼丹”也必须是久修久炼，持之以恒真丹才能炼成。

“玉炉烧炼延年药”③，是指“延年药”不须外求，自身就有原材料和最好的冶炼炉，可以烧炼出来。“正道行修益寿丹”④，指的是按正常方法，下苦功夫修炼，就能实现延年益寿效果。其中，“烧炼”与“行修”是关键所在。道理纵有千条万条，修行全在自己。

① 《吕祖志》，《道藏》，第 36 册，第 482 页。

② 《周易参同契》，《道藏》，第 20 册，第 85 页。

③ 李玉明、王雅安 主编：《三晋石刻大全》，杜银安 分册主编：《临汾市乡宁县卷》，太原：三晋出版社 2014 年版，第 463 页。

④ 同上，第 463 页。

时光荏苒，白驹过隙。在楼观台学修期间，我有时也会和道友们骑自行车到大重阳万寿宫朝拜，虽然只有几十分钟的行程，但却有着特别的感悟：从老子讲经说法，到重阳祖师融合儒释道三教思想创立全真道，先贤们的弘道立德事业已传承一千多年了。守望着绵延起伏的终南群山，我不禁联想起自身的渺小。于是，努力精进成为我奋斗的目标。矗立在崇山峻岭那一边的武当山，成为了我参学访道的下一站。

武当山修行人很多，道行高深的人看上去鹤发童颜、步履清虚，让人想起唐人李翱的诗句：“练得身形似鹤形,千株松下两函经；我来问道无余说,云在青天水在瓶。”[①]朝拜完武当山众道观后，我决心在山下的玉虚宫住下，学习八卦掌、太极拳和武当剑等。玉虚宫内有一位年过百岁的坤道（道教将出家修炼的女性道姑称之为坤道），每日我在练功之余，时常聆听她讲述修道的经历。虽然她的言语朴实无华，然而却让我感受到了大道至简至朴，厚重而幽玄。尽管当时的玉虚宫古老而凋敝，但却气韵非凡。我在这里每天练功习武，有时也会打坐冥想。

一日午后，我在背负石碑的巨大石龟上静坐冥想时，开始回想自己的过往。突然间，我想起了启蒙恩师以及电视剧中姜子牙的形象，开始思考人生的价值和意义。我意识到自己的梦想已然不再是成为一代大侠，而是通过智慧去帮助更多的人。如何才能获得真正的智慧？我觉得真正的智慧，应

① （清）余嘉锡著：《四库提要辨证•李文公集十八卷》，北京：中华书局 2007 年版，第 1291 页。

当是平凡中的伟大，像我的启蒙恩师和这位年过百岁的坤道前辈那样，用抱朴守真的心态积功累德，以大道至简的方式传道授业。将德行作为感化世人的不二法宝。想着想着，电视剧《封神榜》的主旋律歌曲在我脑海里回荡起来，歌词充满着力量，不断地启发着我对神仙世界的向往：

愿生命化做
那朵莲花
功名利禄全抛下
让百世传颂
神的逍遥
我辈只需独占
世间潇洒

怀揣着前行的梦想，思考和疑问在我心中不断增加。带着在武当山修行历程中遇到的困惑，我又回到了终南山楼观台。清晨起来，整理完自己纷乱的思绪，带着心中的无数个困惑，前去拜见德高望重的前辈任老爷子。

当我第一眼见到他时，晨曦映照下的他一派怡然自得的神仙气象，手持羽扇向我微笑示意。他那温和的笑容，如同冬日里的阳光一般，瞬间令我心中的困惑消融殆尽。在熹微的晨光中，我们二人在观内漫步，静静地感受这暖暖的朝阳。虽然谁也没有讲话，但是我们却好像在无声地交流。过了些日子，我拜别了任老爷子，途经茅山、上海，来到了美丽的西子湖畔——杭州。此地钟灵毓秀，人杰地灵，是南宋的都城，历史悠久，文化底蕴深厚。

抱朴道院位于杭州西湖边上的葛岭山，曾是祖师葛洪真人炼丹修炼之所。我沿着曲径通幽的山间小道，在烟雨朦胧中拾阶而上。走着走着，一座山门映入眼帘，山门两侧有两排大字："神仙事业三生诀，襟带江湖一望中"。只身前行其中，犹如漫步在清虚之境。宋人魏野有诗云："寻真误入蓬莱岛，香风不动松花老。采芝何处未归来，遍地白云无人扫。"[1]诚如是也。来到抱朴道院，满眼的湖光山色，令我心旷神怡。依山而建的抱朴道院，坐北朝南，可以将西湖风景尽收眼底，果然不负"葛岭仙境"的美誉。

在这里我和其他青年道友一起，每日研习斋醮科仪，早晚练习八卦太极。因葛岭有一名泉甘洌无比，故而常有文人雅士来此品茗雅静，抚琴对弈，谈玄论道。在这些往来的文人雅士中，有一位徐老先生和蔼可亲，温文尔雅，我被他深厚的学养所折服。他时常带领着我和其他几位年轻的小道友浸润在文化艺术之中。春暖花开、天朗气清之际，他也会率众泛舟雅集于西湖之上。在他老人家的启发熏陶之下，我慢慢开始对古琴等传统音乐艺术产生了浓厚的兴趣。

光阴似箭，日月如梭。我在杭州的参学之旅，用一位老道长对我的开示来总结，即为："一心求道，道无穷，穷中有乐；万事随缘，缘有份，份外无求。"纵观人的一生，是求道、学道、悟道、证道、得道、行道、弘道的过程，是检验和实践真理、提升生命境界的历程。这是一个永无止境的

① 郭绍虞辑：《宋诗话辑佚》，北京：中华书局 1980 年版，第 268 页。

过程，但是要在持续精进中学会珍惜，享受快乐，乐天知命，知足知止。在探索的过程中获得快乐，是无比幸福圆满的。凡事随方就圆，自然而然，方能水到渠成，浑然天成。诸事有度，份外无求，坦然面对，方可了然于心。这虽说是一幅老对联，但蕴含的道理不老，指引着我此后的修行之旅。

天道的运行，无私无偏，却与我们时刻同行同在。在道的滋润下，人生是快乐的、幸福的。人生最伟大的修行，莫过于智慧地活着，在健康自然的状态下，自由自在地快乐活着。生命是场旅行，在旅途中觉醒是一次修行。修行永远在路上。

离开了葛岭抱朴道院，我回到了陕西西安，住在西安著名的道教十方丛林万寿八仙宫。八仙宫是汉钟离（钟离权）祖师度化吕洞宾祖师得道之处，有黄粱梦觉之典故、警醒世人早觉悟之记载。道教的大丛林，往往是道门中各方游学参访的云集之地，八仙宫亦不例外。我在此住下，潜心修学闵爷所传《全真正韵》（也称《十方韵》）和道教仪轨。

闵爷是近现代道教领袖，道德高深，智慧广大。他为培育道教的后备力量，推动道教事业发展奉献了终生。道门常言，善为士者，微妙玄通，深不可识。体至道之隐奥，用至道之不测，得至道之幽深，达至道之无碍，方可微妙玄通。古往今来善为士者，无不立身持正之间，正己感化，度人度己；应事接物之际，以德践行，度己度人。谨守尊道贵德之念，不立一毫巧伪之心。能会于此，其不盈之深旨，不待言而自明矣。如此超凡脱俗者，闵爷是矣。

世间的人都在以各种方式，在不同的时间和空间里遇见各种各样、形形色色的人，以此来丰富自己的生命。可最有价值的遇见，就是在某一个刹那的瞬间，重遇了自己。那一刻你才会懂得，行于世间，也不过是为了觅得一条回归内心之路。

一个秋雨绵绵的午后，我正在院内回廊漫步，迎面走来一位云游到此的道长。他赤裸双足，看起来衣衫褴褛，然气度非凡。我们非常投缘，于是邀请他到我的丹房喝茶畅玄。不久后他离开了八仙宫，行脚去喜马拉雅山继续修行。临别时，他赠予我八个字："万缘放下，忍辱精进。"字如珠玑，令我细细品味其中涵意。道者，路也。有的路是用脚去走，唯有登峰造极，才可平步青云；有的路是要用心去走，走好内心选择的路，别选择容易走的路，才能拥有真正的、自由的自己。

云中白鹤山中象，天外朝霞世外楼。在华山刘爷的指引下，我来到华山的后山王刁岭，闭关独处。这里曾是古代道教前辈们闭关修炼的山洞，位于悬崖峭壁间，方圆数十里没有人烟。我在此与世隔绝，却与天地相通。山中无日月，寒暑不经年。我在山中的日子，正如陶弘景祖师诗中所言的那样："山中何所有？岭上多白云。只可自愉悦，不堪持赠君。"[①]我每日打坐练功，诵经冥想，思考道士的真义。道士，乃有道之士，飘逸不羁，自适逍遥，出有入无。道士，乃有道之士，道在天地，道在蝼蚁，道法自然。道士，乃有道之士，无为而无所不为；法自然乃自然而然。率性即为天，天性合

① 吴筠：《宗玄先生玄纲论》，《道藏》，第23册，第643页。

乎道；道在渺渺处，道在冥冥中……

结束了为期半年的闭关修行，我继续云游参访，首先我来到北京，朝拜祖庭白云观，后参访东北道教丛林沈阳太清宫，福建武夷山，厦门太清宫。之后，我又来到天府之国——成都，常住青羊宫。自古蜀地多神仙。从轩辕黄帝问道于青城，到天师创教于西蜀，此地道教兴盛不衰，洞天福地众多，道教宫殿星罗棋布。历经燹火得以保存至今的道观中，以青羊宫最为完整。青羊宫曾是老子西出函谷关留下《道德真经》后，与尹喜真人再次相会的地方。李唐王朝两代君主，幸蜀时均曾居住于此。后几经修葺，道脉绵延。我承蒙住持老道长的垂青，在道教协会历练深造，奉持道祖训教。

2011 年起我担任成都市至真观住持，负责至真观的恢复重建工作。至真观位于成都凤凰山，始建于隋开皇二年（公元 582 年），曾是西蜀著名道观，重玄学重镇。历经世代更迭，百废待兴。得祖师感应，道众齐心。经过数载耕耘，如今的至真观已得到整体规划，并逐步实施，现已初具规模。兴办的重玄书院，阐扬道法，丕振玄风。

2020 庚子年，受全球新冠疫情的影响，原本的工作计划因此搁置，这让我有了充足的时间，组织修缮道观，整理讲记。追忆过往的点点滴滴，感慨万千。如今已入不惑之年，初心依然。承蒙十方相助，道气长存。

对《阴符经》与《清静经》的研读与体悟，贯穿我整个出家、学道、云游、修行的始终。我在此基础上提出的《五行养生功》，同样凝聚了我对这两部经典的学修和参悟。此次结集成册，希望能起到抛砖引玉的作用。愿管窥经典的感悟，能够带给大家智慧与力量。

福生无量！

2020 庚子月圆夜

李合春记于至真观

Glossar

àn	按	drücken, stoßen
bǎihuì	百会	Zusammenkunft aller Leitbahnen (*dūmài* 20)
bāmàijīng	八脈经	Acht Sonderleitbahnen
Bàopǔzǐ	抱朴子	Meister, der die Schlichtheit umfasst, Ehrenname von Gě Hóng (vgl. unten)
cǎi	採	ziehen
cùn	寸	Proportionalmaß
dàimài	带脈	Gürtelleitbahn
dǎn	胆	Gallenblase
dāntián	丹田	Elixierfeld, Zinnoberfeld
dàodéjīng	道德经	Die Schrift vom Dao und der Wirkkraft, etwa 400 v.C., soll von dem legendären Lǎozǐ (vgl. unten) stammen
dǎoyǐn	导引	Leiten und Dehnen
dàzhuī	大椎	Großer Wirbel (*dūmài* 14)
dìng	定	Gleichgewicht in der Mitte
dònggōng	动功	Übungen in Bewegung
dūmài	督脈	Leitbahn der Steuerung
fèi	肺	Lunge
fèishū	肺俞	Einflussreicher Punkt für den Funktionskreis Lunge *fèi* (Blase 13)
fēngchí	风池	Gallenblase 20
fènghuáng	凤凰	Phönix
fǔ	腑	Durchgangsfunktionskreis
fúqì	服气	Aufnahme von Qì
gān	肝	Leber
Gě Hóng	葛洪	283–343 n.C., Daoist, Ehrenname Bàopǔzǐ, Meister, der die Schlichtheit umfasst (vgl. oben)
géshū	隔俞	Blase 17
gōng	功	Übung
gōngfū	功夫	Übungsfertigkeit
gù	顾	nach links blicken
Gǔqín	古琴	Griffbrettzither, siebensaitig

hé	和	harmonisch
hè	鹤	Kranich
Huá Tuó	华佗	140–208 n.C., Arzt
Huángdì yīnfújīng	黄帝阴符经	Des Gelben Kaisers Klassiker des verborgenen Talismans
Huángdì Nèijīng	黄帝内经	Innerer Klassiker des Gelben Fürsten
huìyīn	会阴	Zusammentreffen des Yīn (*rènmài* 1)
hún	魂	Wanderseele
húnmén	魂门	Tor der Wanderseele *hún* (Blase 47)
jì	寄	fortsetzen, senden
jǐ	挤	drücken
jiájǐ	夾脊	Punkte dicht neben *dūmài* (Leitbahn der Steuerung), auch Huá Tuó-Punkte genannt
jiānjǐng	肩井	Gallenblase 21
jìn	进	vordringen
jīng	精	Essenz
jìnggōng	静功	Übungen in Ruhe
jīngluò	经絡	Leitbahnen
kào	靠	Schulterstoß
kè	克	kontrollieren
kūn	坤	☷ Trigramm für Erde
láogōng	劳宫	Palast der mühevollen Arbeit (Herzhülle 8)
Lǎozǐ	老子	Legendärer Autor des *dàodéjīng* (vgl. oben)
liè	裂	spalten
lóng	龙	Drache
lù	录	aufnehmen
lǚ	捋	zurückrollen
lù	鹿	Hirsch
mǎ	马	Pferd
mìngmén	命門	Tor des Lebens (*dūmài* 4)
nèidān	内丹	Innere Alchemie
pàn	盼	nach rechts blicken
péng	蓬	abwehren

pí	脾	Milz
píng	平	ausgeglichen
pò	魄	Körperseele
pòhù	魄戶	Tür zur Körperseele *pò* (Blase 42)
Qì	气	„Lebenskraft, die alle Dinge und Wesen durchdringt"
qián	乾	☰ Trigramm für Himmel
Qiān Jīn Yāo Fāng	千金要方	Rezepte, die 1000 Goldstücke wert sind
Qiān Jīn Yì Fāng	千金翼方	ergänzte Rezepte, die 1000 Goldstücke wert sind
Qìgōng	气功	Arbeit am Qi; Qi-Übung
qìhăi	气海	Meer des Qì (*rènmài* 6)
Qīngjìng Jīng	清静经	Klassiker der Klarheit und Ruhe
rènmài	任脈	Aufnehmende Leitbahn
sān shǒuyángjīng	三手阳经	Drei Yáng-Leitbahnen der Hände
sān shǒuyīnjīng	三手阴经	Drei Yīn-Leitbahnen der Hände
shàng dāntián	上丹田	oberes *dāntián*, Elixierfeld
shén	神	Geist
shèn	肾	Niere
shēng	生	nähren
shènshù	肾俞	Einflussreicher Punkt des Funktionskreises Niere *shèn* (Blase 23)
shǒujuéyīn xīnbāojīng	手厥阴心包经	Hand-Juéyīn-Herzhülle-Leitbahnen
shǒushàoyáng sānjiāojīng	手少阳三焦经	Hand-Shàoyáng-Drei-Erwärmer-Leitbahnen
shǒushàoyīn xīnjīng	手少阴心经	Hand-Shàoyīn-Herz-Leitbahnen
shǒutàiyáng xiăochángjīng	手太阳小肠经	Hand-Tàiyáng-Dünndarm-Leitbahnen
shǒutàiyīn fèijīng	手太阴肺经	Hand-Tàiyīn-Lungen-Leitbahnen
shǒuyángmíng dàchángjīng	手阳明大肠经	Hand-Yángmíng-Dickdarm-Leitbahnen
shǔ	鼠	Ratte
shūxué	輸穴	Transportpunkte
Sūn Sīmiăo	孙思邈	581–682 n.C., Arzt und Wissenschaftler, wird heute als Medizingott verehrt
tàijí	太极	höchster Pol, höchster Firstbalken
tàijíquán	太极拳	*taijí* – (Faustkampf-)Übungen

tánzhōng	膻中	Mitte der Brust, auch dànzhōng oder shānzhōng ausgesprochen (*rènmài* 17)
tuì	退	zurückweichen
wèi	胃	Magen
wěilǘ	尾闾	Steißbeinende (*dūmài* 1)
wǔ	午	Mittag
wūguī	乌龟	Schildkröte
wújí	无极	grenzenlos, Unbegrenztheit
wǔxíng	五行	Fünf Wandlungsphasen
wǔxíng yǎngshēng gōng	五行养生功	Übungen zur Lebenspflege entsprechend den Fünf Wandlungsphasen
wǔzàng	五脏	Fünf Speicherfunktionskreise
xià dāntián	下丹田	unteres *dāntián*, unteres Zinnoberfeld, Elixierfeld
xīn	心	Herz
xīnshū	心俞	Einflussreicher Punkt des Funktionskreises Herz *xīn* (Blase 15)
xuè	血	Blut
Yáng	阳	im Daoismus gegensätzliche Kraft zu Yīn, mit der sie sich ergänzt, in die sie sich umwandelt und mit der sie entsteht und vergeht
Yáng-Hand	阳掌	Definition: Handfläche zeigt zum Himmel
yǎngshēng	养生	Yǎngshēng, Pflege des Lebens
Yīn	阴	im Daoismus gegensätzliche Kraft zu Yáng, mit der sie sich ergänzt, in die sie sich umwandelt und mit der sie entsteht und vergeht
Yīn-Hand	阴掌	Definition: Handfläche zeigt zur Erde
yìntáng	印堂,	Siegelhalle, oberes *dāntián*
yǒngquán	涌泉	Emporsprudelnde Quelle (Niere 1)
yuánqì	元气	Primäres Qì, Ursprungs-Qì
yún	云	Wolke
yùzhěn	玉枕	Jadene Kopfstütze (Blase 9)
zàng	脏	Speicherfunktionskreis

zàngfŭ	脏腑	Speicher- und Durchgangsfunktions-kreise
Zhāng Sānfēng	张三丰	legendärer Kampfkunstheld
zhēn	真	wahr, echt
zhèng	正	gerade
zhì	志	Willenskraft
zhōng dāntián	中丹田	*dāntián*, mittleres Zinnoberfeld, Elixier-feld
zhōng	中	mittig
zhōngfŭ	中府	Versammlungshalle der Mitte (Lunge 1)
zhŏu	肘	Stoß mit dem Ellenbogen
Zhuāngzĭ	庄子	365–290 v.C., daoistischer Philosoph und Dichter, der das gleichnamige Buch – in der Übersetzung von Richard Wilhelm Dschuang Dsi genannt – verfasst haben soll, das zur Weltliteratur zählt
zĭ	子	chinesisches Tierkreiszeichen Ratte
zújuéyīn gānjīng	足厥阴肝经	Fuß-Juéyīn-Leber-Leitbahnen
zúshàoyáng dănjīng	足少阳胆经	Fuß-Shàoyáng-Gallenblasen-Leitbahnen
zúshàoyīn shènjīng	足少阴肾精	Fuß-Shàoyīn-Nieren-Leitbahnen
zútàiyáng pángguāngjīng	足太阳膀胱经	Fuß-Tàiyáng-Blasen-Leitbahnen
zútàiyīn píjīng	足太阴脾经	Fuß-Tàiyīn-Milz-Leitbahnen
zúyángmíng wèijīng	足阳明胃经	Fuß-Yángmíng-Magen-Leitbahnen